La Lista

de Salud

La Lista de Salud

LO QUE USTED Y SU FAMILIA NECESITAN SABER PARA PREVENIR ENFERMEDADES Y VIVIR UNA VIDA LARGA Y SALUDABLE

MANNY ALVAREZ, M.D.

"DR. MANNY"

rayo

Una rama de HarperCollinsPublishers

Este libro contiene consejos e información relacionados con el cuidado de la salud y no pretende reemplazar el consejo médico. La información en este libro debería ser usada para complementar más que reemplazar la atención regular de su médico. Se recomienda consultar siempre a su médico antes de comenzar cualquier programa o tratamiento. Se han hecho todos los esfuerzos para asegurar la precisión de la información y los datos contenidos en este libro en la fecha de su publicación. El autor y los editores no son responsables por efectos adversos que surjan por el uso o la aplicación de la información contenida en este libro.

Diseño del libro por Chris Welch

Este libro fue publicado originalmente en inglés en el año 2006 en Estados Unidos por Rayo, una rama de HarperCollins Publishers.

PRIMERA EDICIÓN RAYO, 2007

Library of Congress ha catalogado la edición en inglés.

ISBN: 978-0-06-118880-0
ISBN-10: 0-06-118880-8

07 08 09 10 11 DIX/RRD 10 9 8 7 6 5 4 3 2 1

PARA MI ESPOSA KATARINA Y MIS HIJOS REX, RYAN Y OLIVIA

Agradecimientos

Muchos de los conceptos de *La Lista de Salud* son la culminación de todos los grandes mentores que he tenido durante mi capacitación médica—han forjado mi conocimiento y me han inculcado un enorme amor y respeto por la medicina. También tengo que agradecer a todos los maravillosos pacientes que he conocido y tratado; siempre he aprendido algo al escuchar sus preguntas. Siempre nos hemos ayudado mutuamente.

Quiero también dar las gracias a todos mis amigos médicos que me ofrecieron sus comentarios mientras escribía este libro, en especial al Dr. Michael Petriella, al Dr. Julio Guerra y al Dr. Abdulla Al-Khan, así como a todos los médicos y enfermeras del Centro Médico de Hackensack University.

Quiero expresar mis agradecimientos a todos los que trabajan para mí, a Haydee Mato y Deborah Willems, por mantenerse al ritmo de mi alocado horario mientras intentaba terminar este libro. Mis agradecimientos muy especiales a Leah Broida por su diligente investigación, a Allyson Cacioli por sus informes en taquigrafía y a Patrick Huyghe, un gran escritor científico y un excelente amigo, por su ayuda con este libro. Alguien que merece crédito especial es Roger Ailes, quien me dio una excelente oportunidad al contratarme para trasmitir notas sobre temas de salud en FOX

News. Su compromiso con el público norteamericano no tiene paralelo y, tanto por eso como por su amistad, le estaré eternamente agradecido. Quiero también expresar mi agradecimiento a todas las maravillosas y talentosas personas de FOX News por servirme de mentores en el mundo de las comunicaciones.

No podría haber trabajado con una mejor editorial que HarperCollins, cuyo personal profesional hizo de este proceso una experiencia maravillosa. Un gran abrazo para todo el personal de Rayo Books, especialmente para Ray Garcia, Rene Alegria, Melinda Moore y Andrea Montejo.

Por último, quiero dar las gracias a la familia que tanto amo. Solo quisiera que mi padre estuviera aún con vida para ver el nuevo libro de su hijo, pero sé que me está viendo. A mi madre, mi hermana y mis sobrinas debo decirles que quiero que sepan que el amor que me tienen ha sido siempre mi apoyo. Por otra parte, como siempre, quiero agradecer de todo corazón a mi linda y amada esposa, quien ha sido un gran apoyo para mí. Espero que este libro sirva de ejemplo para que mis hijos crezcan compartiendo el amor y el respeto que tengo por los Estados Unidos de América.

Contenido

8

La Belleza de la Edad Madura (La Octava Década y Más Allá: De los 70 a los 100 Años) 289

Prefacio

¿**Q**uizás lo ha visto en la televisión? Su nombre es Dr. Manny Alvarez, pero a este amable y amistoso médico de las ondas televisivas todos lo conocen como el Dr. Manny. Durante varios años ha sido la voz de la salud para FOX News, informando acerca de los últimos adelantos médicos a las audiencias del mundo entero.

Su experiencia y su liderazgo académico en el campo de la medicina le han dado al Dr. Manny las herramientas necesarias para relacionarse fácilmente con sus pacientes y sus familias, comunicándoles, en términos comprensivos, toda la información que puede serles útil. La televisión le ha permitido compartir sus conocimientos y ampliar su atención médica a una audiencia en constante aumento, ávida de recibir consejos confiables sobre la salud.

Sabemos que la medicina preventiva es la clave de un futuro más sano y el Dr. Manny Alvarez no es ajeno a este concepto. Mientras que nuestro libro *TÚ: El Manual de Instrucciones,* explicaba cómo funciona nuestro cuerpo y qué podemos hacer para mantenerlo sano y joven, *La Lista de Salud* del Dr. Manny es un manual complementario que indica los problemas de salud que su cuerpo puede presentar—década tras década—y qué hay que hacer para llegar al próximo cumpleaños con la sensación de que el tiempo no es nuestro enemigo.

Nuestros cuerpos necesitan controles médicos de rutina para funcionar debidamente y *La Lista de Salud* indica, en un estilo fácil de leer y bien organizado cómo identificar los problemas que pueden presentarse durante la vida. Es un libro para toda la familia; cubre todas las edades, porque, después de todo, cuando uno de los miembros de nuestra familia se enferma, nos afecta a todos. Por lo tanto, siga nuestro consejo, sepa cómo funciona su cuerpo y qué hay que hacer para mantenerlo en buen estado de salud a lo largo de sus múltiples cumpleaños.

Michael F. Roizen, M.D.

Mehmet C. Oz, M.D.

autores de *TÚ: El Manual de Instrucciones*

Introducción

¿Lo dejan perplejo los datos y cifras relacionados con la salud y la medicina? ¿Lo abruma la cantidad de información que debe conocer para mantenerse sano? Una vez que sabe cómo funciona su cuerpo, se sigue preguntando *¿qué debo hacer?* y *¿cuándo debo hacerlo?* De ser así, éste es el libro para usted.

Es probable que, como la mayoría, se entere de las noticias sobre la salud a través de la televisión, las revistas, los periódicos y el Internet. El problema es que no hay una buena conexión entre lo que oímos y leemos y la forma como se aplican los últimos descubrimientos de la medicina al grupo de personas de nuestra edad. Si bien algunas enfermedades y problemas de salud son una amenaza constante toda la vida, son muchas más las enfermedades específicas de una determinada década de la vida. Normalmente, un adolescente no se preocupa por las enfermedades de la próstata y es raro que una mujer de sesenta y cinco años se preocupe de las enfermedades de transmisión sexual. Es evidente, ¿no es cierto? Pero, ¿qué ocurriría si dominara ese conocimiento—el de saber que hay un momento, una época para cada enfermedad y para cada riesgo para la salud—y esa información pudiera servirle de guía para llevar una vida más sana?

Lo que necesita es este libro. *La Lista de Salud* es un manual de prevención y mantenimiento de la salud organizado para ayudarle a identificar y evitar las enfermedades y los riesgos de salud a los que está más propenso en cualquier etapa específica de su vida. Este libro lo llevará paso a paso por cada una de las fases del proceso de envejecimiento y le ayudará a tomar las precauciones adecuadas en el momento correcto de su vida para evitar problemas a medida que se va haciendo mayor. Cada capítulo se centra en una década específica de la vida, comenzando por el prefacio que contiene consejos para las madres embarazadas y los niños que se encuentran en el vientre materno, el libro continúa explorando las enfermedades que deben tenerse en cuenta y la forma de mantener buenos hábitos de salud durante la adolescencia, y durante las décadas de los veinte, los treinta, los cuarenta y hasta los setenta años.

A medida que maduramos, cada década trae consigo ciertos riesgos que no estaban presentes en la década anterior de nuestra vida. Cada década requiere algún conocimiento determinado sobre la de salud que tiene que ver específicamente con dicha etapa. Cada década es un plan de salud que debe diseñarse para adaptarse a un cuerpo que está en proceso de maduración y, a veces, esto puede diferir entre un hombre y una mujer, o entre los niños y las niñas. Si actúa de forma preventiva y proactiva, con base en los consejos de mantenimiento que presento en este libro, deberá tener una mejor probabilidad de cerrar la puerta a las futuras enfermedades que ponen en riesgo la vida y a otros problemas que pueden surgir al llegar a la vejez. Espero poder aclarar las confusas preocupaciones sobre la salud y ayudarle a entender su organismo a medida que envejece.

Tal vez decida considerar este libro como una especie de manual de lo que debe esperar cuando esté en la adolescencia, qué esperar cuando esté en la década de los veinte años, etc. Claro está que, si no toma las medidas preventivas para cada década, terminará leyéndolo como un manual que le indica cómo puede llegar a estar cuando tenga cuarenta, cincuenta, o los años que tenga. Si encuentra uno de los principales problemas de salud de la década en la que se encuentre en este momento, intentaré ofrecerle algunos consejos acerca de lo que debe hacer y cómo enfrentarlo.

Debo agregar tres advertencias para ahuyentar las críticas de aquellos que ya deben estar haciendo fila frente a mi puerta. Ante todo, soy muy consciente de los muchos problemas de salud que pueden presentarse antes o después de la década en la que los he clasificado en este libro. Debido a que somos individuos, y a que todos somos ligeramente distintos unos de otros, debido a que las cosas no les suceden en un determinado momento a todas las personas, hay un índice al final del libro que incluye la lista alfabética de todos los temas aquí tratados para encontrarlos con facilidad cuando los necesite. En segundo lugar, con frecuencia recurro a una analogía con el automóvil al analizar los temas de salud. Soy muy consciente de que hay grandes diferencias entre el automóvil y el cuerpo humano. Sin embargo, lo hago por una sencilla razón: muchos entienden el funcionamiento de su automóvil mucho mejor que el de su propio cuerpo y si la analogía ayuda a aclarar un determinado punto sobre la salud humana, tanto mejor. En tercer lugar, no podré cubrir todos y cada uno de los problemas de salud que pueden presentarse durante la vida. No analizaré aquellas enfermedades que estadísticamente son poco probables que se presenten ni las condiciones médicas de escasa incidencia. Si mencionara todas las posibles enfermedades, todos los problemas potenciales para cada una de las épocas de la vida, este libro sería excesivamente pesado para llevarlo con uno o demasiado costoso para poderlo adquirir, y, francamente, demasiado imponente para ser útil.

Lo que más deseo al escribir este libro es ofrecerle un recurso útil. Quiero darle la capacidad de enfrentar la falta de conexión entre la década de una enfermedad o la enfermedad que puede presentarse y el momento en que debe empezar a pensar en prevenirla. En realidad es demasiado tarde para empezar a controlar su colesterol a los sesenta años cuando ya sufre de enfermedad cardiaca. Es algo que se debe empezar a tener en cuenta a los veinte años. Debe hacer ejercicio y controlar su peso desde temprana edad. Así es como las distintas décadas de su vida se relacionan unas con otras y es la explicación de por qué la prevención temprana es la clave de una buena salud. Las medidas preventivas que no haya tenido en cuenta en una década lo alcanzarán en otra. Tal vez no en la siguiente, sino en la que viene después, pero tarde o temprano, una mala dieta o un comportamiento destructor lo alcanzarán.

No pretendo decir que la prevención sea fácil. No lo es, pero tiene sus recompensas. Se sentirá mejor a medida que avanza en la vida y, cuando llegue a sus años maduros, podrá llevar una vida sana y feliz, en lugar de verse abrumado por la enfermedad y los problemas médicos. De hecho, llegará un momento en el que, a excepción del aspecto puramente cronológico, su edad dejará de tener importancia. Si tiene setenta años, pero su mente y su cuerpo funcionan como los de una persona de cincuenta ¿por qué tienen que saber las demás personas que tiene setenta? Si tiene un corazón sano, un nivel de colesterol bajo y una musculatura fuerte; si corre, si juega golf o tenis, si su mente es aguda; si lee, escribe, es productivo y disfruta la vida como quienes tienen veinte años menos ¿qué puede importarle a alguien saber que en realidad tiene setenta? Pero para llegar hasta allí, para poder tener realmente una edad indefinida, tiene que cuidarse desde muy temprano.

Algo que no sabemos hacer muy bien en los Estados Unidos, en lo que respecta al cuidado de la salud, es centrarnos en la medicina preventiva. En muchos otros países, la medicina hace énfasis principalmente en el aspecto de la prevención. Pero aquí, en los Estados Unidos, sólo reaccionamos a la enfermedad cuando ésta ocurre. En realidad, nunca procuramos prevenirla y por eso tenemos en este país estadísticas que están fuera de control para algunas enfermedades. Lo que deseo es que este libro sea una herramienta para la prevención.

Es cierto que hay cosas que se nos salen de las manos. Si nacemos con malos genes, tendremos genes malos. Somos quienes somos. Y, como es lógico, la naturaleza nos puede lanzar una bola curva de vez en cuando y crear circunstancias impredecibles—cáncer, trauma y enfermedades genéticas. Todo esto escapa a nuestro control. Pero todo, o casi todo lo demás, lo podemos controlar. Si invierte ahora en su cuerpo y en su mente, me dará las gracias y le dará las gracias a su médico el día de mañana. Eso se lo puedo garantizar.

Un Prefacio Prenatal

(Para la Futura Mamá)

¿Cómo así? Ésta no es una década.
Es sólo una etapa de nueve meses.
Pero, ¿está preparada? El bebé está "en el
horno," y qué tan bueno resulte ese pastelito
depende, en gran medida, de qué tan
preparada se encuentre usted realmente.
Un adecuado entorno prenatal garantiza una
primera década de vida saludable.

Piense de Antemano

Nunca es demasiado pronto para empezar a pensar en su salud. De hecho, el momento adecuado para pensar en ella es inclusive *antes* de nacer. Claro está que eso no lo puede hacer usted y es evidente también que ya es demasiado tarde para cualquiera que esté leyendo este libro, pero no es demasiado tarde si está pensando en tener un hijo. La salud prenatal de un niño es responsabilidad de los padres. Lo que hagan la madre y el padre antes de *pensar* siquiera en tener un hijo, ayudará a que ese futuro niño o esa futura niña tenga un comienzo de vida saludable. Por lo tanto, no basta simplemente con llegar ya embarazada al consultorio de su médico. ¿Dice que fue inevitable? ¿De veras? Hablemos en serio: hay que someterse a un examen físico preconceptual y hablar con el médico acerca del deseo de la pareja de lograr un embarazo.

El primer tema de discusión será la historia de su embarazo. Si se trata del primero, ahí termina el tema. De lo contrario, el médico le preguntará si ha tenido algunas complicaciones médicas durante sus otros embarazos y querrá saber todo al respecto, puesto que es posible que se presenten de nuevo las mismas complicaciones en el siguiente embarazo. Por ejemplo, si durante su último embarazo tuvo diabetes, podría volverla a presentar. Si tuvo un trabajo de parto pretérmino en su último embarazo, corre el riesgo de volver a tener un trabajo de parto pretérmino. No hay una garantía absoluta de que las cosas se repitan, pero la probabilidad es alta. Además, todos estamos de acuerdo en que conviene saber de antemano a qué atenerse.

Si se trata de su primer embarazo, su médico querrá información de su estado general de salud. ¿Ha sufrido de los riñones, el corazón o el hígado? Estos tres órganos son especialmente importantes porque duplican su trabajo durante el embarazo. Toda la química de su organismo, toda su fisiología se acelera. El organismo no sólo trabaja para usted sino también para el bebé. Por lo general, si algo sale mal durante el embarazo, éstos son los órganos por los que tendrá que preocuparse.

El doctor también querrá saber si es alérgica a algún medicamento. Es posible que durante el embarazo reciba antibióticos como penicilina u otras drogas similares a ésta; analgésicos, como Tylenol; y algunos narcóticos de corta acción, como Demerol y morfina. Si es alérgica, es importante informárselo a su médico porque debe evitarse cualquier reacción que pueda representar un riesgo para usted o para su bebé.

¿Fuma usted? El cigarrillo es el problema número uno durante el embarazo. Si está pensando tener un hijo y es fumadora, dese tiempo para dejar el cigarrillo. Es el momento preciso para dejar de fumar porque el cigarrillo es, sencillamente, algo muy perjudicial para usted y para su futuro hijo. El cigarrillo es la principal causa de cáncer de pulmón; además puede producir bronquitis crónica, enfermedad cardiaca y enfisema en la vejez.

Fumar durante el embarazo es una de las principales causas de partos prematuros y de bebés que son demasiado pequeños para su edad. En el mundo de la obstetricia lo llamamos RDIU, Retardo del Desarrollo Intra-Uterino. El problema radica en que la placenta—el órgano que actúa como interfaz entre la madre y el niño—es incapaz de filtrar todas las moléculas de nicotina que producen una enfermedad de los pequeños vasos sanguíneos, lo que da como resultado un bebé pequeño

Diga No al Alcohol

En la actualidad, la mayoría de las mujeres son conscientes de que beber durante el embarazo puede producir defectos de nacimiento físicos y mentales, pero muchas mujeres no se dan cuenta de que beber aún en pequeñas cantidades puede ser nocivo para el feto. Si ingiere alcohol, el bebé lo ingiere también. Cada año, en los Estados Unidos nacen más de mil niños con síndrome de alcohol fetal, la causa más común de retardo mental en este país, y cientos de miles más nacen con algún grado de limitación relacionada con el alcohol. Si bien, una bebida alcohólica ocasional que una mujer pueda ingerir antes de saber que está embarazada, probablemente no le hará ningún daño al bebé. Las madres que lactan a sus hijos deben seguirse absteniendo de ingerir alcohol. El alcohol es algo simplemente inaceptable durante el embarazo y siempre debe desaconsejarse. No ponga en riesgo el futuro de su bebé.

y probablemente un trabajo de parto pretérmino. De modo que, si usted fuma, es el momento de dejar el cigarrillo.

Naturalmente, la historia familiar es algo muy importante. Su médico querrá saber algo acerca del historial médico de su familia. Esto se aplica tanto a la madre como al padre. ¿Tiene cualquiera de ustedes antecedentes familiares de enfermedades genéticas? Algunas enfermedades genéticas comunes incluyen retardo mental, síndrome de Down y fibrosis quística, entre otras. Su hijo será propenso a distintas enfermedades genéticas según sus antecedentes étnicos. Por ejemplo, si usted es judía, existe la posibilidad de una susceptibilidad a enfermedades como la Enfermedad de Tay-Sachs (una enfermedad hereditaria del sistema nervioso central) y al Síndrome de Bloom (una enfermedad letal que predispone al cáncer y a las infecciones). Si es de descendencia griega, italiana o mediterránea, existe la preocupación de la posibilidad de anemia mediterránea (una falta de un componente sanguíneo encargado del transporte de oxígeno). Debe cooperar con su médico para descubrir las enfermedades específicas que han afectado a los miembros de su familia en el pasado.

¿Cuál es una Buena Fuente de Ácido Fólico?

Los panes y cereales, los huevos y el hígado son buenas fuentes de ácido fólico. También lo son las espinacas, los espárragos, el jugo de naranja, el brócoli, el maíz, la remolacha, el apio, las frambuesas, la coliflor, el jugo de tomate, las habas, las fresas y otras frutas y vegetales. Las lentejas, los fríjoles negros, los fríjoles gigantes del norte, los fríjoles pinto, la arveja seca, y el maní también contienen ácido fólico.

El obstetra también le hará un examen físico a la futura madre con análisis de sangre, control de la presión arterial y control de peso y ordenará exámenes de sangre para detectar anemia. Probablemente prescribirá también vitaminas prenatales. Las vitaminas son importantes, en especial el ácido fólico. Debe asegurarse de tomar ácido fólico antes de quedar embarazada para minimizar el riesgo de defectos del tubo neural como la enfermedad que se conoce con el nombre de espina bífida. El peso corporal y la dieta de la madre son de suma importancia. Si tiene sobrepeso antes de quedar embarazada, debe procurar adelgazar un poco. La pérdida de peso antes del embarazo no sólo mejora sus probabilidades de concebir sino que le ayudará a tener un parto normal. Una dieta sana preparará el organismo de la madre para el embarazo.

Nueve Meses y Sigue el Conteo

Cuando quede embarazada, su obstetra querrá hacer algunos exámenes de laboratorio importantes. Las pruebas de laboratorio normales para detectar anemia, hepatitis, rubéola y VIH. Algunos médicos también pedirán pruebas de anemia drepanocítica, fibrosis quística y toxoplasmosis, un parásito unicelular capaz de causar graves problemas durante el embarazo. Además, se le practicará un ultrasonido o ecografía que tomará una medida global del bebé desde la parte superior de la cabeza hasta las nalgas para predecir con mayor exactitud la fecha del parto.

Recientemente, los médicos se han centrado en el desarrollo fetal temprano y en las ventajas de una ecografía temprana por lo que aproximadamente hacia la semana doce del embarazo puede hacerse otro estudio ecográfico llamado translucencia nucal (TN) y un examen de sangre sencillo, una prueba PAPP-A (Proteína Plasmática A Asociada con el Embarazo). Estas pruebas se utilizan para determinar el riesgo de tener un bebé con síndrome de Down, lo que implica una serie de anomalías cromosómicas. La más común es la trisomía 21, lo que significa que el óvulo tiene tres cromosomas 21 en lugar de lo normal que son dos, lo que produce una condición que puede ocasionar graves dificultades de aprendizaje y discapacidades físicas. Otros trastornos cromosómicos incluyen trisomía 18 y trisomía 13. Entre los trastornos genéticos que se han encontrado hasta la fecha, estos son los más comunes. Aunque la prueba TN ofrece una evaluación temprana de los riesgos de síndrome de Down, otros médicos optan por realizar, a las dieciséis semanas, una prueba que por mucho tiempo se ha considerado la "norma de oro" para detectar el síndrome de Down, la prueba de Proteína Alfa Fetal, o AFP (por su sigla en inglés). La prueba AFP es un examen de sangre que ayuda a identificar indirectamente a los bebés con riesgo de síndrome de Down y trisomía 18, así como defectos del tubo neural.

Según los resultados de estas pruebas, dependiendo de su edad y de su historia médica previa, su obstetra podrá ofrecerle una prueba de amniocentesis o incluso una prueba de CVS (Muestreo de Vellocidad Coriónica). Se trata de dos pruebas invasivas, esto significa que requieren la inserción de una aguja en el útero para extraer ya sea líquido amniótico o un pequeñísimo trozo de tejido placentario. Ambas ofrecen resultados muy específicos sobre la condición genética de su bebé. Un resultado típico sería 46XX, lo que significa una niña normal o 46XY, lo que significa un niño

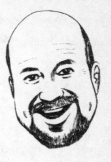

Pregúntele al Dr. Manny

EL SEXO DURANTE EL EMBARAZO

La clave para las relaciones sexuales durante el embarazo es mantenerlas normales—con unas pocas advertencias.

¿ES SEGURO TENER RELACIONES SEXUALES DURANTE EL EMBARAZO?

Por lo general, sí lo es. De hecho, muchas mamás embarazadas se dan cuenta de un incremento en su deseo sexual en distintos momentos del embarazo. Claro está que aumentan de tamaño y para muchas esto hace que las relaciones sexuales sean incómodas. Después del cuarto o quinto mes de embarazo, es muy difícil para la mujer acostarse boca arriba, de modo que el sexo cara a cara, acostados de lado o con la mujer en la posición superior puede ser preferible a la posición más común o misionera, como también se le conoce. Es importante mantener abiertas las líneas de comunicación sobre este tema tanto con su pareja como con su obstetra.

(continúa)

(continuación de la página anterior)

Sin embargo, es posible que las relaciones sexuales durante el embarazo no sean recomendables en presencia de algunas afecciones médicas. Es posible que su obstetra se preocupe si usted presenta una historia de abortos o de parto prematuro, o *placenta previa* (cuando la placenta se implanta en el segmento inferior del útero) debido a un *cuello uterino incompetente* (cuando el cuello es débil y se dilata, lo que puede llevar a la prematurez), si ha tenido embarazos múltiples (mellizos, trillizos, etc.), si tiene cólicos después de las relaciones sexuales, si tiene sangrado vaginal de causa desconocida, o escape del líquido amniótico. Claro está que si no conoce la historia sexual de su pareja, las infecciones de transmisión sexual son otro motivo de preocupación.

¿PUEDEN LAS RELACIONES SEXUALES DURANTE EL EMBARAZO HACERLE DAÑO AL BEBÉ?

No, no de forma directa. El bebé está protegido por el útero y las membranas. Además, hay un tapón de mucosidad muy grueso dentro del cuello uterino que lo protege contra las infecciones.

¿CUÁNDO SE PUEDEN REANUDAR LAS RELACIONES SEXUALES DESPUÉS DEL PARTO?

Debe esperar a su primera visita posparto con su ginecólogo antes de reanudar las relaciones sexuales. Sin embargo, si siente una disminución del impulso sexual después del parto, no se preocupe. Es absolutamente normal y algo probablemente transitorio. Es probable que se deba a los cambios hormonales que se producen durante el parto y al trauma general que sufre el canal vaginal durante el parto. El estrés y el cansancio que provienen de atender y cuidar al recién nacido también desempeña un importante papel en algunas mujeres que no desean tener relaciones sexuales en ese momento de sus vidas.

normal, dado que la norma es tener 46 cromosomas en 23 pares. Sin embargo, en el caso del síndrome de Down o la trisomía 21, el resultado sería 47XX, lo que indicaría tres cromosomas 21.

Entre las semanas diecinueve y veinte se le practicará la primera eco-grafía de segundo nivel. La famosa ecografía del segundo nivel, o como les gusta llamarla, la ecografía dirigida que definirá el tamaño del bebé al medir sus huesos: la cabeza, los brazos, los antebrazos, las piernas y el ab-domen. También visualiza las estructuras internas del bebé, la anatomía de cerebro, el tórax, el abdomen y todo el entorno fetal, incluyendo la ubi-cación de la placenta y la cantidad de líquido que hay dentro del útero. Este estudio anatómico puede ayudar a identificar problemas que la am-niocentesis no puede descartar.

Los Tres Principales Problemas Prenatales

La gran mayoría de las complicaciones médicas durante el embarazo co-rresponden a una de las tres siguientes categorías: hipertensión, diabetes y parto prematuro. Analicémoslas una por una.

Cuando lo Normal es Demasiado Alto

Ya está bien avanzado su embarazo, pero aún en cada control médico su obstetra sigue controlando su presión arterial. La presión arterial es la fuerza que ejerce el flujo de sangre al presionar contra las paredes de sus arterias que son los vasos sanguíneos que llevan la sangre oxigenada que sale del corazón a todas las partes de su cuerpo. Cuando la presión sobre las arterias es demasiado alta se conoce como *hipertensión*. Cerca del 5 por ciento de las mujeres tienen hipertensión antes de quedar embarazadas. Esto se conoce como *hipertensión crónica*. Aproximadamente otro 5 por ciento desarrolla hipertensión durante el embarazo. Esta se conoce como *hipertensión gestacional*. Por extraño que parezca, lo que podría ser una lectura de presión arterial normal puede ser signo de hipertensión du-rante el embarazo. ¿Por qué? Porque todas las hormonas naturales que su cuerpo bombea durante el embarazo terminan por dilatar los vasos san-guíneos, lo que debería producir una presión arterial en el límite bajo del

Peligrosamente Alta

Una presión arterial excesivamente alta durante el embarazo puede ser la causa de múltiples problemas. Uno de ellos es una condición que se conoce como *placenta abrupta*. Es una separación prematura de la placenta de la pared uterina, un estado que normalmente produce sangrado vaginal y contracciones uterinas. Si esta placenta abrupta pone en peligro su salud y la de su bebé, será necesario inducir inmediatamente el parto. Otro problema de la hipertensión es un estado poco común pero que pone en riesgo la vida, conocido como *preeclampsia*. Ésta se produce cuando la hipertensión va acompañada de proteína en la orina. No se conocen a ciencia cierta los mecanismos que producen la preeclampsia, pero es una situación que en poco tiempo puede poner en peligro tanto la vida de la madre como la del bebé. Si el feto tiene menos de treinta y cuatro semanas, se puede administrar una droga llamada corticosteroide para ayudar a acelerar la maduración de los pulmones del feto. Por otra parte, si esto se produce después de la semana treinta y siete, es posible que el médico recomiende la inducción del parto. La única cura verdadera para la preeclampsia es el parto. Tener un seguimiento médico prenatal periódico ayudará a que su médico pueda controlar desde el comienzo los problemas que puedan surgir como resultado de la hipertensión.

rango normal. Por lo tanto, si su presión está en el límite alto de normal, dicha presión, en términos relativos, es demasiado alta.

Se desconocen casi todas las razones por las cuales se produce hipertensión durante el embarazo. Es cierto que si tiene historia de hipertensión, ésta podría empeorar durante el embarazo. Sin embargo, la obesidad y el estrés también pueden tener un efecto combinado sobre su presión arterial durante los meses de gestación. La hipertensión es un aspecto especialmente preocupante durante el embarazo porque constriñe los vasos sanguíneos del útero que abastecen al feto del oxígeno y de los nutrientes que requiere. La hipertensión puede retardar el desarrollo fetal y dar como resultado un bebé de bajo peso al nacer. Además, aumenta el riesgo de un *parto pretérmino,* es decir, un parto que se produce antes de la semana treinta y siete. Tanto el bajo peso al nacer como la prematurez no sólo aumentan el riesgo de problemas de salud para el recién nacido sino que pueden producir problemas de aprendizaje y retardo en el desarrollo de las destrezas motoras más adelante en la vida del niño.

El tratamiento para la hipertensión durante el embarazo es limitado. Por lo general, un médico recomendará que la mujer embarazada con hipertensión temprana o leve reduzca sus actividades y evite el ejercicio que le exija esfuerzo, mientras que los casos más graves requieren hospitalización.

No tan Dulce

Cuando se está embarazada se desayuna, se almuerza y se cena por dos todos los días durante nueve meses. Su organismo le suministra al bebé su *única* fuente de nutrición y esa fuente de nutrición es también la fuente de la que se nutre su cuerpo—la glucosa que es el producto de la descomposición de los carbohidratos en su organismo. La glucosa proviene del torrente sanguíneo que es quien la lleva a los músculos y a otras células que requieren de este combustible a través de una hormona conocida como insulina. Cuando su organismo no produce suficiente insulina, la glucosa se acumula en su cuerpo y puede dar lugar a la diabetes. No conviene tener diabetes en ningún momento, pero el peor de todos los momentos para presentarla es durante el embarazo, porque representa un riesgo tanto para la madre como para el feto.

Durante el embarazo, su organismo lleva glucosa al bebé a través de la placenta, un órgano temporal que le suministra al feto el oxígeno y sirve para eliminar los excrementos del bebé. (Después del parto la placenta recibe el nombre de *posparto*). Durante su limitada existencia, este órgano tiene una enorme carga de trabajo que incluye la producción de hormonas que ayudan al desarrollo del bebé. El problema radica en que, las hormonas naturales del embarazo, diseñadas para descomponer su grasa corporal y convertirla en glucosa, pueden crear más glucosa que la que su organismo puede metabolizar adecuadamente. El resultado es una diabetes gestacional. Si, además de eso, consume una dieta alta en subproductos de azúcar, en otras palabras, si consume grandes cantidades de carbohidratos y azúcar en forma de dulces y tortas, esta segunda fuente de glucosa proveniente del exterior puede llevarla a sobrepasar el límite.

El embarazo afecta el nivel de glucosa en la sangre en todas las mujeres, por lo que, a la semana veintiocho, se le hará una prueba para detectar diabetes. La diabetes es un problema muy común del embarazo y algunas mujeres que son casi diabéticas al quedar embarazadas sobrepasarán el límite y experimentarán intolerancia a la glucosa e incapacidad de procesar toda la glucosa en su organismo. El problema con la diabetes en el embarazo es que puede llevar frecuentemente al nacimiento de bebés demasiado grandes porque el exceso de glucosa pasa directamente al feto. En otras palabras, si la mamá tiene el azúcar alto, el bebé lo tendrá alto también. Y esto afecta tanto a la madre, causándole frecuencia urinaria, aumento de peso y restricción de movimientos—como al bebé en el útero. El bebé crece demasiado y orina con frecuencia, lo que cambia la composición del líquido fetal y puede llegar inclusive a poner en riesgo la vida del feto. El otro problema de los bebés demasiado grandes es que tienden a sufrir más trauma durante el parto vaginal, problemas como fractura de clavícula o lesión de los nervios del cuello conocidos como el *plexo braquial.* Además, los bebés grandes tienen muchos problemas en el período neonatal porque como consecuencia del exceso de peso se pueden presentar una variedad de trastornos metabólicos.

Para determinar la presencia o ausencia de diabetes, el médico ordenará una prueba en la que se le pedirá que beba una solución de glucosa en un líquido similar a la soda. Transcurrida una hora, se medirá su nivel de glucosa. Si éste es demasiado alto, lo que ocurre aproximadamente en un 20 por ciento de los casos, su médico le pedirá que regrese para una prueba de tolerancia a la glucosa. Las buenas noticias son que la mayoría de las mujeres cuyo resultado de la prueba es alto, en la prueba de seguimiento no obtienen un resultado positivo de diabetes gestacional. Pero si su nivel de azúcar continúa alto, el médico le recomendará una dieta diabética basada en carbohidratos complejos, proteínas y vegetales. Necesitará controlar diariamente su nivel de azúcar. Si continúa elevada después de una o dos semanas, es posible que tenga que empezar a tomar medicamentos como insulina o hipoglicemiantes orales. El objetivo, ya sea con la dieta o con el medicamento, es reducir su nivel de azúcar sanguíneo lo que se espera que impida que ésta interfiera con su embarazo.

Esté Lista o No

En los Estados Unidos nacen cada día de 1 a 8 bebés antes de la fecha prevista. El nacimiento pretérmino es otro problema común del embarazo y puede presentarse en cualquier embarazo. Por definición, un nacimiento prematuro es el que se produce antes de la semana treinta y siete de gestación. El tamaño promedio de un bebé de treinta y siete semanas es de aproximadamente cinco libras. Sin embargo, dado que el campo de la neonatología ha mejorado en forma dramática en los últimos veinte años, un bebé que nazca saludable a las treinta y cinco semanas tiene un pronóstico excepcionalmente bueno de sobrevivir a largo plazo. Por lo tanto, ahora la definición de trabajo de parto pretérmino se refiere más a qué tan temprano en el embarazo se produce el parto en relación con el estado de salud del bebé. La prematurez puede representar un gran riesgo para la calidad de vida del niño y éste puede correr el riesgo de presentar sordera, parálisis cerebral y ceguera.

Nadie sabe a ciencia cierta qué ocasiona un nacimiento prematuro. Algunas investigaciones sugieren que uno de los principales factores que contribuyen a trabajo pretérmino es la infección. Aunque dichas infecciones pueden estar presentes en forma silente, sin producir ningún síntoma, las bacterias en el cuello uterino pueden ocasionar inflamación y los subproductos de esa inflamación son químicos que inducen el trabajo de parto pretérmino. En otros casos, las mujeres que no presentan infecciones pueden tener un útero relativamente débil o su cuello uterino tal vez no tenga la integridad suficiente para soportar el embarazo a medida que el bebé va creciendo, y esa debilidad permite que se abra en forma prematura. En otros casos, la mujer presenta deformidades anatómicas del útero que también pueden ser un riesgo de trabajo de parto pretérmino. Otra causa probable de parto prematuro es el estrés y, como lo saben quienes lo han experimentado, el estrés es un factor importante en el embarazo.

El signo típico del trabajo de parto prematuro incluye dolor en la parte baja de la espalda, sangrado vaginal, flujo vaginal excesivo y contracciones prematuras. El trabajo de parto pretérmino se trata con medicamentos como sulfato de magnesio, sulfato de terbutalina y antibióticos—todos con el propósito de detener las contracciones, aunque sus resultados son limitados. Las mujeres que entran en trabajo de parto prematuro pueden recibir esteroides. ¿Esteroides? Sí, esteroides, esos que ahora son drogas demasiado famosas que pueden convertir a simples atletas en súper atletas inflados, aunque de forma ilegal y con un alto riesgo para su salud. Sin embargo, el hecho es que los esteroides tienen simplemente mala reputación. Cuando se utilizan adecuadamente, en las circunstancias correctas y bajo supervisión médica, los esteroides son una maravilla. Se administran a las mujeres que experimentan trabajo de parto prematuro para literalmente inflar el bebé. Así como al aumentar el calor en la estufa las papas hierven un poco más rápido, los esteroides ayudan a madurar un poco más aprisa la fisiología del bebé para que éste—por pequeño que sea— tenga una mejor probabilidad de sobrevivir al parto.

Cinco Enfermedades que Deben Evitarse Durante el Embarazo

Si la futura mamá se expone a cualquiera de las siguientes enfermedades debe consultar de inmediato a su médico.

- La quinta enfermedad es producida por el parovirus y puede producir anemia en el bebé. Si contrae la quinta enfermedad temprano durante el embarazo, puede tener un aborto espontáneo.

- La varicela es producida por el virus de la varicela y puede producir defectos de nacimiento.

- La rubéola, o lo que se conoce como sarampión alemán, es ahora una enfermedad poco frecuente pero solía ser una causa común de defectos de nacimiento. Las mujeres embarazadas deben hacerse un examen para saber si son inmunes a la rubéola.

- El citomegalovirus (CMV) es la más común de las infecciones que pueden trasmitirse de la madre al bebé y producir defectos de nacimiento. No ocasiona síntomas y no existe ninguna forma de tratarla. Quienes presentan un mayor riesgo son aquellas que trabajan en los centros de atención diurna o en entornos de cuidado de la salud. Es necesario lavarse las manos después de cambiar pañales y evitar besar y acariciar a los bebés.

- La toxoplasmosis, una infección causada por parásitos que provienen de carne cruda o no bien cocida o de contacto con las heces de un gato es un agente que puede producir que el bebé nazca muerto o que muera al poco tiempo de nacer. También puede producir retardos de desarrollo mental o motor, parálisis cerebral, epilepsia e insuficiencias visuales incluyendo, a veces, la ceguera. La carne debe cocinarse bien, las frutas y los vegetales deben lavarse o pelarse; si se practica la jardinería deben usarse guantes y permitir que otras personas limpien los excrementos del gato.

Ajústense el Cinturón de Seguridad

Hacia el final del tercer trimestre se empiezan a hacer planes sobre lo que suelo llamar "el aterrizaje del avión." Ajústense los cinturones de seguridad, coloquen el espaldar de su silla en posición vertical, retiren todos los vasos y utensilios porque nos preparamos a aterrizar. Esto realmente significa evaluar la forma como se va a realizar el parto, si será vaginal o por cesárea y, naturalmente, a hacer algunos exámenes del líquido que rodea

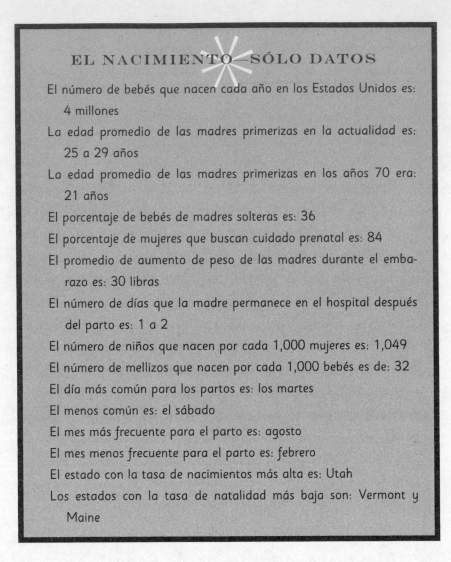

EL NACIMIENTO—SÓLO DATOS

El número de bebés que nacen cada año en los Estados Unidos es:
4 millones

La edad promedio de las madres primerizas en la actualidad es:
25 a 29 años

La edad promedio de las madres primerizas en los años 70 era:
21 años

El porcentaje de bebés de madres solteras es: 36

El porcentaje de mujeres que buscan cuidado prenatal es: 84

El promedio de aumento de peso de las madres durante el embarazo es: 30 libras

El número de días que la madre permanece en el hospital después del parto es: 1 a 2

El número de niños que nacen por cada 1,000 mujeres es: 1,049

El número de mellizos que nacen por cada 1,000 bebés es de: 32

El día más común para los partos es: los martes

El menos común es: el sábado

El mes más frecuente para el parto es: agosto

El mes menos frecuente para el parto es: febrero

El estado con la tasa de nacimientos más alta es: Utah

Los estados con la tasa de natalidad más baja son: Vermont y Maine

al bebé y de la respiración del bebé para determinar qué tan fuerte se encuentra para el parto.

Por último, se aproxima el gran momento. Cuando el bebé da la vuelta y su cabeza queda hacia abajo dentro de la pelvis, presiona contra el cuello uterino, la parte inferior del útero que se abre hacia la vagina. Esto hace que el cuello uterino se relaje, se estire y, por último se abra, para dar paso al bebé a través de la vagina o el canal de parto. Cuando esto ocurre, la mayoría de las mujeres van al hospital, a la sala de maternidad, para el trabajo de parto y el nacimiento del bebé. Se realiza un examen vaginal en el que se mide la dilatación o apertura del cuello uterino. Típicamente el cuello uterino de una mujer en trabajo de parto activo se dilata cuatro centímetros y ella presenta contracciones cada tres a cinco minutos. Si se trata de su primer bebé, se dilatará por lo general entre 1 y 1.2 centímetros por hora. Si ya ha tenido otros partos vaginales, se dilatará 1.5 centímetros por hora. Si piensa que estos tres décimos de un centímetro no representan una gran diferencia, nunca ha dado a luz. Entre más rápido se dilate, más rápido se producirá el parto.

A veces, se producen complicaciones durante el embarazo o durante el trabajo de parto y se requiere practicar un procedimiento conocido como *cesárea*. Si durante el trabajo de parto vaginal parece que el bebé no desciende en forma adecuada, si el cuello uterino de la madre no se dilata lo suficiente o si el bebé no está tolerando el parto, lo que se detecta por una disminución de su frecuencia cardiaca, es posible que su obstetra decida practicarle una cesárea. Este procedimiento suele practicarse al comienzo del trabajo de parto, en los casos en los que el bebé no está bien colocado para el nacimiento (lo que se conoce como una *mala presentación*), si hay alguna complicación médica durante el embarazo o si se trata de un bebé prematuro.

Si el parto avanza normalmente, una vez que la mujer alcance la dilatación completa, diez centíme-

La Cesárea

En los Estados Unidos aproximadamente el 29 por ciento de los nacimientos son por cesárea. Una cesárea es una cirugía mayor que implica el nacimiento del niño a través de una incisión quirúrgica practicada en la pared abdominal y en el útero; pero, repito que es una cirugía mayor y, como tal, puede presentar complicaciones como sangrado e infección. Es evidente que el parto por cesárea tiene un período de recuperación más largo que el de un parto vaginal, pero la mayoría de los centros de obstetricia cuentan con personal altamente capacitado para practicar esta cirugía. Puede practicarse en cuestión de minutos, a partir del momento en que el obstetra decida hacerla. Toma unos cinco minutos desde cuando se practica la incisión inicial hasta cuando nace el bebé y otros treinta minutos, aproximadamente, para terminarla.

Si se pregunta por qué se llama cesárea, se cree, con bastante certeza, que se debe a que Julio César nació por esa vía (aunque pueda que no sea cierto).

tros, estará lista para pujar. Pujar es una fase muy importante del parto vaginal porque hace que la cabeza del bebé baje y rote colocándose en posición para un parto vaginal exitoso. Es aquí donde las indicaciones de las personas que atienden el parto son importantes. Éste es el momento en el que el padre u otra persona cercana se involucran. Los días de los padres que fumaban tabaco en la sala de espera han pasado a la historia. Ahora el parto es una actividad familiar, como debe ser. Quien da las instrucciones le da a la futura mamá el apoyo emocional para pujar durante el curso de las difíciles dos o tres horas que la esperan hasta el nacimiento del bebé. Por mucho que haya ensayado este proceso de su parto, el momento en sí será un gran reto para ambos padres. Es una especie de carrera maratónica con el premio más increíble para todos los participantes que llegan a la meta.

Lista de Salud para Esta Década

	Exámenes de Sangre
	Citología
	Examen de Orina
	Ecografía
	Amniocentesis (opcional)
	Prueba de Ausencia de Estrés (si se trata de un embarazo de alto riesgo)

Los Años Más Importantes de Su Vida

1

(La Primera Década: De Recién Nacido a los 9 Años)

Esta es una década libre de preocupaciones,
aunque no lo reconocerá por otra década o más.
Será una época en la que sus padres se
ocuparán por completo de usted.
Todo lo que tendrá que hacer es jugar
y disfrutar la vida.
No hay responsabilidades; sus padres lo
harán todo por usted.
Estos son los años más importantes de su vida.
Lo que sus padres hagan por usted ahora
establecerá la base sobre la cual se sostendrá
su salud mental y física en el futuro.

Cada vez que traigo al mundo a un bebé, me sorprende la belleza del recién nacido. Siempre me pregunto si echarán de menos los días y meses de ese ambiente cálido dentro del cuerpo de la madre. Son tan hermosos y perfectos. Sin embargo, desde el momento en que el niño nace, comenzamos a contar los días y las muchas cosas que comenzarán a experimentar por primera vez; la primera cita al pediatra, la primera vacuna, el primer día de preescolar… espere, volvamos atrás por un momento.

Un minuto después del parto viene el primer examen de salud, practicado por el pediatra o la enfermera en la sala de maternidad. Se llama la Prueba de APGAR y consiste en una rápida evaluación del estado físico del racién nacido que determina si el bebé requiere atención de urgencia. Si el bebé presenta un buen puntaje de APGAR y su apariencia es excelente, se le entrega a la madre para que pueda comenzar de inmediato ese importantísimo proceso de unión.

El establecimiento del vínculo de unión es uno de los momentos más hermosos de la vida humana. La creación de ese vínculo restablece la unión física con la madre, después de la separación física del útero al nacer y crea los vínculos de unión emocional y psicológica que necesitará el niño para fortalecerse en el mundo. La unión con el padre es igualmente importante. Los padres pueden desarrollar vínculos de unión con sus hijos al sostenerlos en brazos, al arrullarlos para hacerlos dormir y al bañarlos. Un fuerte vínculo de unión entre la madre y el hijo y el padre y el hijo será un paso importante para la autoestima del niño, que, a su vez, influirá en el desempeño escolar del niño más adelante, en la forma como establezca relaciones con sus amigos y como reaccione ante situaciones nuevas o situaciones de estrés más adelante en la vida.

Bienvenido al Mundo, Este es tu Primer Examen

La Prueba de APGAR fue diseñada para evaluar rápidamente el estado físico del recién nacido. Generalmente se practica dos veces, la primera, un minuto después de nacer y la segunda a los cinco minutos. Aunque recibe su nombre de una anestesióloga llamada Virginia Apgar que desarrolló la prueba en 1952, también se ha convertido en un acrónimo de las cinco mediciones que realiza: **A**ctividad (tono muscular), **P**ulso (frecuencia cardiaca), **G**estos (capacidad de respuesta), **A**pariencia (coloración de la piel) y **R**espiración (frecuencia respiratoria). Cada una de estas mediciones tiene un valor de dos puntos y el puntaje máximo es de diez, pero al igual que lo que ocurre en el patinaje en hielo, es raro obtener un diez perfecto. Si el bebé tiene un puntaje de siete o más, se considera que se encuentra en buen estado de salud. Un puntaje inferior significa simplemente que el bebé necesita atención inmediata; por ejemplo, succionarle la vía aérea o administrarle una mínima cantidad de oxígeno para ayudarlo a respirar. La Prueba de APGAR no es, ni mucho menos, una medición de la salud del bebé a largo plazo.

Puntaje de la Prueba APGAR

	2	1	0
ACTIVIDAD	Activo, movimiento espontáneo	Dobla los brazos y las piernas con poco movimiento	No se mueve
FRECUENCIA CARDIACA	Pulso normal (más de 100 pulsaciones por minuto)	El pulso es menos de 100 pulsaciones por minuto	No hay pulso
GESTOS	Se retira, estornuda o tose como respuesta al estímulo	El estímulo sólo produce movimiento facial	No responde al estímulo
APARIENCIA	Manos y pies de color normal en toda su superficie	Color facial normal pero la piel de las manos y los pies tiene una coloración azul	Azul grisáceo o lívido en toda su superficie
RESPIRACIÓN	Frecuencia normal	Respiración lenta o irregular	no respira

¿Lactancia Materna o Fórmula?

Este es el momento perfecto para comenzar a amamantar al bebé. El seguir dándole calor y afecto a su hijo contra su propio cuerpo como lo ha hecho durante nueve meses, no sólo garantizará un futuro saludable para su bebé sino para usted. Esto puede parecer una promesa exagerada, pero es una promesa que se cumple. El amamantar al niño es muy importante porque reduce significativamente el riesgo de todo tipo de alergias y mejora el vínculo de unión del hijo con su madre. No sólo mejora su metabolismo sino que definitivamente tiene beneficios protectores a largo plazo para la salud de las mamas de la madre. Algunos estudios han demostrado que las mujeres que han amamantado a sus hijos tienen menos incidencia de cáncer de mama.

Normalmente se recomienda amamantar al niño durante seis meses a un año. Entre más tiempo lo amamante, mejor. Sin embargo, la mayoría de las mujeres no pueden seguir amamantando al bebé después de los seis meses; pero hacerlo, aunque sea sólo por uno o dos meses, está bien. Un poco es mejor que nada.

No obstante, muchas madres deciden alimentar al bebé con leche en polvo especialmente preparada. En la actualidad, la mayoría de estas leches tienen el equilibrio nutricional adecuado con los minerales, vitaminas y hierro debidamente dosificados. Si bien son efectivas, no poseen las inmunoglobulinas, ni los anticuerpos que se encuentran en la lecha materna y que protegen los oídos, la nariz, la garganta y el tracto gastrointestinal del bebé contra las infecciones virales y bacterianas. (Se dice que la leche materna es altamente benéfica desde el punto de vista ambiental, lo que significa que su leche protege específicamente a su bebé de los organismos a los que está más propenso a estar expuesto). Hay muchísimas leches diferentes, claro está. Por ejemplo, las fórmulas basadas en leche de soya están especialmente diseñadas para los bebés que desarrollan intolerancia a una fórmula basada en leche común. Deberá consultar con su médico para encontrar la fórmula más adecuada para su bebé.

La Sangre del Cordón

Algunas madres almacenan ahora la sangre del cordón umbilical del niño en el momento del parto y es probable que también convenga que usted lo haga.

Comencemos por una explicación rápida de lo que es la sangre del cordón umbilical. Cuando nace un bebé, el cordón umbilical se pinza para cortarlo y separar al bebé de su madre. La porción del cordón que está unida a la placenta se retira del cuerpo de la madre y normalmente se desecha. Dentro del cordón hay vasos sanguíneos que contienen aproximadamente un poco más de medio vaso de sangre que pertenece al bebé. Esa sangre contiene muchas células madre. Nuestros organismos las utilizan como medio para auto repararse. Son muchos los padres que ahora optan por recoger y guardar la sangre del cordón umbilical por si esas células llegaran a ser útiles para su hijo más adelante. Es como hacer un *backup* de los datos que tiene en su computadora por si se daña el disco duro.

Pero, ¿cómo se puede dañar un "disco duro" humano? Pongamos un ejemplo, un caso de leucemia infantil, un cáncer del sistema sanguíneo. (Véase "Leucemia Infantil," en esta página.) Muchos niños que desarrollan leucemia reciben tratamientos efectivos, pero estos tratamientos no sólo eliminan las células cancerosas sino también algunas de las células sanas del niño. En otras palabras, se borra el disco duro.

Normalmente, se debe reabastecer el sistema de los pacientes con células nuevas—provenientes, por lo general, de otra fuente, como la medula espi-

Leucemia Infantil

Más del 25 por ciento de todos los cánceres que se presentan en niños menores de diecinueve años son leucemias. (Véase también "Cáncer de la Sangre," página 231. La forma más común de leucemia infantil es la leucemia linfocítica aguda (LLA). La incidencia de esta leucemia en niños de entre uno y cuatro años de edad es más de diez veces mayor que la tasa de incidencia en adultos jóvenes entre los veinte y los veinticuatro años. Las tasas de incidencia de leucemia son significativamente mayores en los niños blancos que en los negros, pero las tasas más altas se encuentran en los niños de origen hispano. Hay aproximadamente 3,500 casos de leucemia infantil por año con un total de cuatrocientas muertes anuales. Sin embargo, la tasa de mortalidad para niños de hasta catorce años con leucemia en los Estados Unidos se ha reducido en un 60 por ciento durante las últimas tres décadas. Aunque se trata de un proceso largo y difícil, gracias a la quimioterapia, la mayoría de los niños con LLA pueden curarse.

nal de un donante compatible. Sin embargo, no es fácil encontrar un donante compatible. Por lo tanto, un número cada vez mayor de centros especializados en el tratamiento del cáncer depende ahora de la sangre del cordón umbilical por varias razones: una mayor probabilidad de que el injerto prenda, una compatibilidad perfecta y una fuente confiable—¡el mismo paciente! Casi todos los especialistas en cáncer prefieren una concordancia perfecta entre el donante y el receptor.

Imagine poder contar con sus propias células para volver a normalizar su sistema. Este es uno de los conceptos en los que se basa la práctica de guardar la sangre del cordón umbilical del niño. Es posible que algún día en el futuro podamos utilizar esas células sanguíneas almacenadas en el cordón umbilical de un niño que sea, por ejemplo, diabético, y poder desarrollar un nuevo páncreas para reemplazarle el de él. Esa es la promesa de un llamativo nuevo campo conocido como medicina regenerativa del que estaremos oyendo hablar mucho en el futuro.

Más Allá de la "Depresión Posparto"

Es común que las mujeres experimenten lo que se conoce como depresión posparto o depresión materna después del embarazo. Esta depresión puede durar desde unas pocas horas hasta varios días e incluye llanto, dolor de cabeza, irritabilidad, dificultad para conciliar el sueño y falta de concentración.

Sin embargo, del 10 al 15 por ciento de las mujeres experimentan una depresión grave durante el parto o en el posparto, que se conoce como *depresión posparto* y se debe a cambios hormonales después del parto o a los cambios en el estilo de vida como resultado del estrés del embarazo. Los síntomas y el tratamiento de la depresión posparto son los mismos que para cualquier otra depresión grave (véase "Depresión," página 88).

Lo importante en cuanto a la depresión posparto es que interfiere con la capacidad de la madre de expresar su ternura y afecto al recién nacido. Las parejas y la familia tienen que estar conscientes de este problema potencial para que pueda diagnosticarse y tratarse a tiempo. Se debe animar a las madres a que expresen sus sentimientos y a que busquen ayuda e intervención médica si fuese necesario. Los esposos deben comprender y animar a sus esposas en caso de que se presente este problema. Algunos estados han adoptado algunas medidas a este respecto: por ley, el estado de Nueva Jersey, por ejemplo, exige que los médicos informen a las madres gestantes y a sus familias acerca de la depresión posparto y que hagan un programa especial de detección de las madres primerizas para reconocer esta afección.

¿Cortar o No Cortar?

Muchos padres que tienen un hijo varón preguntan si deben o no circuncidar a su bebé. La circuncisión se remonta a la alianza que hizo Dios con Abraham, se trata, por lo tanto, de un procedimiento que ha acompañado al hombre durante siglos. Pero Moisés no circuncidó a su propio hijo, por consiguiente, se trata de una interrogante que se ha debatido por largo tiempo.

Los datos modernos no respaldan la necesidad *médica* de la circuncisión. La posición de la Academia Norteamericana de Pediatría, que ha reexaminado regularmente este tema, es que, desde el punto de vista médico, la circuncisión del recién nacido tiene tantos beneficios como riesgos. Se ha creído por mucho tiempo que la circuncisión garantiza una mejor higiene del pene, aunque la Academia ha encontrado poca evidencia que respalde la asociación entre la circuncisión y la facilidad de mantener una buena higiene. Sin embargo, sí pudieron confirmar que hay un mayor riesgo de infecciones del tracto urinario en los hombre no circuncidados. Cuando se trata de determinar la relación entre la circuncisión y las enfermedades de transmisión sexual, la Academia determinó que los estudios eran "complejos y conflictivos." Aunque sí se citaron algunos estudios que sugieren que los hombres circuncidados pueden ser menos propensos a la sífilis que los no circuncidados y se sostiene que hay evidencia considerable que relaciona a los hombres no circuncidados con el riesgo de infección por VIH. La Academia determinó además que el riesgo de cáncer del pene en el hombre no circuncidado es tres veces mayor que en el circuncidado, aunque, en los Estados Unidos, el cáncer del pene es poco frecuente, con una tasa de incidencia de sólo uno en cien mil hombres. En cuanto a las complicaciones de la circuncisión de los recién nacidos, sin duda

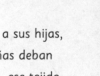
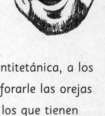

Pregúntele al Dr. Manny

¿PERFORAR O NO?

"Dr. Manny, mi niña tiene 2 meses y quiero perforarle las orejas, pero mi suegra dice que puede ser perjudicial. ¿Es eso cierto?"

Un número cada vez mayor de padres insiste en perforarle las orejas a sus hijas muy poco tiempo después del nacimiento; sin embargo, a los dos meses puede ser demasiado pronto. La mayoría de los pediatras recomiendan que los padres esperen al menos hasta que la bebé haya recibido su segunda vacuna antitetánica, a los cuatro meses de edad, para evitar el riesgo de infección. Además, si decide perforarle las orejas a su hija, asegúrese de mantener los aretes en un ambiente estéril y de utilizar los que tienen un perno recto en lugar de los que tienen forma de argolla, para evitar que se enreden y que la oreja de la niña pueda desgarrarse accidentalmente. Además, debe tener presente que los zarcillos o aretes constituyen un riesgo de ahogamiento para el bebé. Estas son cosas que hay que tener en cuenta.

Por otra parte, algunos padres que no permiten que se les perforen las orejas a sus hijas, pueden demorarse demasiado para hacerlo. Es probable que las orejas de las niñas deban perforarse antes de los once años, para evitar que se formen cicatrices queloides, ese tejido cicatricial protuberante que aparece después de que se ha lesionado la piel, lo que suele ser frecuente al perforar las orejas. Un estudio demostró que quienes se perforan la piel a los once años de edad o más, tienen más propensión a desarrollar cicatrices queloides que las que lo hacen a una edad más temprana.

se pueden presentar, señala la Academia, aunque su incidencia es de apenas unas décimas de un 1 por ciento de los circuncidados y, cuando se presentan, se limitan a sangrado e infección, por lo general complicaciones menores.

Dado que la circuncisión ya no se considera como una necesidad médica, la mayoría de las circuncisiones que se practican hoy en día se hacen por razones religiosas o culturales. Si el abuelo fue circuncidado y el padre fue circuncidado, lo más probable es que el hijo sea circuncidado también; es una tradición de familia. Es más frecuente la circuncisión de los blancos que de los negros y los hispanos, en quienes la circuncisión es aún menos frecuente que en los negros. Algunas religiones están a favor de la circuncisión; por ejemplo, los judíos consideran la circuncisión como un ritual religioso.

Por lo general, las circuncisiones se practican dentro del término de las primeras veinticuatro horas de vida; se practican en el hospital, normalmente las practica el obstetra. Después de aplicar un anestésico local, el prepucio se retrae y se corta aproximadamente un centímetro de la piel anterior. Este procedimiento es estándar y se practica a diario.

Síndrome de Muerte Infantil Súbita

La principal causa de muerte en bebés de más de un mes, por lo demás sanos, es lo que se conoce como Síndrome de Muerte Infantil Súbita (SIDS, por su sigla en inglés). En los Estados Unidos se presenta en aproximadamente cincuenta de cada mil nacimientos. Este diagnóstico se aplica a cualquier bebé cuya muerte se produzca de forma súbita y sin explicación. Por lo general, se encuentra al niño muerto después de haberlo acostado a dormir y una autopsia no revela nada anormal. Es la experiencia más horrible que le pueda ocurrir a los padres.

Nadie sabe por qué se produce la Muerte Infantil Súbita, pero hay varios factores de riesgo asociados con ella. Los bebés prematuros tienen un mayor riesgo de SIDS, así como los que han estado expuestos al humo del cigarrillo. Acostar a dormir a un bebé sobre el vientre también representa un riesgo, al igual que tener en la cuna una cantidad excesiva de sábanas y mantas, o una superficie blanda, o demasiados animales de peluche.

No hay una fórmula segura para prevenir este síndrome, pero con base en los riesgos conocidos, los padres pueden adoptar varias medidas de precaución para reducir la posibilidad del Síndrome de Muerte Infantil Súbita. No fume durante el embarazo y, después de que nazca el bebé, no fume en ningún lugar de la casa. No ponga demasiadas cosas dentro de la cuna como mantas o animales de peluche; los bebés no controlan bien la cabeza y pueden sofocarse con las mantas. Al elegir una cuna, asegúrese de que sea un diseño estándar, generalmente reco-mendado, con una superficie firme. Además, siem-pre acueste a dormir al bebé boca arriba, nunca boca abajo. Y, sobre todo, no permita que el bebé duerma con usted en la misma cama. Cada vez hay más evidencia que sugiere que los padres, especialmente cuando tienen sobrepeso, pueden ahogar a los bebés inadvertidamente al dormir con ellos y producir el Síndrome de Muerte Infantil Súbita. Por último, amamantar al bebé y los chupe-tes pueden reducir el riesgo de este síndrome. Un estudio reciente demostró que los bebés que reci-ben leche materna tienen cinco veces menos pro-babilidad de presentar el Síndrome de Muerte Infantil Súbita que los que se alimentan con bibe-rón. Otro estudio reciente observó que el uso de chupetes se asocia con un 90 por ciento de dismi-nución en el riesgo del Síndrome de Muerte Infan-til Súbita.

Siete Consejos para Evitar el Síndrome de Muerte Infantil Súbita

Para reducir el riesgo de Síndrome de Muerte Infantil Súbita tenga en cuenta estos consejos:

- No fume dentro de la casa
- No duerma con su bebé
- Elija una cuna que tenga una su-perficie firme
- No ponga dentro de la cuna de-masiadas mantas ni animales de peluche
- Los bebés deben dormir boca arriba
- Amamante al bebé si puede
- Utilice chupetes

Alergias a los Alimentos

La nutrición es de suma importancia. Debe ser una de las principales preocupaciones de los padres desde el comienzo porque si enseña a su hijo a comer lo que debe desde la niñez, podrá evitar la obesidad infantil que representa ahora una grave epidemia en los Estados Unidos. Además, es importante enseñarle al bebé a comer correctamente porque algo que hay que evitar es una alergia alimentaria.

Una alergia a los alimentos es una hipersensibilidad, una respuesta anormal a los alimentos desencadenada por el sistema inmune. Aproximadamente el 6 por ciento de los niños menores de tres años presentarán alergia a algún alimento. Las alergias más comunes son producidas por la leche, los huevos, el trigo y el maní. Las alergias al maní pueden ser tan severas y desencadenarse tan rápido que si una persona alérgica consume un maní podría ocurrir una muerte instantánea. Durante los últimos diez años se han duplicado los casos de alergias al maní. Hasta el momento, el único tratamiento disponible es evitarlo. Pero eliminar un determinado alimento no es tan fácil. Las madres que amamantan a sus hijos deben evitar utilizar en sus pezones humectantes que contengan aceite de maní. Por lo general, la proteína asociada con las alergias al huevo es la albúmina que puede estar presente en la pasta y en los malvaviscos. Para evitar problemas, asegúrese de leer cuidadosamente las etiquetas de todos los productos alimenticios.

Muchas alergias a los alimentos pueden evitarse con un buen programa nutricional. Basta con seguir unas simples reglas. No administrar sólidos antes de los seis meses, exceptuando los cereales, que deben introducirse en la dieta entre los cuatro y los seis meses para minimizar el riesgo de alergia al trigo. No deben administrarse productos lácteos antes del año. Tampoco deben administrarse huevos antes de los dos años y no debe permitirse en absoluto que el niño ingiera maní o nueces, antes de los tres años.

Seguir estas simples reglas no garantizará que su hijo no desarrolle alergia a los alimentos. Si usted viene de una familia alérgica, es probable que sus hijos sean también alérgicos. Al minimizar la introducción prematura de estos alimentos el sistema inmune de los hijos podrá adaptarse y desarrollarse de forma que pueda tolerarlos sin tener que considerarlos como venenos. De eso se trata una reacción alérgica; una reacción del sistema inmune a algo que considera que no le hace bien y contra lo cual libera histaminas. Estas histaminas producen todos los efectos de una alergia, erupción, flujo nasal y, si llega a ser lo suficientemente fuerte, un shock anafiláctico que consiste en una inflamación de la lengua, dificultad para respirar, y en muchas ocasiones—si no se trata de inmediato—puede

Pregúntele al Dr. Manny

LAS VITAMINAS Y LOS SUPLEMENTOS PARA NIÑOS

"Dr. Manny, tengo un hijo de ocho años y una hija de seis. Mi hijo come todo lo que le doy, pero mi hija es la definición de la exigencia—sólo come pasta, pizza y pollo. ¿Debo darle vitaminas? ¿Qué me puede decir acerca de otros suplementos?"

Si su hijo tiene una alimentación bien balanceada, no necesita vitaminas. Pero su hija, como tantos otros niños, no está comiendo bien y debe tomar vitaminas. Los niños pueden empezar a tomar vitaminas a partir de los tres años y, en la actualidad, muchos las necesitan. ¿Sabe que del 20 al 25 por ciento de los niños tienen deficiencia de calcio? Simplemente no toman mucha leche, no tanta como consumían los niños antes y necesitan suplemento de calcio. Además, ¿cuántos niños comen verduras? No muchos, por lo tanto, es buena idea administrarles también complejo de Vitamina B. La equinacea es buena para combatir las infecciones en los niños. Y, cuando reciben antibióticos, deben tomar acidofilus, una bacteria benéfica para el intestino que se encuentra tanto en el yogurt como en forma de píldora. La acidofilus debe tomarse durante el tratamiento con antibióticos y durante dos semanas después de haberlo completado, para repoblar el intestino con las bacterias buenas que el antibiótico ha eliminado junto con las malas.

ocasionar la muerte. Las buena noticia para muchos que padecen este tipo de alergias es que el tiempo lo cura todo y, con el tiempo, muchos superan simplemente sus alergias.

Cómo Cargar el Programa de Protección Antivirus

Si tiene una computadora, sabe lo importante que es tener un programa para protegerla de los virus. Su sistema inmune cumple una función similar contra los virus y las bacterias humanas. Esencialmente se trata de un sistema de células y órganos especializados que lo protegen de amenazas externas como virus, bacterias y otros intrusos biológicos. Su sistema inmune viene cargado, pero durante los primeros diez años de la vida, aprende contra qué intrusos biológicos lo debe proteger. Esto significa que si no se expone a muchas de las amenazas biológicas inocuas en el ambiente durante la primera década de la vida, en otras palabras, si no reta a su sistema inmune desde muy temprano, es posible que pague el precio con alergias estacionales y asma en la segunda década y tal vez por el resto de su vida.

Hablo aquí de los riesgos de sobreproteger a nuestros niños. Parte de esta sobreprotección ha sido institucionalizada—proviene del uso generalizado de antibióticos, vacunas contra diversas enfermedades, alimentos y agua más limpios y mejores condiciones de vida. Sin embargo, hay padres que empeoran este "problema" al mantener a sus hijos en un ambiente "esterilizado" en su hogar: nunca los llevan al parque, nunca les permiten jugar con arena, nunca los dejan ensuciarse en el barro, nunca les permiten acostarse en la hierba, ni les permiten tener una mascota con la cual jugar, los alejan de cualquier otro niño que pueda estar enfermo. Esta sub-exposición de los niños a las bacterias, a algunos virus y a otras amenazas menores en el ambiente, impide que su sistema inmune desarrolle las respuestas adecuadas y puedan terminar con alergias estacionales y otros problemas debidos a un sistema inmune inexperto.

Los estudios demuestran que si uno ha tenido una mascota durante la niñez es menos propenso a padecer asma. Lo mismo se puede decir de correr y jugar en la hierba en el parque a los tres años; estas son las personas que tendrán menos alergias estacionales después. Conviene exponerse un poco; más tarde, el sistema inmune de sus hijos se lo agradecerá. Bueno, digamos que no realmente, pero ya me entiende.

Seguridad para los Niños en la Casa

Tener hijos me mantiene permanentemente alerta. Soy uno de esos padres que siempre está vigilando a los niños—¡es algo que desespera a mi esposa! Debo admitir que este comportamiento obsesivo-compulsivo mío podría enloquecer a cualquiera. Pero, ¿me puede culpar? He pasado la mayor parte de mi vida adulta en hospitales y una de las cosas más dolorosas que uno puede ver es cuando llevan a un niño a toda velocidad hacia la sala de urgencias por una sobredosis accidental de veneno.

Cada año mueren más de seis mil personas y se calcula que trescientos mil sufren discapacidades como resultado de un envenenamiento accidental. No todas estas personas son niños, pero estos, sin duda, son los más vulnerables. Si tiene niños, una de las cosas más esenciales que debe hacer es asegurarse de que no haya riesgos para los niños en su hogar. Claro está que no existe lo que pudiera llamarse el hogar totalmente seguro para los niños, pero haremos todo lo posible por lograrlo. Los niños que comienzan a caminar y los niños pequeños son curiosos y, a medida que aumenta su movilidad, estarán expuestos también a un mayor número de riesgos potenciales en el hogar. Se suben a cualquier parte, lo tocan todo y llevan a sus bocas cualquier cosa que quepa o no quepa en ellas. Es imposible que la vida esté libre de riesgos, pero la mayoría de los accidentes domésticos pueden prevenirse si se siguen las recomendaciones de esta lista de control para la seguridad en el hogar.

Para Evitar Envenenamientos

Mantenga todos los medicamentos—tanto de prescripción como de venta libre—al igual que todas las vitaminas y suplementos, fuera del alcance de los niños. No guarde ningún medicamento en su bolsa ni en sus bolsillos, puesto que el niño puede encontrarlos cuando busque algo con qué jugar. Nunca le diga a un niño que un medicamento sabe como "un dulce." Guarde los productos de limpieza doméstica, los cosméticos y otros artículos de tocador, así como los productos para el automóvil y el jardín y otras sustancias tóxicas en gabinetes altos, donde los niños no los puedan alcanzar. No deje bebidas alcohólicas ni enjuagues bucales que contengan alcohol al alcance de los niños.

Hay otros dos venenos comunes en el hogar contra los que hay que tomar precauciones: el plomo y el monóxido de carbono. Si vive en una casa construida antes de 1978 (el año en el que se prohibió el uso de pintura con base de plomo), es posible que la pintura de las paredes represente un grave riesgo para el sistema nervioso central de su hijo. La toxicidad por plomo en la sangre puede afectar el rendimiento escolar y tener un efecto negativo en la función cognoscitiva durante los primeros años de la vida adulta. La única solución es mudarse a una casa libre de plomo, o asegurarse de que la pintura con base de plomo sea retirada por personas calificadas para hacer este tipo de trabajo.

También es importante tener un monitor de monóxido de carbono en el hogar. Se producen cientos de accidentes todos los años por monóxido de carbono. Es la sustancia *más* tóxica con la que uno pueda entrar en contacto durante la vida diaria y no se produce sólo por los implementos domésticos que funcionan con gas. Todos los combustibles fósiles, incluyendo el aceite, el carbón y la madera son igualmente peligrosos. Naturalmente, el problema con el monóxido de carbono es que no se detecta con el olfato, tampoco se puede ver ni gustar. Su acción es rápida y mortal.

Para Evitar Quemaduras

Las quemaduras están entre los accidentes más comunes de la niñez, el termostato de su calentador de agua debe graduarse a 120 °F o menos. Si vive en un apartamento y no puede controlar la temperatura del agua caliente, instale en los grifos un dispositivo contra quemaduras. No use manteles ni individuales grandes dado que los bebés pueden halar de ellos—y lo harán—haciendo que se derramen las bebidas o alimentos calientes. Coloque siempre las manijas de las ollas y los sartenes hacia la parte posterior de la estufa, fuera del alcance de los niños. Además, aunque en muchas ciudades y apartamentos es ahora obligatorio, asegúrese de contar con una alarma antiincendios en buen estado en su hogar.

Para Evitar Ahorcamientos

Amarre los cordones de manejo de cortinas a una altura adonde su hijo no los pueda alcanzar. Corte los cordones para que no queden cerrados en la parte inferior. Nunca le ponga collares ni bandas para el cabello a la bebé y nunca le cuelgue el chupete de una cuerda alrededor del cuello.

Para Evitar Heridas de Arma de Fuego

No mantenga armas de fuego en el hogar y evite exponer a sus hijos a hogares donde se tengan este tipo de armas. Anualmente, los accidentes con armas de fuego reclaman las vidas de doscientos cincuenta niños de catorce años para abajo en los Estados Unidos. Si debe tener un arma de fuego en su hogar, guárdela en un lugar seguro, bajo llave, fuera del alcance de los niños, además, mantenga las municiones en un lugar aparte también bajo llave.

Para Evitar Lesiones por Caídas

Instale barras de seguridad en las ventanas altas, o cierre y cancele estas ventanas. Ponga bandas antideslizantes en el piso de la ducha y en el fondo de la tina de baño.

Para Evitar Electrocuciones

Cubra con tapas de seguridad todas las tomas de corriente que no se utilizan regularmente; estas suelen estar a la altura de los ojos de los niños que comienzan a gatear y a caminar. Desconecte todos los electrodomésticos de la cocina o del cuarto de baño que no estén en uso. Amarre los cables demasiado largos de lámparas y otros electrodomésticos con alambre recubierto para evitar lesiones que pueden producirse si el bebé muerde el cable.

Para Evitar Ahogamientos

Nunca deje al bebé solo en la tina. Un niño pequeño puede ahogarse en unas pocas pulgadas de agua. No deje al niño sin supervisión cerca de la piscina, la pileta o la tina caliente. Los juguetes flotadores no son sustituto para la supervisión constante de un adulto. Desocupe las piletas cuando no estén en uso.

Para Evitar Heridas

Mantenga los cuchillos, tenedores, tijeras, cuchillas de afeitar, serruchos y otros instrumentos con filo en un cajón con un cierre de seguridad o en un gabinete alto. Mantenga los elementos de vidrio, vasos o vajilla fuera del alcance de los niños.

Para Evitar que el Niño se Atragante

No le dé a un niño menor de cuatro años ningún alimento que pueda bloquear sus vías aéreas. Esto incluye cerezas con pepa, zanahoria cruda, palomitas de maíz y dulces duros. Los alimentos blandos como los perros calientes, las salchichas, las uvas y los caramelos pueden también bloquear la traquea del niño. La mantequilla de maní por cucharadas, o la goma de mascar, también representan un riesgo de atragantamiento. Nunca permita que un niño menor de ocho años juegue con un globo de inflar. Asegúrese de examinar periódicamente los juguetes de sus hijos para comprobar que no tengan partes sueltas ni rotas.

Para Evitar Mordeduras de Animales

No deje a un niño menor de un año solo con el perro o el gato u otra mascota de la familia. Hasta los cuatro años, los niños deben ser supervisados cuando jueguen con una mascota. Debe enseñárseles a nunca hacer enojar a un animal ni quitarle la comida o los huesos a un perro.

Vacunas

¿Le gustaría proteger a su hijo de algunas de las enfermedades más mortales de la historia? Estoy seguro de que su respuesta es sí. Eso es lo que hacen las vacunas. Pero también hacen mucho más. Protegen a los niños de su barrio y a otros niños del país al mismo tiempo y, en último término, libran al mundo entero de las enfermedades que han venido causando discapacidad y muerte en los niños durante siglos. Es probable que las vacunas sean los elementos de salud más poderosos jamás desarrollados.

Para entender esta afirmación, hay que conocer un poco más el funcionamiento del sistema inmune. El sistema inmune es un increíble mecanismo de defensa. Siempre que un virus invade su organismo, su sistema inmune produce proteínas conocidas como anticuerpos. Estos anticuerpos persiguen y destruyen a los virus que lo enferman. Dado que le toma cierto tiempo a su sistema inmune producir estos anticuerpos, la primera vez que un invasor específico lo ataca, usted se enferma hasta que su sistema inmune tiene la oportunidad de ponerse al día. Sin embargo, los anticuerpos que se produjeron como resultado de ese primer ataque permanecen en su torrente sanguíneo de por vida y si el invasor atacara de nuevo, aún años o décadas más tarde, estos anticuerpos vendrán en su ayuda *antes* de que usted vuelva a enfermar. Es un sistema maravilloso. El único problema radica en que hay que enfermarse una vez antes de poder desarrollar la inmunidad necesaria a futuros ataques.

Es aquí donde entran en escena las vacunas. Éstas obran al darle a su sistema inmune el conocimiento suficiente de un invasor potencial para que su organismo produzca los anticuerpos necesarios en caso de que el virus real llegara a atacar—la vacuna hace esto sin que usted contraiga la enfermedad. Las vacunas se producen de virus debilitados o muertos o de la proteína que encapsula el virus. Cuando se inyecta la vacuna en su organismo, su sistema inmune reacciona produciendo anticuerpos, como si estuviera siendo atacado por la enfermedad real. Estos anticuerpos lo hacen inmune a cualquier ataque futuro de la enfermedad.

Ahora los niños, antes de entrar al preescolar, reciben rutinariamente un número de vacunas dos veces mayor que el que recibían hace diez años. Como cualquier otro medicamento, ocasionalmente las vacunas producen reacciones, aunque éstas suelen ser generalmente leves, tal vez con un ligero aumento en la temperatura o dolor en el sitio de la inyección. Las reacciones más severas no son frecuentes, aunque ocurren y, como consecuencia, algunos padres tienen verdadero temor a las vacunas. Parte de este temor se debe a que algunas vacunas que se venían produciendo desde 1930 contenían timerosal, un preservante que contiene mercurio y que se utiliza para matar los contaminantes vivos en las vacunas. El mercurio a altas dosis puede producir lesiones nerviosas y cerebrales irreversibles, pero definitivamente esto no se presenta con las dosis en las que este elemento se encuentra en las vacunas. Sin embargo, ninguna de las vacunas ahora utilizadas en los Estados Unidos para proteger a los niños en edad preescolar contra doce enfermedades infecciosas contiene timerosal como preservante, a excepción de algunas vacunas contra la influenza (véase "¡Fuera Influenza!," en esta página).

¡Fuera Influenza!

La influenza es producida por el virus del mismo nombre que se trasmite de una persona a otra por la tos y los estornudos. Los síntomas incluyen fiebre, tos, dolor de garganta, dolor de cabeza, escalofríos, dolores musculares y cansancio. Cualquiera puede contraer influenza, una enfermedad que en la mayoría de las personas tiene una duración de más o menos ocho días. Pero hay quienes corren el riesgo de sufrir graves complicaciones por esta enfermedad, entre ellas convulsiones, neumonía, bronquitis y "croup," que es una infección respiratoria.

Todos los niños entre los seis y los cincuenta y nueve meses están en alto riesgo de sufrir complicaciones debido a que su sistema inmune no está aún totalmente desarrollado. (Quienes tienen problemas cardiacos o pulmonares o enfermedades crónicas como diabetes, así como las personas de cincuenta años o más también están en el grupo de alto riesgo y deben vacunarse contra la influenza). Los médicos recomiendan que los niños se vacunen en octubre o antes de que comience la temporada de influenza.

Enfermedades Infecciosas

Resfriado Común—Demasiado Común

El resfriado es la enfermedad infecciosa más común en los Estados Unidos y es la principal razón de consulta médica por parte de los niños. Nos resfriamos al respirar el rinovirus (rino viene del termino griego *rhino* para nariz) que es transportado por el aire, o por tocar la boca o la nariz después de tocar una superficie contaminada con rinovirus. Cuando estos virus penetran el recubrimiento protector de la nariz y la garganta, nuestro sistema inmune entra en acción, los efectos secundarios de la batalla

Protección Contra la Docena Peligrosa

EDADES PARA LAS VACUNAS Y LOS REFUERZOS* *Puede variar según el tipo de sangre y otros factores.*	ENFERMEDAD	VACUNA
De los 12 meses y de los 4 a 6 años	Sarampión, Paperas, Rubéola (Sarampión Alemán)	Vacuna MMR
A los 2 meses, a los 4 meses, a los 6 meses, de los 15 a los 18 meses, de los 4 a los 6 años	Difteria, Tétanos (Tétano), Pertussis (Tos ferina)	Vacuna DTaP
A los 2 meses, a los 4 meses, de los 6 a los 18 meses, de los 4 a los 6 años	Polio	Vacuna contra la Polio
A los 2 meses, a los 4 meses, a los 6 meses, de los 12 a los 15 meses	Haemophilus Influenza tipo b (enfermedad Hib)	Vacuna Hib
Al nacer, entre los meses 1 y 2, de los 6 a los 18 meses	Hepatitis B	Vacuna contra la Hepatitis B
De los 12 a los 24 meses	Varicela	Vacuna contra la Varicela
A los 12 meses, a los 18 meses	Hepatitis A	Vacuna contra la Hepatitis A
A los 2 meses, a los 4 meses, a los 6 meses, de los 12 a los 15 meses	Pneumocóxica	Vacuna contra el pneumococo

comienzan con dolor de garganta, dolor de cabeza, flujo nasal o nariz tapada.

La mejor protección contra el resfriado es mantenerse alejado de quienes lo tienen. No es siempre fácil, dado que una persona que esté comenzando a presentar un resfriado puede no ser consciente de su estado por lo que no se lo comunica a nadie. Para empeorar las cosas, las partículas virales pueden desplazarse por el aire hasta una distancia de doce pies cuando alguien con un resfriado tose o estornuda. Podríamos reducir la incidencia de resfriado si todo el que lo tenga simplemente se cubriera la nariz y la boca al toser o estornudar y se lavara cuidadosa y frecuentemente las manos, sobre todo después de sonarse.

Los síntomas de un resfriado suelen manifestarse de dos a tres días después de la exposición a estos molestos virus y puede tener una duración de una semana. Es poco lo que se puede hacer para tratar un resfriado con excepción de descansar lo suficiente, beber mucho líquido y dejar que la enfermedad siga su curso. Para aliviar el dolor muscular, el dolor de cabeza y la fiebre se le puede dar al niño acetaminofén (Tylenol), pero nunca se le debe dar a un niño aspirina. (El administrar aspirina a un niño menor

DATOS SOBRE EL RESFRIADO

Número total de resfriados anuales en los Estados Unidos: 1,000,000,000

Número de resfriados por niño cada año: 6 a 10

Número de resfriados por adulto cada año: 2 a 4

Número de virus conocidos que pueden producir el resfriado común: 200

Número de gotitas infectadas en un solo estornudo: 4,500

Velocidad de desplazamiento de las gotitas en millas por hora: 100

Alivios para el Resfriado

Aunque no necesariamente curan, las siguientes son medidas que pueden adoptarse para sentirse mejor cuando tenga un resfriado.

1. Sopa de pollo

No hay pruebas de que esta sopa cure el resfriado común, aunque se ha venido utilizando este remedio durante siglos. La sopa de pollo sí contiene, sin embargo, un aminoácido que puede ayudar a adelgazar el moco y tal vez controlar así la congestión.

2. Vitamina C zinc y equinacea

Los investigadores no saben a ciencia cierta la razón por la cual la equinacea puede ayudar a evitar un resfriado ni están seguros de si la vitamina C y el zinc pueden ayudar a curar más rápidamente esta enfermedad. Los estudios no han llegado a ninguna conclusión.

3. Alimentar el resfriado, matar de hambre a la fiebre

La mayoría de los médicos rechazan este mito. ¡Tampoco ayuda el que a veces este consejo se de al revés! Por otra parte, los científicos holandeses han descubierto que consumir una comida refuerza el tipo de respuesta inmune que destruye los virus responsables de los resfriados, mientras que el ayuno estimula la respuesta que combate las infecciones bacterianas responsables de la mayoría de las fiebres. Pero se trata sólo de un estudio. Por lo que este descubrimiento sólo se acepta con un tal vez.

4. Descongestionantes y antihistamínicos de venta libre

Hay poca evidencia de que realmente sean efectivos. Cualquiera que sea el caso, estos medicamentos nunca deben administrarse a niños menores de dos años puesto que pueden producir alucinaciones, irritabilidad y frecuencia cardiaca irregular en los pequeños.

de doce años o a un adolescente menor de diecinueve cuando tiene una enfermedad viral puede aumentar el riesgo de síndrome de Reye—que es una enfermedad poco frecuente pero que puede llegar a ser fatal). Sin embargo, por lo común y lo frecuente de los resfriados, se han desarrollado mucho mitos y remedios caseros para suplir la incapacidad de los medicamentos de curarlo. (Véase "Alivios para el Resfriado," en esta página.) Sin embargo, la evidencia sugiere que su efectividad es muy escasa, a no ser por su efecto psicológico.

Dolores de Oído

Las infecciones de oído ocupan el segundo lugar entre las enfermedades sanguíneas más frecuentemente diagnosticadas después del resfriado común en los Estados Unidos. Más de tres de cada cuatro niños tendrá una o más infecciones de oído antes de cumplir los tres años. Los síntomas suelen incluir dolor de oído severo y fiebre.

La mayor parte de las veces en las que un médico diagnostica una infección de oído se refiere a una infección del oído medio. Esta parte del oído se encuentra entre el oído externo, donde ingresan las ondas sonoras, y el oído interno, que convierte las vibraciones en señales eléctricas. El oído medio debe tener la misma presión del entorno externo para funcionar de forma adecuada y de esto se ocupa un pequeño conducto llamado la trompa de Eustaquio, que conecta el oído medio con la parte posterior de la garganta. Por lo general, este conducto permite que el líquido del oído medio drene hacia la garganta, pero si se tiene un virus o una bacteria que produzca inflamación del conducto, el líquido del oído medio no puede drenar normalmente. Cuando el conducto se obstruye por congestión o por moco como resultado de un resfriado o de una alergia, se pueden desarrollar gérmenes en el líquido allí atrapado y producir una infección del oído.

Las infecciones del oído son más frecuentes en los niños entre los dos y los cuatro años por varias razones. Básicamente, sus trompas de Eustaquio en esa edad son más cortas, más angostas, menos rígidas y más horizontales que las de los adultos. Eso las hace más propensas a bloquearse y a permitir que las bacterias y los virus lleguen hasta el oído medio con más facilidad que en los adultos. Otro factor que contribuye al problema es que los niños no tienen la capacidad de los adultos para contrarrestar las infecciones, dado que sus sistemas inmunes no se desarrollan totalmente sino hasta los siete años. Para empeorar las cosas, casi literalmente, los adenoides, esas glándulas que se encuentra en la parte posterior de la garganta, son muy grandes en los niños y pueden bloquear la apertura de las trompas de Eustaquio.

La mayoría de las infecciones del oído medio desaparece por sí sola a los tres días o en una o dos semanas en los casos más severos. Los médicos recomiendan cada vez con más frecuencia esperar y ver qué ocurre con la infección del oído, en lugar de prescribir antibióticos de inmediato, como lo habían hecho en el pasado. El uso excesivo de antibióticos puede resultar en bacterias resistentes a los antibióticos que pueden hacer que este problema sea aún más difícil de tratar. Por lo general, el dolor y la fiebre asociados con las infecciones de oído pueden controlarse con acetaminofén o ibuprofeno y tal vez con algunas gotas para aliviar el dolor de oído, si el tímpano no se ha roto.

Algunos hábitos de vida y algunas decisiones pueden minimizar el riesgo de que los niños desarrollen infecciones de oído. La leche materna puede evitar los episodios tempranos de infecciones de oído y también el evitar la exposición del niño al humo del cigarrillo, que parece aumentar la frecuencia y severidad de las infecciones de oído. Si su niño está enfermo, no lo lleve al centro de atención diurno para no contaminar a los demás y recuerde lavar con frecuencia tanto sus manos como las del niño.

Es importante prestar atención a cualquier infección de oído en sus niños porque aunque no cause una pérdida de audición permanente, sí produce una disminución auditiva transitoria que puede tener consecuencias graves. Debido a que sus niños aprenden a hablar escuchando los sonidos, imitándolos y oyéndose ellos mismos al reproducirlos, una pérdida auditiva transitoria podría afectar su desarrollo del lenguaje. Si su niño tiene más de tres infecciones de oído en un período de seis meses o cuatro infecciones de oído en un año, es posible que su médico sugiera administrarle diariamente una dosis baja de antibiótico, sobre todo durante el invierno, mientras que otros pueden recomendar un procedimiento quirúrgico para colocar unos tubos dentro del oído con el propósito de drenar el oído medio.

No es Solo para las Niñas

El ojo rojo, o la conjuntivitis, es el problema ocular más frecuente en los niños. Generalmente, se manifiesta con enrojecimiento, picazón e inflamación de los ojos y a veces está acompañada de un flujo transparente e incoloro que se acumula en el canto del ojo. La misma bacteria responsable de las infecciones del oído puede producir la conjuntivitis, aunque ésta también puede ser producida por un virus, en cuyo caso el colirio antibiótico que el doctor puede prescribir para este problema no da resultado. Los niños contraen conjuntivitis por jugar en el piso todo el día y luego restregar sus ojos con los dedos sucios. La mejor forma de evitar esta enfermedad que suele durar menos de una semana, es lavar las manos del niño con agua jabonosa.

Hasta el Nombre es Contagioso

La coxaquia. Es una palabra divertida de pronunciar, pero no es algo divertido de contraer. El virus coxaquia, que recibe su nombre de una ciudad del estado de Nueva York donde se descubrió por primera vez, es un virus estomacal altamente contagioso que se trasmite de una persona a otra por manos sucias y superficies contaminadas con heces. Por extraño que parezca, el 50 por ciento de los niños que contraen coxaquia no presenta síntomas. Otros manifiestan dolor de cabeza, dolor muscular, y fiebre de hasta 40° C (104° F). La versión aftosa de la enfermedad, incluye dolorosas lesiones ampulosas en la garganta, la lengua, el interior de las mejillas, las palmas de las manos y las plantas de los pies. El riesgo de infección es más alto entre los niños menores de cinco años. Los brotes de esta enfermedad se presentan con frecuencia en verano y en otoño en los climas más fríos, y durante todo el año en los climas tropicales. Puesto que el virus coxaquia no es un virus que responda a los antibióticos, el mejor tratamiento consiste en administrar acetaminofén para aliviar el dolor y líquidos para evitar la deshidratación. Si la fiebre persiste por más de veinticuatro horas, si hay vómito y dificultad para respirar u otros síntomas graves, será necesario llevar de inmediato al niño donde el médico.

¿Número Cinco?

La quinta enfermedad aparece en los niños cuando empiezan a asistir a la escuela, más o menos a los cinco años y continúan siendo susceptibles a ella hasta que cumplen quince. Se llama también síndrome de la bofetada porque los niños que padecen esta enfermedad tienen las mejillas rosadas como si hubieran recibido una bofetada. La erupción puede durar un par de semanas y se puede extender al tronco, los brazos y las piernas y producir picazón. La quinta enfermedad es, en realidad, una enfermedad viral causada por el parovirus B19 y el hecho es que no se puede evitar. Tampoco tiene tratamiento, excepto cuidar al niño y evitar que tenga contacto con otros niños; la mayoría se recupera en muy poco tiempo, sin complicaciones. A propósito, su nombre proviene del hecho de que en la enumeración de las enfermedades eruptivas de la niñez, ocupa el quinto lugar. Bah, dirían los niños.

El Papá de Todos los Dolores de Garganta

La mayor parte de los dolores de garganta son producidos por virus. Flujo nasal, ronquera y ojos llorosos son las características de estos dolores de garganta. El más grave de todos es el producido por el *estreptococo,* una infección producida por este grupo de bacterias que suele estar presente en la flora oral, es decir, en la boca. Cuando se sale de control, esta bacteria produce fiebre, dolor de estómago y amígdalas rojas o inflamadas, así como un severo dolor de garganta.

Para determinar si se debe realmente al estreptococo, el médico practicará un análisis rápido en el consultorio. Esto se hace tomando una muestra de los líquidos de la parte posterior de la garganta del niño con un escobillón. Cinco minutos después se sabrá si la prueba es positiva o negativa. Si es negativa, probablemente el médico enviará la muestra al labora-

Cuando lo Caliente es Frío

Los padres tienden a preocuparse demasiado cuando la temperatura de su hijo supera los 98.6° F. Se preocupan de que una fiebre alta pueda producir daño cerebral, le practicarán al niño un baño con esponja o una fricción con alcohol o le darán una aspirina. Sin embargo, lo cierto es que la fiebre alta no produce daño cerebral. No hay necesidad de bañar al niño con esponja ni friccionarlo y sea lo que sea que decidan hacer, nunca le deben dar al niño una aspirina. Al igual que el Oldsmobile, los días de preocuparse por la fiebre han pasado a la historia, pero este concepto sigue estando muy arraigado en las mentes de la mayoría de los padres.

Una fiebre alta no necesariamente significa que el niño esté muy enfermo. Un resfriado común o un virus pueden producir una temperatura elevada. Por otra parte, es posible que una infección grave no produzca fiebre en absoluto o que inclusive reduzca la temperatura corporal, lo que puede suceder con frecuencia, sobre todo en los bebés pequeños. La forma como actúe el niño es mucho más importante que la lectura del termómetro.

La fiebre en sí mismo no hace daño. De hecho, es una indicación de que el sistema inmune está funcionando. La razón es la siguiente: la temperatura del cuerpo se regula por el hipotálamo, una parte del cerebro que actúa como el termostato del organismo. El hipotálamo eleva la temperatura corporal en respuesta a una infección o a una enfermedad. Aumentar la temperatura es la forma como el cuerpo se defiende de los virus. El calor hace que el organismo sea un entorno incómodo para el virus; e, infortunadamente, para el niño también.

La fiebre debe considerarse sólo una señal de alarma:

- Si un bebé de menos de tres meses tiene una temperatura de 38° C (100.4° F) o más
- Si un niño mayor tiene una temperatura de más de 40° C (104° F)
- Si la fiebre dura más de veinticuatro horas en un niño de menos de dos años
- Si la fiebre dura más de tres días en un niño mayor

Otras razones para llamar al médico, cualquiera que sea el grado de temperatura, incluyen los casos en que el niño tenga problemas para respirar o esté letárgico, si llora durante horas de forma inconsolable, si tiene diarrea persistente, sus labios, su lengua y sus uñas tienen un tono azul o si convulsiona.

torio para que realicen un cultivo a fin de cerciorarse de que la lectura no fuera negativa. Si es positiva, lo más probable es que el médico prescriba antibióticos por aproximadamente diez días. En el término de veinticuatro horas, la temperatura del niño se habrá normalizado y éste podrá regresar a la escuela. Los niños deben abstenerse de asistir a la escuela mientras tengan una infección por estreptococo en la garganta ya que esta bacteria es altamente contagiosa y puede ser trasmitida inclusive por el perro de la familia. De no tratarla, o si el tratamiento no se sigue por el tiempo indicado, las consecuencias pueden ser graves y el resultado puede ser una fiebre reumática, que puede producir daño permanente al corazón y también fiebre escarlatina o enfermedad renal.

Autismo

El autismo no es una enfermedad, tampoco es una insuficiencia mental, es una discapacidad del desarrollo, aunque algunos no aceptan esa descripción y prefieren considerarlo como una variación neurológica. Cualquiera que sea el caso, es un tema que me resulta extremadamente importante porque tengo un hijo autista y estoy convencido de que ser padre de un niño autista nos hace mejores padres porque no damos nada por descontado. Cuando tenemos un hijo autista nos damos cuenta de la importancia de la comunicación y de cuánto añoramos escuchar de ese hijo las palabras "te quiero."

Aún hoy, el mecanismo del autismo no se entiende muy bien, aunque, sin lugar a dudas, la incidencia del autismo ha aumentado en los últimos diez años. Cuando el autismo era una condición que se presentaba en menos de cinco de cada diez mil nacimientos, en la actualidad es probable que esta cifra se haya duplicado. Según lo informan algunos estudios puede haber doce veces más niños con algún grado de autismo por cada diez mil nacimientos. Hace poco tiempo se despertó un gran interés en determinar la causa de este aumento de niños autistas. Algunos sospechan

Autistas Famosos

En una época se pensaba que el autismo era sinónimo de retardo mental, o al menos quienes lo sufrían eran considerados como individuos de bajo nivel de desempeño. Nada más falso. De hecho, muchas personas con cierto grado de autismo tienen cocientes intelectuales increíblemente altos y cuentan con una funcionalidad extraordinaria. El cineasta Steven Spielberg es tal vez una de las personas más conocidas diagnosticadas con el Síndrome de Asperger, una versión leve de autismo. Otras personas famosas que se cree que tienen cierto grado de autismo incluyen a Woody Allen, Bob Dylan, Bill Gates y Al Gore. La lista de personajes históricos en quienes se sospecha que había algún grado de autismo incluye:

Albert Einstein	Emily Dickinson
Glenn Gould	Thomas Edison
Howard Hughes	Henry Ford
Thomas Jefferson	Carl Jung
Wolfgang Amadeus Mozart	Friedrich Nietzsche
Isaac Newton	Alfred Hitchcock
J.R.R. Tolkien	Ayn Rand
Alan Turing	Socrates
Ludwig Wittgenstein	Leonardo Da Vinci
Andy Warhol	Michelangelo
Jane Austen	Charles Darwin
Ludwig van Beethoven	Marie Curie
Alexander Graham Bell	

que existe una influencia genética, aunque todavía nadie ha podido encontrar el "gen del autismo." Hay alguna evidencia de que ciertos virus pueden producir el autismo. Por ejemplo, hay un mayor riesgo de tener un hijo autista cuando la madre se expone a la rubéola durante el primer trimestre del embarazo.

Entre otras causas posibles están el mercurio en las vacunas que reciben los niños. El mercurio está presente en mínimas dosis en algunas vacunas para evitar la contaminación bacteriana. Mientras que el mercurio es un elemento altamente neurotóxico, el papel que puede tener en el autismo es aún tema de discusión. Otras sospechas incluyen el envenenamiento por plomo que se encuentra en el entorno y el pitosín, una droga que se administra a las mujeres embarazadas para inducir el trabajo de parto. Otros señalan a los compuestos sintéticos como los plásticos y los PCBs o los aditivos que se utilizan en los alimentos. La lista es interminable.

El autismo puede ser evidente desde el nacimiento. Por ejemplo, los bebés pueden arquear la espalda para retirarse de la persona que los cuida y evitar el contacto físico. Otros se desarrollan normalmente, se sientan, gatean, caminan, hasta que llegan al año o año y medio de edad, cuando empiezan a manifestarse sus síntomas autistas. Estos incluyen conductas repetitivas, sin ningún propósito, como mecerse y agitar las manos, y un mal contacto visual, o tener pataletas cuando se cambia su rutina—esta "insistencia en la rutina" es lo que se conoce como conducta dominante. (El personaje que representa Dustin Hoffman en la película *Rainman* es el ejemplo perfecto de la conducta dominante).

El autismo es cuatro veces más frecuente en los niños que en las niñas. Nadie sabe por qué razón. Además, hay una gran variación en la naturaleza y la severidad de las discapacidades producidas por el autismo. Debido a que hay muchas formas de autismo, no existe una sola descripción para alguien que lo padezca. Algunos son antisociales mientras que otros son sociales. Algunos son agresivos hacia los demás; otros son agresivos contra sí mismos. Mientras que algunos tienen capacidades lingüísticas normales, la mitad de los niños autistas tienen poca o ninguna capacidad de lenguaje; no pueden convertir sus pensamientos en acciones. Por lo general, los niños autistas tienen problemas cognoscitivos. No pueden comprender que otras personas tienen sus puntos de vista exclusivos acerca del mundo. Por ejemplo, un niño autista con problemas cognoscitivos que se le pida que muestre una fotografía de un animal a otro niño no se dará cuenta de que debe tomar la fotografía de manera que la otra persona la pueda ver.

Por lo general, suele aplicarse el diagnóstico de autismo a un paciente que presente un cierto número de características de conductas autistas. Por lo general, lo diagnostica un neurólogo pediatra quien se asegura de que la conducta del niño no se deba a otros problemas como sordera o enfermedades relacionadas con el autismo aunque diferentes de ésta, como el Síndrome de Cromosoma X Frágil, un trastorno genético que produce retardo mental, o Síndrome de Landau Kleffner, un trastorno neurológico de la niñez poco frecuente caracterizado por la pérdida súbita de la capacidad de entender y utilizar el lenguaje hablado.

Una vez que se ha hecho el diagnóstico de autismo, se programa una intervención. El equipo encargado de esta intervención está compuesto por lo general por un neurólogo pediatra, un fisioterapeuta, un terapeuta ocupacional y un terapeuta conductual. El propósito de este equipo es comenzar a reconstruir las vías de comunicación entre la mente cognoscitiva del niños y sus expresiones conductuales. Esto implica desarrollar los sentidos de audición, visión, tacto, gusto y olfato del niño más el sentido vestibular. Es un proceso que puede tomar años, pero una vez que estas cosas quedan establecidas, el progreso se hace más factible. El niño puede entonces comenzar a hablar y a sentirse más cómodo con sus sentidos. Puede dejar de ser hipersensible, su atención puede ser más centrada. Poco a poco, el niño se va convirtiendo en una persona más funcional.

El reto que tienen que enfrentar los padres de un niño autista es el de entender la importancia de la intervención temprana, la lentitud con la que se alcanza el éxito y el aceptar que todos estos niños son inteligentes, personas altamente motivadas, que con perseverancia, llegarán a ser hijos o hijas increíbles. Vale la pena anotar que los niños autistas que tienen hermanos y hermanas progresan mucho mejor que los que son hijos únicos.

La asesoría nutricional tiene que formar parte de la evaluación de cualquier niño autista dado que muchos de ellos son incapaces de descomponer ciertas proteínas para convertirlas en aminoácidos. Por ejemplo, hay algunos informes de mejorías leves a dramáticas en aspectos del lenguaje y conducta en los niños autistas después de eliminar de sus dietas el gluten y la caseína. El gluten y las proteínas similares al gluten se encuentran en el trigo y otros granos y también en almidones, en el cuscús, en la malta, en los vinagres, en la salsa de soya, en los saborizantes y en los colores artificiales. la caseína es una proteína que se encuentra en la leche y en los productos lácteos y que puede también estar presente en productos como perros calientes. El uso de vitamina B6, magnesio y otros suplementos también pueden tener un efecto benéfico.

Eventualmente, con muchísimo esfuerzo, los problemas cognoscitivos y sensoriales de un niño autista se convierten en una discapacidad de aprendizaje. Los buenos colegios que trabajan con este tipo de niños han comenzado a integrar las clases especiales con clases regulares hasta que—tal vez en la secundaria o en el preuniversitario—el individuo autista pueda integrarse completamente en el sistema educativo regular. En la actualidad, muchas universidades—entre ellas la Universidad de Boston—tienen programas especiales para personas con discapacidades de aprendizaje. Sin embargo, el problema radica en que muchos sistemas de escuelas públicas no pueden proteger los derechos de estos niños ofreciéndoles la ayuda que necesitan. No obstante, en muchas partes de los Estados Unidos, las familias trabajadoras no cuentan con los recursos—como tampoco los estados en los que viven—para enseñarles debidamente a estos niños lo que necesitan para integrarse a la sociedad.

Siempre ha habido niños autistas. Si bien los niños con autismo severo solían internarse en instituciones especializadas, muchos de los que presentaban formas de autismo más leve terminaron siendo nuestros bibliotecarios, contadores, filósofos y científicos. (Véase "Autistas Famosos," página 48.) En otras palabras, fueron personas que se adaptaron y lograron integrarse a la sociedad, pero nunca se sintieron cómodos rodeados de mucha gente, por lo que nunca necesitaron adquirir muchas destrezas de comunicación.

Una Historia Personal

Mi hijo habló a los dos años. Era consciente de que no era normal, mucho antes de entonces, pero claro está, todo el mundo decía, *No, está muy bien, estás actuando de forma paranoica.* Mi esposa estaba convencida de que se trataba del síndrome del hijo del medio. Caminaba, gateaba, lloraba y era un bebé hermoso. Luego, un día, lo llevamos a presentar unos exámenes, y, claro está, no pasó ninguno. Era autista.

Enloquecí. Me deprimí, me enfurecí con Dios. Le dije, ¿cómo puedes hacerme esto a mí? ¿A mí que ayudo a traer bebés al mundo? Me tomó mucho tiempo aceptarlo. Pero, gracias a que contaba con los recursos necesarios, contraté un equipo de profesionales e hicieron cuanto pudieron por mi hijo. Cinco terapeutas, cinco horas al día, cinco días a la semana, sin parar. Uno llegaba y otro se iba, uno entraba y otro salía. La tensión en la casa era horrible. Mi esposa y yo nos peleábamos constantemente.

Luego, un día, me encontraba en mi oficina, era una tarde preciosa, cuando uno de los terapeutas me llamó y casi llorando me dijo, "Ryan habló." De un momento a otro. Se requirió casi un año.

Mi hijo tiene ya ocho años. Todavía tiene Trastorno de Desarrollo Persistente (TDP) (PDD, por su sigla en inglés), una de las muchas facetas del autismo, pero es un niño diferente. Dice, "Te quiero, papá," o "Papi, hoy estoy furioso." Era lo que deseaba oír con toda mi alma, porque estoy convencido de que son nuestras emociones lo que nos define como seres humanos y que eso es más importante que cualquier otra cosa.

Es Mucho lo que Va de la A a la D

Todo el mundo ha oído hablar de este síndrome. Son tres letras. o cuatro, que representan un problema para su hijo. El Trastorno de Déficit de Atención (TDA) (ADD, por su sigla en inglés), o Trastorno de Déficit de Atención e Hiperactividad (TDAH) (ADHD, por su sigla en inglés), es un trastorno que se detecta cuando el niño va por primera vez a la escuela. Cuando son más pequeños, digamos a los dos o tres años, tienen poca interacción social con otros, por lo que muchos padres no le prestan atención al problema, y piensan *que son simplemente bebés, que son hiperactivos y eso es todo.* Pero cuando el niño comienza a asistir a la escuela, los profesores empiezan a darse cuenta de que tiene el Trastorno del Déficit de Atención e Hiperactividad que, sin embargo, no tiene que ver con su funcionamiento cognoscitivo ni con el hecho de si es o no inteligente. Se trata de una conducta impulsiva y es muy difícil de precisar porque suele recibir un diagnóstico equivocado de mala conducta. Sin embargo, cualquier niño que sea más impulsivo y más hiperactivo que los demás niños de su edad debe ser evaluado para determinar si presenta este trastorno.

Del 3 al 5 por ciento de los niños en edad escolar tienen Déficit de Atención e Hiperactividad. Por lo general se manifiesta por primera vez a los siete años pero puede prolongarse por toda la niñez y hasta la edad adulta. Aunque no se entiende a cabalidad, tiende a ser de carácter familiar. Por lo general, aproximadamente el 25 por ciento de los padres de un niño con este síndrome lo han tenido también. Cuando estos comportamientos se detectan por primera vez, los padres deben iniciar un diario para llevar un registro de la conducta del niño. Será útil cuando éste sea evaluado más adelante por un equipo de especialistas, por lo general liderado por un siquiatra especializado en adolescentes o un pediatra especializado en desarrollo infantil. Es indispensable obtener una evaluación adecuada porque hay otras cosas que el niño puede presentar simultáneamente con el Síndrome de Déficit de Atención e Hiperactividad, como trastorno de ansiedad, trastornos bipolares o inclusive depresión. También es imperante una evaluación porque muchos de estos niños pueden tener problemas de aprendizaje y necesitarán la ayuda adecuada para mantenerse al día en su trabajo escolar.

Si se hace el diagnóstico de Trastorno de Déficit de Atención e Hiperactividad, el tratamiento puede incluir terapia conductual para controlar su agresión y modular su comportamiento social y terapia cognoscitiva para ayudar a reforzar su autoestima y reducir su tendencia a pensar en forma negativa. Su programa escolar tal vez deba ser ajustado; es posible que necesiten más tiempo para responder un examen, por ejemplo, y es posible que deban ubicarse en otra parte del aula de clase donde queden más cerca al profesor. Los cambios que deben tenerse en cuenta en el hogar incluyen la modificación de la forma como el padre se relaciona con el niño con Déficit de Atención e Hiperactividad, simplificando las instrucciones complejas. Por ejemplo, decirle: "Arregla tu habitación, lávate las manos y baja a cenar," puede ser una orden confusa para un niño con Trastorno de Déficit de Atención e Hiperactividad. Los padres tendrán que limitar la interacción y darle al niño una instrucción a la vez, permitiéndole el tiempo necesario para cumplirla y recompensándolo una vez que lo haya hecho, antes de darle la segunda instrucción.

Algunos niños con Trastorno de Déficit de Atención e Hiperactividad terminan recibiendo medicamentos. Estos pueden ayudar a mejorar su atención, su enfoque y su conducta orientada a una meta, así como a mejorar sus destrezas organizativas. Los medicamentos que se prescriban variarán ampliamente, e incluyen antidepresivos, aunque muchas personas con Trastorno de Déficit de Atención e Hiperactividad reciben tratamiento con medicamentos estimulantes, que parecen obrar al corregir un estado cerebral bioquímico que interfiere con el control de la atención y el impulso. El medicamento más comúnmente prescrito para el tratamiento del Trastorno de Déficit de Atención e Hiperactividad es la Ritalina, aunque hay otros, incluyendo Aderal, Clonidina, Concerta, Strattera, Cylert, Wellbutrin y Dexedrina. Al igual que con cualquier medicamento, en el Trastorno de Déficit de Atención e Hiperactividad los estimulantes pueden producir efectos secundarios en los niños como problemas para conciliar el sueño, dolor de estómago, dolor de cabeza, mareos, irritabilidad, nerviosismo y, en casos excepcionales, tics nerviosos, alucinaciones y conductas extrañas. Dicho esto, hay que enfatizar que en términos generales estos medicamentos parecen beneficiar a unas tres cuartas partes de todos los niños con Trastorno de Déficit de Atención e Hiperactividad.

Al igual que con la mayoría de los medicamentos, los que se utilizan para tratar esta afección sólo deben tomarse mientras sean útiles y necesarios. En algunos niños, los síntomas desaparecen con el tiempo y ya no es necesario el medicamento. En otros, los síntomas persistirán hasta la adolescencia y los primeros años de la edad adulta y requerirán medicación continuada.

El efecto negativo de apresurarse a administrar medicamentos para el Trastorno de Déficit de Atención e Hiperactividad está marcado por el aparente incremento en la tasa de suicidios en adolescentes que reciben estos medicamentos. Aunque todavía no se ha llegado a una decisión en cuanto a si hay una relación directa entre las tendencias suicidas en los niños y los estimulantes y antidepresivos que reciben, es evidente que muchos grupos de padres exigen una monitoría más estrecha de parte de la FDA. Por lo tanto, es importante que los padres de niños que estén recibiendo estos medicamentos sean conscientes de que muchas de estas drogas tienen efectos secundarios. Deben estar alerta a detectar cualquier cambio atípico en la conducta de su hijo y mantener siempre un diálogo con su médico.

Problemas "Allá Abajo"

No necesito decir que los niños y las niñas se desarrollan de forma diferente. Desde el principio, los padres deben prestar atención a las parte íntimas de sus hijos y deben anotar cualquier cambio que observen. Luego, cuando el niño llegue a la pubertad, entre los ocho y los trece años, el padre debe educarlo para que sea consciente de sus partes íntimas y pueda detectar cualquier cambio o problema.

Las niñas pequeñas pueden presentar problemas vaginales. La *vaginitis bacteriana* es muy común en las niñas entre los dos y los cuatro años. Se produce porque las bacterias de la piel entran en la vagina causando irritación e inflamación. Sin embargo, no es nada que una buena higiene no pueda evitar. Es importante que las mamás enseñen a sus niñas pequeñas a bañarse bien.

Pregúntele al Dr. Manny

¿TRASTORNO DE DÉFICIT DE ATENCIÓN=TRASTORNO DE DÉFICIT DE ATENCIÓN E HIPERACTIVIDAD?

"Dr. Manny, estoy confundido. Nuestro hijo está en primer grado y aparentemente tiene algunos problemas de atención. Algunos dicen que es TDA (ADD, por su sigla en inglés) y otros dicen que es TDAH (ADHD, por su sigla en inglés). ¿Es lo mismo una que otra?"

La respuesta es sí y no. Trastorno de Déficit de Atención e Hiperactividad, o TDAH, solía llamarse Trastorno de Déficit de Atención o TDA, y muchas personas y especialistas todavía utilizan el término TDA. Realmente no existe diferencia entre las dos en cuanto a los síntomas. Tanto una afección como la otra pueden producir distracción, tendencia a olvidar las cosas, desorganización, dificultad para seguir conversaciones rápidas y baja autoestima. La única diferencia real es que la persona con TDA puede ser calmada y tímida mientras que una con TDAH será hiperactiva. Por lo tanto, tal vez la mejor forma de pensar en esto es que la TDAH es sólo una TDA a la que se le agrega una H.

La picazón vaginal es muy común en las niñas pequeñas. Una niña con *vulvovaginitis,* como se conoce formalmente, se rascará el área vaginal y se quejará de ardor o dolor al orinar. Antes de la pubertad, la piel que rodea el área vaginal puede ser muy sensible y puede adquirir una coloración roja y un aspecto inflamado por varios limitantes comunes, uno de los más comunes es el jabón o el shampoo. Muchas niñas pequeñas se dan baños de burbujas en la tina y los padres tienden a olvidar que después de que han estado sentadas en la tina jugando en el baño de burbujas deben enjuagarlas bien. Otra razón corriente es la mala higiene al ir al baño. Al enseñar a las niñas pequeñas a ir al baño, los padres deben enseñarles también a limpiarse después de hacer pipí, lo que a veces se les olvida con el entusiasmo de haber logrado que vayan al baño en lugar de hacerlo en el pañal. Por otra parte, secarse en exceso después de hacer pipí también puede producir irritación y picazón.

En casos excepcionales, la picazón vaginal puede estar asociada con un parásito llamado *oxiuro vermicularis,* que parece pequeñas hebras de hilo de un cuarto de pulgada de largo. Por lo general, estos parásitos causan picazón en el área anal, pero también se pueden manifestar en la región inferior de la vagina. Tienden a producir síntomas nocturnos cuando migran del área anal. Si se reconocen, son fáciles de diagnosticar con cultivos fecales y fáciles de tratar. Para este problema debe consultar al médico.

A medida que las niñas se aproximan a los ocho o nueve años, la picazón vaginal puede ser producida por *infecciones vaginales por levaduras.* La levadura forma parte de la flora natural de la mucosa vaginal, pero cuando se desarrolla en exceso puede producir inflamación, ardor, enrojecimiento e irritación y puede ocasionar un flujo blanco espeso. Son muchas las razones para la proliferación de la levadura vaginal. El uso rutinario de antibióticos, que se puede dar en niñas con frecuentes infecciones de oído y garganta, puede llevar a la proliferación de la levadura en el área vaginal. De nuevo una mala higiene puede ser otra razón. Inclusive un pequeño trozo de papel higiénico que quede en el pequeño orificio vaginal puede causar una infección y picazón vaginal. La erupción conocida como pañalitis en los bebés y los niños que empiezan a caminar puede presentarse no sólo en los glúteos y en el área anal sino también en el área vaginal y puede atribuirse a la proliferación de levaduras. La mayoría de estos problemas son fáciles de tratar ya sea que visite a su médico general o al pediatra.

Naturalmente, las infecciones del tracto urinario son un problema recurrente en las mujeres durante toda la vida. La razón por la cual las mujeres tienen más infecciones del tracto urinario es porque el tubo que conecta su vejiga con el exterior, conocido como *uretra,* es muy corto. Esto significa que las bacterias pueden llegar fácilmente a la vejiga. No se presenta en los hombres con mucha frecuencia porque el pene tiene una uretra más larga.

Además, en ocasiones las niñas pueden presentar algo que se conoce como *reflujo de escala,* en el que la orina fluye de la vejiga de nuevo hacia los conductos conocidos como *uréteres* en lugar de fluir normalmente desde los riñones por los uréteres hasta la vejiga. Este problema se diagnostica con frecuencia en niñas que tienen infección de tracto urinario. La infección puede bloquear el sistema urinario y eso lleva a la inflamación de ureter.

Los niños, por otra parte, pueden tener problemas en los testículos. Uno de estos problemas es el *varicocele,* que es, básicamente, una várice dentro del testículo. Se produce por una válvula dañada en la vena que drena sangre del testículo. No hay nada que lo pueda evitar y tampoco tiene tratamiento, aunque si el niño tiene mucha incomodidad, puede utilizar ropa interior de soporte.

También se puede producir lo que se conoce como *torsión testicular,* algo que generalmente se presenta entre las edades de ocho a nueve años. El problema produce un dolor intenso en los testículos o a veces sólo un dolor sordo. La torsión testicular consiste en una torsión del cordón espermático que sostiene cada testículo suspendido dentro del escroto. Cuando el cordón se tuerce, puede impedir el suministro de sangre a un testículo. De no recibir tratamiento en forma rápida (en cuestión de horas), el niño podría perder un testículo; es posible que se requiera una cirugía para destorcer el cordón. No se conoce la causa de la torsión testicular pero puede ser el resultado de alguna actividad física.

Un tercer problema son las *hernias inguinales,* que consisten básicamente en debilidad o desgarro de la pared de la ingle. Aunque es algo que no se limita a los niños, su frecuencia en los niños es cerca de diez veces mayor que en las niñas. Los síntomas incluyen dolor, náusea, intestino bloqueado y un abultamiento en el área de la ingle que, en los niños, puede llegar hasta el escroto, y que persiste aún cuando el niño esté acostado. Generalmente se requiere cirugía para reparar la hernia.

Tanto las niñas como los niños están sujetos a la *pubertad precoz.* Esto sucede cuando los signos de la pubertad aparecen de forma prematura—con desarrollo de las mamas y el comienzo de la menstruación en las niñas antes de los siete u ocho años o con un agrandamiento de los testículos y el pene y la aparición de vello púbico y facial en los niños antes de los nueve años. Cuando esto sucede en las niñas, generalmente no hay ningún problema médico subyacente, aunque sí lo puede haber en los niños, en quienes esta condición es menos común aunque puede ser hereditaria. Las hormonas en los alimentos, los pollos y las reces criados con hormonas, pueden acelerar el desarollo en las niñas. La pubertad precoz puede ser difícil para los niños tanto desde el punto de vista físico como del punto de vista emocional. Es importante que los padres les provean un entorno adecuado y les expliquen que estos cambios son normales para niños mayores y adolescentes, pero que su cuerpo se ha empezado a desarrollar un poco antes. En la mayoría de los casos, el tratamiento comprende terapia hormonal para desacelerar el desarrollo sexual del niño o de la niña.

Ser Padres—Todo Está en Sus Manos

Tener hijos es una gran responsabilidad. Ser padres no es una actividad pasiva. Lo que hagan en esa primera década de la vida de su hijo, y en especial en esos primeros cinco o seis años, tendrá un gran impacto en la forma como el niño o la niña se desempeñen cuando encuentren los baches de la segunda década, como la depresión, la obesidad y la anorexia. Si no juega con sus hijos, si no habla con ellos, si los trata mal, los afectará negativamente para el resto de sus vidas. Además, si los padres no son modelos razonablemente buenos de la forma de comportarse, los hijos los imitarán y llegarán a ser también muchachos difíciles.

Los padres deben enseñar a sus hijos a comportarse bien para que puedan madurar y llegar a ser jóvenes saludables e inteligentes. La mejor forma de enseñarles a comportarse no es corrigiéndolos incesantemente sino dándoles un buen ejemplo. Eso es lo que los niños saben hacer mejor—imitar, y las personas a las que con más probabilidad imitarán durante la primera década de sus vidas son sus padres. Cuando se comporten mal, hay que corregirlos de inmediato. Sin embargo, es también importante advertir y fomentar su buen comportamiento. Si los niños no reciben reconocimiento por comportarse bien, sabrán que podrán llamar su atención comportándose mal.

Participe en las actividades diarias de sus hijos. Juegue con ellos. Esa es una gran oportunidad para identificar sus necesidades y destrezas y para enseñarles un comportamiento positivo, así como para mejorar sus destrezas sociales. Cuando juegue con ellos deje que sean ellos quienes dirijan la actividad para desarrollar su autoestima. Haga que el obedecer órdenes sea un juego; así, la próxima vez que les diga que dejen de hacer algo que no deben hacer, todo será más fácil. Pero lo que es más importante, recuerde que las instrucciones deben ser reales. Sea razonable al establecer las expectativas para los niños que comienzan a caminar y los preescolares. Apenas comienzan a aprender.

Lista de Salud para Esta Década

	Prueba de APGAR
	Vacunas
	Exámenes de Ojos y Oídos
	Examen Físico (Índice de Masa Corporal, etc., anualmente)
	Visita Anual al Odontólogo (después de que aparecen los molares permanentes)

La Vida Es Bella

2

(La Segunda Década: De los 10 a los 19 Años)

Ahora eres tu propia persona.
Vivirás momentos emocionantes.
Eres consciente de tu cuerpo y de su
increíble poder.
Te sientes invencible. La vida es bella.
Pero es posible que tiendas a exagerar
un poco las cosas y a veces la vida puede
parecer demasiado intensa.
No permitas que la vida gire fuera de control.
Ahora eres responsable de tu propia salud.
Y no querrías que fuera de ninguna otra forma.

Pienso que los adolescentes de hoy son maravillosos. ¿Por qué lo digo? Porque cuando comparo mis años de adolescencia con los de esta generación me doy cuenta de que hoy en día los adolescentes son más maduros, tienen un sentido más sólido de justicia social y están mucho más informados de las noticias de actualidad. Algo que he podido observar es que si se le da a un adolescente la responsabilidad basada en una buena moral y en un entorno de hogar amoroso y responsable, se tendrá un individuo muy especial.

Por eso me entristecí tanto al encontrar recientemente un estudio del Instituto Nacional de Salud Infantil y Desarrollo Humano de los Estados Unidos. Dicho estudio concluía que para cuando los adolescentes norteamericanos llegan a la edad adulta, la mayoría ya ha adoptado al menos un hábito no saludable: fumar, comer en exceso o abusar del alcohol. Lo más triste de esto es que no tiene porqué ser así. Con el debido cuidado paterno, todos estos comportamientos pueden evitarse. Sin embargo, es posible que se presenten ciertos problemas durante esta década, cualquiera que sea el comportamiento del adolescente, por lo general ocurren si el niño no se preparó debidamente durante la primera década de la vida para enfrentarlos. Uno de estos problemas tiene que ver con las alergias relacionadas con los cambios de estaciones.

¡Ah-chis!

Un 40 por ciento de los niños estadounidenses presentan alergias durante los cambios de estaciones. Cuando uno de los padres es alérgico, es posible que sus hijos lo sean también. La mayoría de las alergias tiende a

Una Dulce Recomendación

Las investigaciones han demostrado que unas pocas cucharadas de miel pueden aliviar los incómodos síntomas de las alergias en las distintas estaciones del año. ¿Por qué? Es básicamente la versión del sistema inmune de un viejo concepto: la familiaridad trae el desprecio. Resulta que la miel local es rica en los mismos molestos pólenes que hacen estornudar a la gente, porque las abejas que producen la miel toman el polen mientras vuelan de planta en planta. Por lo tanto, la idea radica en que al consumir el polen local en forma de miel, potencialmente podemos impedir que nuestro sistema inmune reaccione con tanta severidad cuando inhalamos el polen en el aire de primavera. Sin embargo, quienes ensayan este remedio tienden a olvidar que la miel debe de ser *local,* es decir, debe venir del lugar donde uno vive. En otras palabras, si vive en Connecticut y tiene alergias en Connecticut, comprar miel de Oregon no resolverá su problema.

aparecer en la niñez. Por lo tanto, si presenta alergias durante los cambios de estaciones como adulto, es posible que las haya adquirido de niño. En la niñez, los niños tienen más alergias que las niñas, pero a medida que crecen, la diferencia entre hombres y mujeres suele ser igual. Aunque decimos que las alergias se presentan en las diferentes estaciones del año, se pueden presentar durante todo el año. En la primavera, puede haber alergias al pasto y la ambrosía, mientras que en el otoño se pueden tener alergias a los mohos y a las esporas de distintos tipos.

Las alergias se presentan cuando el polen, el moho o el polvo doméstico activan al máximo el sistema inmune desencadenando una liberación de histaminas, las sustancias químicas que son las principales responsables de los estornudos, el flujo nasal, la picazón en la garganta y los ojos llorosos. Si su adolescente no se expuso adecuadamente a ese entorno durante la niñez, su sistema inmune no podrá reconocer como inocuo el polen, el polvo doméstico y las esporas que están a su alrededor día tras día. (Véase "Cómo Cargar el Programa de Protección Antivirus," página 32.)

La prevención es el mejor tratamiento para las alergias. ¿Ha oído hablar de la limpieza de primavera? No la llaman así porque sí. Si hay personas alérgicas en su hogar, es importante limpiar a fondo la casa, sobre todo en la primavera, eliminando todo el polvo que se haya acumulado durante el invierno. Es un buen momento para lavar las alfombras, aspirar todos los rincones y grietas y quitar todo el moho de la cocina, el baño y las superfi-

Pregúntele al Dr. Manny

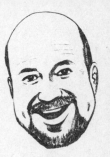

¿ES UN RESFRIADO O UNA ALERGIA?

"Dr. Manny, ¿cómo hacen ustedes los médicos? ¿Cómo sé si mi hijo tiene un resfriado o una alergia? Me parece que ambas cosas producen los mismo síntomas de flujo nasal y estornudos. ¿Me revela su secreto?"

Tiene razón. Los síntomas de una alergia y de un resfriado común son prácticamente los mismos. Ambos pueden producir flujo nasal, estornudos, ojos llorosos y picazón en la garganta, al igual que dolor de cabeza. Pero hay varias diferencias fundamentales entre una y otra afección. En los resfriados, el flujo nasal empieza siendo transparente y luego de tres a cinco días se torna verde o amarillo. Las alergias tienen a producir un flujo nasal transparente durante el período de actividad de la alergia. Con un resfrío, la mejoría aparece en el término de diez a catorce días, mientras que los síntomas de la alergia pueden continuar sin control durante meses. Los niños que tienen un resfrío pueden presentar fiebre y dolores musculares, lo que típicamente no ocurre con las alergias. Cuando un miembro de la familia tiene un resfriado, por lo general las demás personas se contagian. Ese no es el caso con las alergias, a menos que toda la familia sea alérgica. Los niños que padecen alergias tienen ojeras, es decir, círculos oscuros bajo los ojos, lo que no ocurre normalmente con un resfriado. Claro está que el médico podrá decir si el niño tiene un resfriado observando la mucosa nasal, el tejido que recubre la cavidad nasal. Con una alergia, la fosa nasal es pálida y está inflamada; cuando hay un resfriado esta mucosa por lo general se ve roja e inflamada.

cies del garaje. Si presenta alergias durante la primavera y el verano, tome algunas precauciones adicionales y evite traer alergenos a su casa. Cuando venga de fuera, no entre con la ropa que trae puesta a su dormitorio; cámbiese en otra parte de la casa y, si puede, dése una ducha. Evite estar a la intemperie durante las últimas horas de la mañana y las primeras horas de la tarde, ya que ese es el momento de mayor producción de polen. Si realmente tiene alergias, mantenga las ventanas cerradas.

Por lo general, las alergias se tratan con antihistamínicos, que reducen los síntomas, aunque no curan ni evitan las alergias. Los antihistamínicos más comunes son Claritin, Zyrtec y Allegra. A veces se utilizan medicamentos no esteroideos como Rhinocort o Flonase para combatir las alergias. Si su hijo padece de alergias, deberá llevarlo a que le hagan pruebas para identificar la razón por la cual es alérgico.

Asma

El asma no sólo es una de las enfermedades crónicas más comunes de la niñez sino la más malentendida. Cinco millones de niños menores de dieciocho años son asmáticos. Más de trescientas personas mueren anualmente de asma. La incidencia del asma ha aumentado en los Estados Unidos, aunque no se sabe a ciencia cierta por qué. Es más común en los niños que en las niñas hasta que en la adolescencia, las cifras de incidencia se igualan. Además, es más frecuente entre los negros y entre quienes viven en zonas urbanas que entre los blancos y quienes viven en zonas suburbanas y rurales.

El asma es una enfermedad crónica producida por una inflamación transitoria de las vías respiratorias más pequeñas llamadas bronquios y bronquiolos, que se ramifican desde la traquea. Esta inflamación produce un estrechamiento de las vías áreas que, eventualmente, se bloquean por la acumulación de moco. Los síntomas clásicos del asma son fáciles de reconocer: respiración forzada, sibilancia y sensación de opresión en el tórax. Cuando estos síntomas persisten o se tornan más severos puede ser posible un tratamiento de emergencia para restaurar la respiración normal.

Aunque no se entiende a ciencia cierta el mecanismo exacto del asma, es evidente que hay mecanismos que la desencadenan, como ocurre con las alergias a las diferentes estaciones del año. El polvo doméstico, los ácaros, el moho, el polen, la caspa de las mascotas y los excrementos de las cucarachas son todos elementos que pueden desencadenar el asma. Otros factores como el aire frío, el ejercicio y el estrés también pueden desencadenar un ataque de asma. Los niños que tienen alergias a los alimentos son más propensos a desarrollar asma e infecciones virales como el Virus Sincicial Respiratorio y el Virus Para-influenza, que pueden producir también inflamaciones que desencadenan el asma. Además, el asma tiende a ser hereditaria.

La lista de las cosas que, aparentemente, pueden desencadenar el asma es interminable. El humo del cigarrillo es uno de los mayores problemas. Cuando uno de los padres fuma, el hijo está en riesgo de desarrollar asma. De hecho, se cree que ser fumador pasivo ocasiona hasta veintiseis mil nuevos casos de asma cada año. Hay otros factores que desencadenan el asma: los vapores de la pintura, la contaminación, los atomizadores de perfume. Inclusive la humedad y los cambios de clima súbitos pueden producir un ataque de asma.

Si la eliminación de todos los desencadenantes ambientales del asma resulta imposible o ineficaz, se utilizan dos tipos de medicamentos para aliviar los síntomas del asma. Los antiinflamatorios, como los esteroides, se utilizan para controlar la inflamación de las vías aéreas, en otras palabras, la hinchazón y la producción de mucosidad. Estas drogas hacen que las vías aéreas sean menos sensibles y tengan menos posibilidad de reaccionar a los distintos desencadenantes del asma. Otro tipo de medicamentos para el asma son los broncodilatadores. Generalmente vienen en inhaladores y ofrecen un rápido alivio de los síntomas, generalmente en cuestión de minutos, al relajar los músculos que rodean la vía aérea facilitando la respiración. Por lo general, estos tratamientos para el asma siguen un régimen escalonado. Es decir, se comienza con la dosis efectiva más baja y poco a poco se va incrementando tanto la dosis como la frecuencia a medida que el asma empeora.

Lo más importante que deben saber los padres es que no hay ninguna razón para asustarse con el asma. Deben aprender acerca del asma porque la mejor forma de controlar los ataques de asma es reconociendo los síntomas, obteniendo un tratamiento efectivo lo antes posible y creando un entorno en el que el niño esté expuesto al menor número posible de mecanismos desencadenantes a fin de reducir los ataques. En algunas personas el asma se puede superar con el paso del tiempo, especialmente cuando se trata de casos leves o de casos inducidos por el ejercicio. Sin embargo, para la mayoría de las personas que sufren de asma, se trata de una enfermedad que dura toda la vida.

El Acné

El acné es el flagelo de los jóvenes. Si usted lo ha tenido, sabrá exactamente qué tan desdichado se puede sentir uno con esos pequeños abultamientos rojos y blancos, con las cicatrices que marcan el rostro y el grado de impotencia de no poder evitarlos. El acné es algo que afecta a personas de todas las razas, tanto niños como niñas. Suele comenzar hacia los once años aunque pueden aparecer brotes de acné hasta los treinta años y hay quienes lo padecen hasta los cuarenta o los cincuenta años.

El acné no es una amenaza para la salud pero sí puede tener un impacto emocional en los adolescentes y en sus padres. Una lista completa de las lesiones producidas por el acné incluiría: barritos o *pústulas, pápulas* o pequeños abultamientos rosados en la piel sensibles al tacto, *nódulos* muy grandes con dolorosas lesiones y quistes, esas lesiones profundas y dolorosas llenas de pus que pueden dejar cicatrices.

Saber de qué se trata el acné no hará que éste mejore, pero de todas maneras se lo diré. Lo que sabemos acerca del acné es que se debe a la acción de las hormonas sobre las glándulas sebáceas de la piel. Una secreción de grasa excesiva tapa los poros de la piel y produce granos a los que llamamos barros. El acné puede afectar cualquier parte del cuerpo humano, incluyendo la espalda, el tórax y los hombros, aunque por lo general el acné se considera un problema facial porque es allí donde es más visible.

Fuera del papel de las hormonas, y en especial de la hormona masculina, el andrógeno, se desconoce la causa exacta del acné. Durante la pubertad, hay un incremento de la hormona masculina andrógeno tanto en los niños como en las niñas,* lo que hace que las glándulas sebáceas se agranden y produzcan más grasa. Se cree que la genética desempeña un papel en el acné por lo que si uno o ambos padres tuvieron acné, probablemente el hijo también lo tendrá. A veces, el uso temprano de cosméticos puede llevar a un taponamiento prematuro de los folículos de la piel, empeorando el acné. Los cambios en los niveles hormonales de las adolescentes de dos a siete días antes del período menstrual también pueden desencadenar una crisis de acné. Lo mismo ocurre con las mochilas y el equipo deportivo, como los cascos apretados. El frotar demasiado fuerte la piel, sobre todo la piel joven, puede ser otra causa del acné. Lo mismo puede decirse del estrés, que, de nuevo, es un problema muy común durante la adolescencia.

Riesgos del Accutane

El Accutane es una forma sintética de vitamina A que suele ofrecerse como tratamiento para casos graves de acné. Muchos de los efectos secundarios del Accutane se parecen a los de una sobredosis de vitamina A.

Entre los riesgos más graves y potencialmente letales asociados con el Accutane se encuentran los defectos de nacimiento, insuficiencia renal, los problemas cardiacos y la muerte. Según la FDA, el Accutane también puede producir comportamientos violentos, depresión, psicosis y, excepcionalmente, puede llevar al suicidio.

El Accutane se considera una "última alternativa" para los pacientes que no responden a las terapias convencionales para el acné como los antibióticos. A principios del 2006, la FDA inició el programa iPledge, que requiere el registro de los proveedores de medicamentos, proveedores de salud y pacientes que quieren utilizar Accutane. Ahora los pacientes a quienes se les prescribe Accutane deben aceptar ser monitorizados.

* ¿Una hormona masculina en las niñas? Sí, el andrógeno es una hormona sexual masculina que controla el desarrollo de las características masculinas, pero también es precursor del estrógeno que es la hormona sexual femenina.

A menos que se trate adecuadamente, el acné puede producir cicatrices en la piel. Por lo tanto, el objetivo del tratamiento es sanar las lesiones existentes, prevenir nuevas lesiones y minimizar el estrés y los efectos psicológicos producidos por el acné. Todos los medicamentos disponibles para el acné tienen como objetivo básico reducir la producción de grasa, aliviar la inflamación y eliminar cualquier infección secundaria producida por las bacterias que quedan atrapadas bajo la piel. Estas medicinas varían desde productos de venta libre hasta productos de venta por prescripción e incluyen tanto píldoras como cremas.

Los medicamentos de venta libre más comúnmente utilizados para el acné inflamatorio leve son el peroxido benzoico y el ácido salicílico. Para la inflamación moderada o severa hay antibióticos y medicamentos derivados de la vitamina A, como Retin-A. Para las infecciones muy severas de acné, los médicos prescriben medicinas orales, por lo general Accutane, que es una droga muy peligrosa para las mujeres embarazadas y sólo debe administrarse bajo estricta supervisión médica. (Véase "Riesgos del Accutane," página 69.)

¿Cómo debemos enseñar a nuestros hijos que cuiden adecuadamente su piel? Una forma de hacerlo es limpiar suavemente la piel por la mañana y por la noche y también después de hacer ejercicio fuerte, sobre todo la piel de la cara. Hay que evitar usar jabones o preparaciones arenosas fuertes, sobre todo en pieles jóvenes. En los muchachos, conviene que no empiecen a afeitarse antes de que realmente lo necesiten, aunque siempre están ansiosos por ensayar la cuchilla de afeitar de su padre. Para las niñas, hay que retardar el uso de cosméticos y una vez que comiencen a usarlos, elegirlos con cuidado asegurándose siempre de que estén libres de grasa. Los adolescentes deben evitar solearse, puesto que las quemaduras de sol pueden dañar la piel y producir lesiones que, por pequeñas que sean, pueden agrandarse y convertirse en un problema grave. No retarde el tratamiento para el acné. Es una afección muy difícil que puede representar un motivo de preocupación innecesario en la vida de un adolescente. Hay muchas opciones de tratamiento que suelen ser fáciles de obtener. La piel debe tratarse con cariño, no debemos olvidar que es el órgano que nos cubre.

Nuestros Niños Superdesarrollados (La Obesidad)

La obesidad es, probablemente, la más grave amenaza para la salud de los niños y los adolescentes entre los diez y los dieciséis años. Es un hecho que se trata ahora de una epidemia mundial. El número de niños y adolescentes con sobrepeso y obesos se ha triplicado en los últimos veinticinco años. En los Estados Unidos, más del 30 por ciento de los niños y los adolescentes sufren de sobrepeso y más del 15 por ciento son obesos. Los estudios demuestran que cerca de tres de cada cuatro niños con sobrepeso y obesos presentarán el mismo problema en la edad adulta, lo que demuestra lo difícil que resulta superar la obesidad. Estos niños tendrán un estado de salud cada vez peor a medida que pase el tiempo, serán más propensos a sufrir de enfermedad cardiaca, accidentes cerebrovasculares y diabetes que los niños con un peso normal. ¿Qué tan grave es este problema? Los expertos en salud consideran que los niños de hoy serán la primera generación con una expectativa de vida menor que la de sus padres. Eso es implemente aterrador.

Por qué hemos llegado a este punto es algo que no es ningún secreto.

Hay cuatro razones principales para explicar por qué la obesidad ha llegado a ser uno de los principales problemas de salud en la humanidad: una creciente dependencia en los alimentos precocinados, una tendencia a comer en exceso, práctica insuficiente del ejercicio y diabetes gestacional.

La Preparación de los Alimentos

En las últimas dos décadas ha cambiado en forma dramática la forma como preparamos la mayoría de nuestros alimentos. Hemos cambiado las comidas hechas en casa en las que se utilizaban muchos ingredientes fres-

Realidad Alimentada con Maíz

En los años 80, el jarabe de maíz rico en fructosa reemplazó al azúcar en las bebidas gaseosas porque el maíz es más barato que el azúcar. Desde entonces, el maíz descompuesto en sus distintos componentes y reensamblado en edulcorantes, estabilizadores y preservantes se encuentra ahora en casi todo lo que comemos y usamos. Esto significa que no solamente se encuentra maíz en el helado de yogur, en las mezclas para tortas, en las sopas, en las salsas de tomate, en los cremorizantes no lácteos para el café y, naturalmente, en los dulces, sino también en la crema dental, en los pañales desechables y en muchos, muchos otros productos. ¿Cuántos? ¿Podría creer que más del 25 por ciento de los cuarenta y cinco mil artículos que se encuentran en el supermercado norteamericano promedio contienen maíz? No hay nada de malo en el maíz, claro está. Éste sólo contribuye a la epidemia de obesidad cuando le extraemos los azúcares que son altos en calorías y consumimos productos alimenticios elaborados con jarabe de maíz alto en fructosa.

cos por las comidas de los supermercados y los alimentos procesados. La industria de los alimentos procesados se ha expandido en forma explosiva sobre todo en la última década. Las estadísticas demuestran que en los Estados Unidos, cerca de una tercera parte de las comidas familiares se preparan ahora fuera del hogar. Esta es una cifra enorme. Es una realidad de la vida moderna: a veces los padres no tienen tiempo para cocinar. Entonces el mercado les ha facilitado las cosas a los consumidores con alimentos ya preparados.

¿Cuál es la diferencia entre una comida procesada y una comida preparada en casa? Es cuestión de valores nutricionales. Hay una diferencia fundamental entre una comida recién preparada y las comidas procesadas: las comidas recién preparadas retienen sus valores nutricionales mientras que las comidas procesadas por lo general contienen preservantes y ácidos grasos trans que aumentan la duración del producto en los estante, un alto contenido de sodio para mejorar el sabor y otros ingredientes que pueden hacerla ver apetitosa, pero que no son especialmente buenos para usted.* Muchos de estos alimentos tienen un alto contenido de calorías y grasa. Por lo tanto, muchas de las personas que se alimentan de comidas rápidas, comidas para calentar en el microondas y otras comidas preem-

---

* Las grasas trans son especialmente nocivas porque el organismo las maneja como si fueran grasas saturadas, que elevan el colesterol malo y llevan al taponamiento de las arterias y a la enfermedad cardiaca.

pacadas realmente están desnutridas. Nada ilustra mejor este hecho que la confirmación de que algunos niños obesos sufren de raquitismo, una deficiencia nutricional asociada tradicionalmente con la inanición.

El consumo de comidas procesadas tiene un impacto importante en el valor nutricional de los alimentos que consumimos y que damos a nuestros hijos. La dieta norteamericana, sobre todo en los últimos veinte o treinta años, se ha convertido en una dieta rica en carbohidratos refinados, las pastas, las harinas y los dulces de los que parece que nunca quedamos saciados. Esta dieta significa que el número de calorías que consumimos diariamente ha aumentado en forma dramática en las últimas décadas. Ahora consumimos 25 por ciento más calorías, es decir, 530 calorías adicionales por persona por día, de lo que consumíamos hace treinta años. Esa es una de las razones por las cuales hemos llegado a esta crisis de obesidad.

¿Por Qué la Comida Basura es Basura?

La comida basura es basura porque es comida con un bajo valor nutricional. Las calorías que suministran son calorías *vacías,* pero no piensen por un minuto que eso quiere decir vacío de calorías, es todo lo contrario. Si los dos ingredientes básicos de un producto alimenticio son grasa y azúcar—no cabe duda de que es comida basura genuina. Hay que leer atentamente la lista de ingredientes. Los azúcares se pueden esconder bajo una variedad de nombres que incluye sucrosa, dextrosa, miel, fructosa, maltosa, jarabe de maíz rico en fructosa, lactosa, glucosa, melaza, jarabe de maíz, edulcorante de maíz y azúcar moreno. Las grasas de las que es necesario cuidarse son las grasas saturadas y los aceites hidrogenados, que son unas de las peores cosas que podemos ingerir. La comida basura suele tener un alto contenido de sal. ¿Por qué es tan mala la sal? Si nuestros niveles de sal son demasiado altos, nuestros cuerpos retienen demasiado líquido, lo que puede llevar a una hipertensión que, a la vez, incrementa el riesgo de enfermedad coronaria y accidentes cerebrovasculares. Sin embargo, ninguna de estas sustancias te ponen en riesgo si son ingeridas con moderación; sólo cuando las ingerimos en exceso es que se presentan los problemas.

Comer en Exceso

No se trata sólo de lo que comemos, sino de cuánto comemos. Como sociedad, valoramos la cantidad. La industria norteamericana nos ha llevado a desear los automóviles más grandes, las pantallas de televisión más grandes y los hogares más grandes. Tenemos una sociedad en donde el tamaño importa y ese apetito por lo más grande, lo más extenso, se ha aplicado con éxito también a lo que comemos y bebemos. Los tamaños de las porciones han aumentado constantemente a través de los años tanto para las comidas precocinadas como para las comidas que sirven los restaurantes. Apreciamos aquellos restaurantes que sirven porciones grandes. Hace cincuenta años las gaseosas venían en botellas de seis onzas y media. Ahora vienen en botellas de veinte y treinta y dos onzas. Ya no compramos una simple hamburguesa con queso, compramos al menos una doble hamburguesa con queso. En muchos restaurantes de comidas rápidas, una sola comida "tamaño extra" o "valor extra" contiene un contenido calórico mayor que el que debemos consumir en un día.

Lo que hay que entender es que menos es mejor. Debemos consumir menos calorías de las que consumimos ahora para recuperar nuestra salud como nación. Eso será difícil de lograr, porque una vez acostumbrados a que entre más grande mejor, la idea de que menos es mejor no será fácil de aceptar. Pero el hecho es que hay un límite en lo que nuestros cuerpos pueden consumir. No es posible echarle cincuenta galones de gasolina al automóvil cuando el tanque sólo recibe veinte porque se derramará y arruinará la pintura. Pues bien, en este momento nuestros cuerpos se están arruinando porque les embutimos más calorías de las que pueden quemar.

¿Qué Ejercicio?

La preparación de los alimentos y las calorías adicionales son dos partes de la ecuación de la obesidad. La falta de ejercicio es el tercer factor de esta creciente epidemia. Cuando hablo de "ejercicio" no me refiero a ir al gim-

El Campamento de los Grandes

Ahora se están abriendo por todos los Estados Unidos campamentos para niños obesos. Desafortunadamente, esos sitios están atiborrados. Se han convertido en un gran negocio por la enorme demanda que tienen. Los buenos son manejados por pediatras, que le hacen al niño una evaluación completa de sus necesidades físicas. En otras palabras, calculan el IMC (Índice de Masa Corporal) (Véase "La Mejor Medida del Peso," página 78) y analizan su historia médica. A continuación, los niños participan en actividades físicas bajo la dirección de un instructor. Todas las máquinas están diseñadas pensando en los niños: las bicicletas son para niños, las bandas para caminar son para niños, las pesas son para niños, y muchas de ellas están conectadas a juegos de video. Pero para que puedan jugar esos juegos, deben pedalear la bicicleta o la máquina en la que se encuentren. Funciona porque los niños quieren ir al gimnasio y comienzan a entender la importancia del ejercicio. Además, en estos lugares se enseña a los niños la importancia de la nutrición, aprenden que comer no es simplemente consumir alimentos que tengan buen sabor, sino que es la forma de hacer que sus cuerpos sean más sanos. Aprenden qué son las calorías, qué son las grasas, las proteínas, los carbohidratos y qué alimentos ofrecen un adecuado valor nutritivo.

nasio a sudar, sino a la rutina de ejercicio diaria que solíamos hacer y que ya no hacemos. Por ejemplo, hemos dejado de ir al trabajo o a la escuela a pie y ahora vamos en automóvil o en bus, hemos dejado de hacer trabajos físicos para dedicarnos a tareas que consisten principalmente en procesar información y que requieren poco o virtualmente ningún movimiento físico. Como sociedad, hemos minimizado nuestras actividades físicas de forma dramática, y esto ha tenido un significativo impacto en nuestra capacidad de quemar calorías. No sólo estamos consumiendo más calorías—y, con frecuencia, del tipo equivocado—sino que además hemos reducido al mínimo la actividad física. Como es evidente, el resultado es un mayor número de personas con sobrepeso.

Recientemente, han convergido tres fenómenos sociales que empeoran aún más este problema para nuestros niños. En primer lugar, en su mayoría, las escuelas no hacen mucho énfasis en la Educación Física. Menos de una tercera parte de los estudiantes de los grados noveno a doce practican actividad física moderada al menos treinta minutos al día, cinco o más días a la semana. En algunos estados ni siquiera se exige que haya Educación Física en todas las escuelas públicas y no es una prioridad en la mayoría de los estados. Sólo en un estado, Illinois, se exige que todos los estudiantes asistan diariamente a clase de educación física. Debería ser así en todos los estados. La Educación Física debería ser parte de todos los currículos escolares desde una edad muy temprana.

El segundo fenómeno social responsable del incremento en el número de niños obesos es el aumento en el comportamiento sedentario resultado de la televisión, los juegos de video y las computadoras. Sí, la televisión estimula nuestro sentido de la vista, los juegos de video mejoran nuestra destreza y las computadoras hacen que tengamos al alcance de la mano un mundo de información con sólo tocar un ratón, pero a cambio de todas las ventajas que ofrecen estas tecnologías, esto ha permitido que los niños dediquen más y más tiempo a otra actividad sedentaria que no requiere ningún esfuerzo físico. Más de una cuarta parte de todos los niños de noveno a doce grados ven más de cuatro horas diarias de televisión y dos terceras partes de ellos ven más de dos horas de televisión al día. ¿Podría una disminución en el tiempo que dedica un niño a ver televisión afectar su peso? Sin lugar a dudas. Algunos estudios demuestran que una disminución del tiempo que el niño dedica a mirar televisión y a jugar juegos de video podría reducir su Índice de Masa Corporal (Véase "La Mejor Medida del Peso," página 78.)

El tercer fenómeno social que empeora esta situación es el hecho de que todo el tiempo que pasamos frente al televisor, estamos expuestos a un incesante bombardeo de comerciales de alimentos que, desde el punto de vista nutricional, dejan mucho que desear. Entre más televisión veamos, mayor será la probabilidad de que nuestra elección de alimentos esté determinada por los comerciales de televisión. Y, ¿cuáles son los alimentos que se anuncian por televisión? ¿Brócoli? ¿Arroz integral? ¿Bananas? Definitivamente no. La mayoría de los comerciales de televisión anuncia alimentos de dudoso valor nutricional. Los estudios demuestran que la mayoría de los comerciales que se presentan durante las horas que los niños ven televisión son, de hecho, comerciales de cereales dulces para el desayuno, caramelos y comidas rápidas. Un estudio realizado en Boston demostró que los niños que ven más televisión consumen 167 calorías adicionales por cada hora que pasen frente a la pantalla. Por lo tanto, en lugar de ver lo que comemos estamos comiendo lo que vemos.

Una tendencia reciente en las campañas publicitarias ha convertido una situación ya espantosa en algo totalmente desastroso. Se conoce como *co marcas,* o la publicidad que relaciona los iconos de la cultura popular con productos como zapatos tenis o comida rápida. Comprar un par de tenis no puede hacernos daño (aunque sí puede hacer que su bolsillo se resienta), pero comprar comida que nos hace daño es un asunto totalmente distinto. Encuentro muy irresponsable el que la industria de los alimentos esté incluyendo ahora personajes de caricatura en los empaques de helados y cereales que son básicamente azúcar puro sin ningún valor nutricional y luego poniendo a estos productos unos precios que hasta el más pobre de los padres puede costear. Tenemos que exigir a la industria de alimentos que respete nuestros esfuerzos por revertir la obesidad y que deje de crear vías de enlace de marcas dirigidas a los niños con publicidad de alimentos basura. Eso tiene que cesar de inmediato. Si la industria quiere pegar personajes de caricatura en las bananas y a los tallos de brócoli, no tengo ninguna objeción, pero no deben hacerlo en los alimentos que empeoran nuestra actual crisis de obesidad.

Estilos de Vida Obesos

El cuarto factor responsable de la epidemia de obesidad en este país es el incremento de la diabetes gestacional. Las madres diabéticas dan a luz bebés más grandes. Por lo tanto, desde el comienzo, la mayoría de los bebés que vienen al mundo en la actualidad tienen un peso considerable.

Y, por lo general, las cosas no mejoran de ahí en adelante. Muchos médicos están diciendo que "los padres gordos tienen un hogar gordo y un hijo gordo" y tienen razón. Los estudios han demostrado que el 70 por ciento de los niños obesos también serán adultos obesos. La transición es lineal. Por lo tanto, si el niño es obeso, tendrá un 75 por ciento de probabilidades de serlo como adulto.

Una familia gorda será siempre gorda. La persona más importante, cuando se trata de la salud del niño, no es el médico, la maestra ni el ministro. Las personas más importantes son sus padres. Los estudios han demostrado que si uno intenta cambiar los hábitos alimenticios de un niño y uno tiene malos hábitos alimenticios, el esfuerzo será en vano. No se puede obligar a un niño a comer de forma balanceada ni a consumir vegetales y a pensar que el alimento no es una recompensa ni un producto que sepa bien sino más bien un nutriente, si uno no piensa y actúa así

La Mejor Medida del Peso (IMC)

El sobrepeso no se refiere únicamente al peso corporal. Ese es un concepto anticuado. La verdadera medición que utilizan ahora los médicos y los investigadores toma en cuenta tanto la estatura como el peso en una fórmula cuyo resultado es lo que se conoce como Índice de Masa Corporal o IMC. La cifra de IMC representa, en realidad, el porcentaje de grasa en el cuerpo. La fórmula para calcular el IMC es simple:

$$IMC = \frac{\text{peso en Libras}}{\text{estatura en pulgadas} \times \text{estatura en pulgadas}} \times 703$$

Pero puesto que la grasa corporal del niño cambia a medida que va creciendo con el tiempo, y los niños y las niñas difieren en el porcentaje de grasa a medida que maduran, el IMC de los niños es específico tanto para la edad como para el género. Después de calcular el IMC de su niño, se determina la cifra de IMC en la tabla para su edad, según se trate de un niño o una niña, dentro del rango de dos a veinte años.

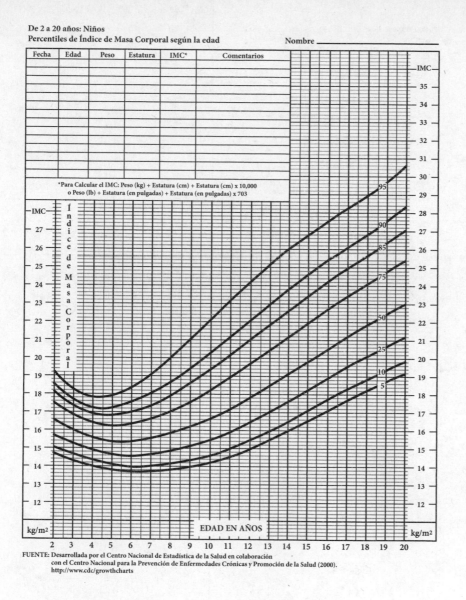

De 2 a 20 años: Niños
Percentiles de Índice de Masa Corporal según la edad

Nombre _____

Fecha	Edad	Peso	Estatura	IMC*	Comentarios

*Para Calcular el IMC: Peso (kg) ÷ Estatura (cm) ÷ Estatura (cm) x 10,000
o Peso (lb) ÷ Estatura (en pulgadas) ÷ Estatura (en pulgadas) x 703

Índice de Masa Corporal

EDAD EN AÑOS

kg/m²

FUENTE: Desarrollada por el Centro Nacional de Estadística de la Salud en colaboración
con el Centro Nacional para la Prevención de Enfermedades Crónicas y Promoción de la Salud (2000).
http://www.cdc.gov/growthcharts

como padre. No se puede obligar a un niño a hacer ejercicio cuando uno no hace ejercicio. Y no piense ni por un minuto que un niño con sobrepeso va a superar simplemente su estado físico; eso no va a suceder así porque sí.

De 2 a 20 años: Niñas
Percentiles de Índice de Masa Corporal según la edad   Nombre _____

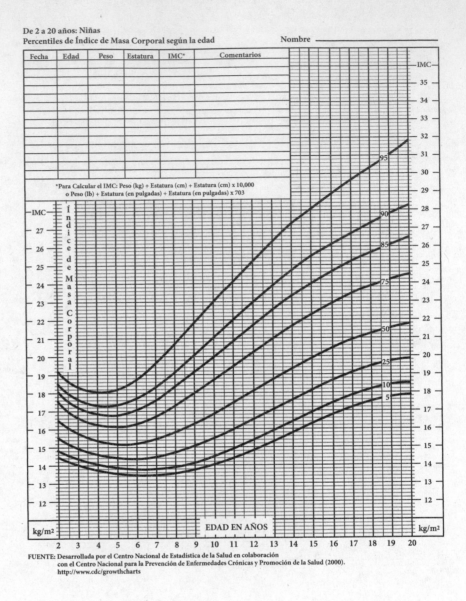

FUENTE: Desarrollada por el Centro Nacional de Estadística de la Salud en colaboración
con el Centro Nacional para la Prevención de Enfermedades Crónicas y Promoción de la Salud (2000).
http://www.cdc/growthcharts

PESO SUBNORMAL: Si el IMC es menor que el percentil 5

NORMAL: Si el IMC está entre el percentil 5 y el 85

EN RIESGO DE SOBREPESO: Si el IMC está entre el percentil 85 y el 95

SOBREPESO: Si el IMC es mayor que el percentil 95

Para erradicar la obesidad infantil, es necesario que los padres den el ejemplo. Tienen que desempeñar un papel activo adelgazando y sirviendo de ejemplo, comportándose como personas con buenos hábitos alimenticios. Al hacerlo, pueden cambiar toda la dinámica del hogar. Los niños y los padres deben ir al mercado juntos para que los pequeños aprendan a elegir los alimentos adecuados—incluyendo frutas y vegetales—para toda la familia. Los niños y los padres deben preparar los alimentos juntos para que los niños aprendan a prepararlos de forma saludable. También deben hacer ejercicio juntos para que aprendan a destinar momentos durante la semana para hacer ejercicio o practicar alguna actividad física como parte de sus rutinas normales. Ya sea que salgan a caminar por la tarde o que

El Buen Estado Físico y el Estado Físico Sedentario

La revista *Child Magazine* clasificó recientemente el mejor y el peor estado físico con base en veinte factores de salud relacionados con el ejercicio y la nutrición. Éstos incluyeron requisitos de Educación Física, número de parques y lugares de juego, número de restaurantes de comidas rápidas y políticas de nutrición escolar. El mejor estado fue Connecticut. El peor fue Alaska.

Los Diez Principales Estados para Criar Hijos Saludables

1. Connecticut
2. New York
3. Vermont
4. Massachusetts
5. Missouri
6. Maine
7. West Virginia
8. Wisconsin
9. Arkansas
10. Illinois

Los Diez Peores Estados para Criar Hijos Saludables

41. Iowa
42. Wyoming
43. Idaho
44. Alabama
45. South Dakota
46. Kansas
47. Mississippi
48. Nevada
49. Nebraska
50. Alaska

dediquen un tiempo en el patio a lanzar una pelota de béisbol, es importante que el ejercicio se convierta en un hábito. Si no lo hacen juntos, al final, la obesidad vencerá. Si el padre se convierte en el líder y dice: no, no seremos gordos, vamos a consumir alimentos sanos y todos lo vamos a hacer, eso funcionará, pero no puede ser una situación en la que unos lo hagan y otros no. Esta es la única forma de lograr un cambio positivo.

Comer Menos, Moverse Más

El mal control del peso corporal tiene consecuencias graves. Puede llevar a enfermedad cardiaca, hipertensión arterial, riesgo de cáncer, problemas respiratorios, artritis, complicaciones reproductivas, enfermedad de la vesícula biliar y, claro está, diabetes tipo 2. Hay dos tipos de diabetes, la Tipo 1 y la Tipo 2. En la diabetes Tipo 1, el páncreas no produce suficiente insulina para descomponer los azúcares; es un problema genético (véase "Diabetes—Tipo 1," página 83). Pero la gran mayoría de los diabéticos, es decir, más del 90 por ciento, son Tipo 2, una diabetes que se debe al sobrepeso; es una anomalía en el metabolismo de la glucosa (véase "De Nuevo la Diabetes," página 237). Hasta hace poco, la diabetes Tipo 2 era una enfermedad que sólo se veía en los adultos mayores con sobrepeso. Hasta hace quince años, jamás habíamos visto un niño con diabetes Tipo 2. Ahora, el 25 por ciento de los casos de diabetes Tipo 2 se ven en niños. La diabetes es una enfermedad grave. En los Estados Unidos, es la principal causa de ceguera, la principal causa de insuficiencia renal y la principal causa de amputaciones no traumáticas.

Podemos atacar la obesidad infantil. Todo lo que tenemos que hacer es consumir menos calorías, hacer que esas calorías sean saludables y luego quemar las calorías que consumimos mediante el ejercicio. En realidad es muy sencillo. Si hacemos esto cambiamos toda una generación.

Diabetes—Tipo 1

Ésta se presenta sin previo aviso. Afecta a todo tipo de personas y no se puede hacer nada para evitarla. Esta diabetes Tipo 1 se debe a una mala función del páncreas, un órgano del sistema digestivo, que afecta a más de un millón de personas en los Estados Unidos. (Para la diabetes Tipo II, véase la página 237). Debido a que generalmente se diagnostica en niños o adultos jóvenes, con los catorce años como la edad límite de su diagnóstico, suele llamarse diabetes juvenil o diabetes de inicio temprano. La causa fundamental de la diabetes Tipo 1 es el páncreas, el órgano que produce la insulina—una hormona que ayuda a metabolizar el azúcar—se produce cuando este órgano ya no puede elaborar insulina suficiente para controlar el nivel de azúcar en el torrente sanguíneo. El problema de tener un alto nivel de azúcar en el organismo es que, en último término, se dañan los vasos sanguíneos pequeños lo que, a su vez, lleva a enfermedad cardiovascular, ceguera, daño nervioso y daño renal.

Nadie conoce la causa de la diabetes de inicio temprano, aunque se sospechan varias causas. Una es la herencia. Es posible que haya una predisposición familiar o una aberración de un gen que hace que el páncreas falle a una edad muy temprana. Las infecciones virales pueden ser otra causa; tal vez, en el proceso de combatir una infección, el sistema inmune ataca al páncreas por equivocación y el resultado final sea un órgano que no funciona. Pero cualquiera que sea la causa primaria, el resultado es que el páncreas produce poca o ninguna insulina y es necesario suplir esta carencia inyectándose insulina desde muy temprana edad.

Los que padecen diabetes juvenil deben aprender desde muy pronto a llevar un estilo de vida realmente saludable. No se puede tener diabetes juvenil y no cuidarse. Si tiene diabetes juvenil y decide fumar y beber, e ignorar la nutrición y el ejercicio, no va a estar en este mundo por mucho tiempo. Pero si decide llevar un estilo de vida sano y controla sus niveles de azúcar diariamente, lo que es de la mayor importancia, podrá llevar una vida relativamente sana, aunque estará en riesgo de desarrollar enfermedades crónicas para cuando llegue a los cincuenta o sesenta años.

La Salud Dental

¿Cuál es la década de la vida donde se presentan la mayoría de los problemas dentales? Adivine: la adolescencia. Claro está que esto no es de sorprender. El alto consumo de azúcar durante los años de la adolescencia conlleva a un significativo desgaste dental lo que significa más caries, más gingivitis (enfermedad de las encías) y más tratamientos de conducto que en cualquier otro grupo de edad hasta los años de la vejez.

El problema empeora por el hecho de que muchos adolescentes nunca van al dentista para una revisión periódica y algunos jamás han visitado un consultorio dental. El hecho es que un niño debe ir a un dentista pediatra lo más pronto posible para poder detectar y resolver problemas potenciales cuando apenas se inician. Por ejemplo, una infección durante el embarazo puede hacer que los dientes del niño carezcan del esmalte protector que normalmente tienen, y esto requiere la atención del dentista. Además, para evitar cualquier deterioro dental durante los "años dulces," los dentistas recomiendan poner sellante en los dientes de los niños. Este sellante se coloca en las ranuras de la parte superior de los dientes para evitar que las bacterias y las partículas de comida se incrusten en ellas. Puesto que el sellante llena el fondo de la fisura, suele permanecer allí por años. Después, conviene llevar al niño al dentista dos veces por año para una buena limpieza. La mayoría de los niños no son realmente conscientes de la forma como deben cepillarse los dientes y esto es un buen refuerzo.

Los problemas de la mala salud dental a largo plazo son más graves de lo que se podría pensar y no me refiero a perder los dientes y no poder comer. La gingivitis crónica producida por las bacterias y las caries durante los años de la adolescencia y después tiene importantes implicaciones en cuanto a la enfermedad cardiaca. ¿Por qué? La gingivitis puede dañar los pequeños vasos sanguíneos de las encías y permitir que entren bacterias al torrente sanguíneo. A continuación, estas bacterias pueden desencadenar la acumulación de plaquetas y formas coágulos de sangre que bloquean las arterias y pueden ocasionar un infarto o a un taponamiento de las arterias del cerebro causando una trombosis. De hecho, los estudios demuestran que quienes tienen gingivitis avanzada tienen un riesgo de veinticinco a cien veces mayor de sufrir un infarto que las que no tienen este problema. Se pueden producir úlceras gástricas como resultado de una mala higiene dental; se sabe que la bacteria conocida como *H. pylori,* que se ha encontrado en la mucosa de quienes presentan úlceras es la causante de las úlceras gástricas. Por lo tanto, es importante cepillar regularmente sus dientes y sus encías, cambiar con frecuencia el cepillo dental (¿cuántos años hace que lo tiene?) y visitar al dentista para esa limpieza que le deja los dientes impecables.

La Obesidad a la Inversa (Bulimia)

La obsesión de los norteamericanos con la apariencia corporal está fuera de control y ha tenido un profundo impacto en nuestros adolescentes. Un 15 por ciento de todas las adolescentes se están matando prácticamente de inanición para permanecer delgadas. Según un estudio, el 50 por ciento de las adolescentes dejan el desayuno y no tienen hábitos alimenticios adecuados. Hasta un 15 por ciento consideraría tomar laxantes o enfermarse para mantener un peso bajo. De lo que estamos hablando aquí es de la bulimia.

La bulimia es una enfermedad que se caracteriza por episodios recurrentes de comer en exceso, luego de los cuales se provoca el vómito o se utilizan otros métodos para impedir el aumento de peso. Es un fenómeno que se presenta con más frecuencia en los últimos años de la adolescencia. La persona bulímica suele tener un peso normal; a menos que la bulimia esté acompañada de anorexia, un trastorno nutricional que incluye una marcada pérdida de peso crónica. (Véase "Demasiado Delgada," página 88). Al igual que la obesidad, la bulimia tiene su origen en la

Los Signos Ocultos de la Bulimia

- Las bulímicas tienden a tener baja autoestima y posiblemente sufran de depresión.
- Generalmente tienen dificultad para expresar sus sentimientos.
- Aparentemente ingieren grandes cantidades de comida sin aumentar de peso.
- Tienen extraños comportamientos de alimentación y tienden a comer solas.
- Mantienen en secreto sus activdades después de comer y tienen estilos de vida complejos con horarios que les dan tiempo para comer en exceso y luego eliminar lo que comen.
- Se preocupan por su imagen corporal y suelen utilizar ropas sueltas.
- Tienen una rutina de ejercicios excesivamente rígida.
- Tienen callos en las coyunturas de los dedos de las manos o en el dorso de las manos o manchas debidas al esfuerzo al introducirse los dedos en la garganta para inducir el vómito.
- Sus dientes están manchados o descalcificados y sus encías y el interior de las mejillas les sangran por deficiencias vitamínicas y por el ácido estomacal que asciende cuando vomitan.

ausencia de buenos hábitos alimenticios y una actividad física adecuada y porque vivimos en un mundo en el que los medios de comunicación deciden a quién debemos admirar. La causa principal de la bulimia es la presión que ejercen los compañeros de grupo. Se da en las niñas—rara vez encontramos un muchacho bulímico. Los muchachos no se preocupan tanto de su apariencia como las niñas. Éstas son diferentes, son más maduras y más sociables, lo que significa que son más propensas a caer en la trampa de tener que adaptarse para ser aceptadas por su grupo.

La bulimia es un problema psicológico con efectos potencialmente graves para la salud. Afecta al 1 por ciento de todas las adolescentes. Los períodos de comer en exceso seguidos de vómito producen pérdida de electrolitos (sodio, potasio y cloruro), pérdida de nutrientes, pérdida de líquidos y pérdida de masa corporal. Por lo tanto, su cuerpo estará en estado de desnutrición, lo que tiene un impacto negativo en el sistema inmune que será susceptible a todo tipo de infecciones virales. El vómito continuo puede alterar los mecanismos del corazón, los riñones y el hígado. Antes comparé la obesidad a llenar con cincuenta galones un tanque de gasolina con capacidad para veinte. La bulimia es como echarle al tanque del automóvil un dólar de gasolina y conducir todo el tiempo sin combustible. Por lo tanto, cualquier actividad hará que se agote constantemente la reserva del tanque, el carburador se llenará de espuma y estará siempre a punto de quedarse sin gasolina. En último término, la persona bulímica, se enfrenta al equivalente de tener que detenerse en la mitad de la carretera y sufrir un accidente de consecuencias mayores.

Dado que las personas bulímicas suelen tener un peso promedio normal, es difícil detectarlas a simple vista, sin embargo, un observador atento puede aprender a interpretar los signos ocultos de la enfermedad. (Véase "Los Signos Ocultos de la Bulimia," página 86.) Recuperarse de la bulimia requiere tratamiento, cambios en el estilo de vida y la solución de los problemas psicológicos y sociales subyacentes que desencadenaron la enfermedad en primer lugar. Para identificar estos aspectos, resolver los problemas y superar los temores, la psicoterapia es un elemento esencial en el tratamiento de la bulimia. También suele requerirse asesoría nutricional para restaurar el buen estado físico y el médico puede prescribir drogas para ayudar a reducir los impulsos de comer en exceso y eliminar la bulimia al tiempo que se trata la depresión y la ansiedad que suelen acompañarla.

La bulimia es un problema difícil de controlar porque, una vez más, los medios de comunicación tienen una influencia significativa en nuestras vidas. Justo en el momento en que una adolescente intenta desarrollar una identidad personal y una imagen corporal, la industria del entretenimiento les crea el deseo de ser las más populares, las más lindas, las más delgadas. Todo en la actualidad está orientado a la popularidad y a la necesidad de verse bien, sobre todo en lo que se refiere a las adolescentes. Ese es el mensaje que los medios le presentan día tras día. Cuando no cuentan con la supervisión de sus padres y con un hogar que las apoye, las adolescentes expuestas a ese mensaje constante pueden caer en la trampa de creer que ser delgadas es lo más importante en la vida y que todo lo demás vendrá como resultado de ese logro.

La mayoría de las bulímicas sufren también de depresión. ¿Por qué se deprimen? Porque nunca creen haber logrado su meta. Nunca se sienten lo suficientemente aceptadas, populares, bonitas y delgadas. Su imagen corporal ideal está siempre un poco más allá en la línea del horizonte. Es una ilusión con graves consecuencias.

Demasiado Delgada (Anorexia)

Comparada con la bulímica, la persona que sufre del trastorno alimentario conocido como *anorexia nervosa* es fácil de detectar. Las anoréxicas, como se les llama, tienen un peso de 85 por ciento o menos del normal para las personas de su edad y talla. La anoréxica tiene un verdadero terror a engordar y, de hecho, cree que está gorda aunque esté muy delgada. En lugar de devolver lo que come, como hacen las bulímicas, la anoréxica simplemente reduce la cantidad de comida que ingiere, generalmente a menos de 1,000 calorías por día. Como resultado, sus uñas, su cabello y sus huesos se vuelven quebradizos, su piel puede adquirir una apariencia seca y un tono amarillento. Además, se deprime y con frecuencia se queja de frío. En las más jóvenes, la menstruación se retarda y en las mujeres, cesan los ciclos menstruales. Eventualmente, la falta de nutrición causa daños en el corazón y el cerebro.

La anorexia nervosa afecta principalmente a las adolescentes y a las mujeres en los primeros años de la edad adulta, aunque se puede presentar en hombres y en mujeres mayores. Cerca de la mitad del 1 por ciento de las mujeres de los Estados Unidos se tornan anoréxicas. Al igual que con la bulimia, el tratamiento para la anorexia requiere psicoterapia para manejar los aspectos emocionales subyacentes. Las complicaciones asociadas con la anorexia son reversibles una vez que se recupera el peso normal. Un aumento de peso de una a tres libras por semana se considera saludable. Es evidente que entre más pronto se detecte y se trate el problema mejor será el resultado.

Depresión

La depresión en los niños es un problema grave. Uno de cada veinte adolescentes presenta depresión clínica. Cuando empieza la depresión en los años de la adolescencia, los riesgos son significativos, se interrumpe tanto el proceso de aprendizaje como el de desarrollo de esas partes del cerebro encargadas de tomar decisiones. Además, la tasa de suicidio entre los adolescentes deprimidos representa un riesgo significativo. El suicidio es responsable de más del 10 por ciento de las muertes en los jóvenes entre quince y diecinueve años.

Son muchas las razones para la depresión. Una pérdida, como la muerte de alguno de los padres, de un amigo, o un trauma extremo pueden desencadenar, naturalmente, una depresión. Otros aspectos relacionados con la depresión infantil, bien reconocidos, incluyen el abuso físico y sexual, el descuido, las críticas inadecuadas, los conflictos en la familia, el divorcio, una adicción en la familia, la violencia intrafamiliar y los problemas de racismo y pobreza. Algunas depresiones pueden ser de origen genético y su causa puede deberse a un desequilibrio químico en el cerebro. Pero aún entonces, la predisposición genética puede desencadenarse por un trauma o un evento de alguna índole que someta al paciente a un excesivo grado de estrés.

El aspecto más preocupante de la depresión en los niños es que suele pasar inadvertida. Los padres deben estar atentos a detectar los signos de la depresión. A veces éstos son evidentes. El niño se ve siempre triste, sin energía y no se interesa en las actividades que antes le parecían divertidas. Uno de los signos incluye un cambio repentino en los patrones de sueño o alimentación, ya sea que duerma demasiado o muy poco o que coma demasiado o no lo suficiente. Además, puede presentar una mayor tendencia a la irritabilidad, a la ira o la hostilidad. Ya se trate de un joven o de una niña, es posible que no quiera ir a la escuela, que sus calificaciones bajen o que tenga problemas en relacionarse con los demás o que su autoestima sea muy baja.

La depresión es un estado persistente; es algo más que una crisis ocasional de "tristeza." Pero si cree que su hijo o su hija sufren de una verdadera depresión, no deseche la idea pensando que se trate de algo que desaparecerá por sí mismo. Préstele atención de inmediato.

Lo más importante que deben hacer los padres con un hijo deprimido es romper la barrera de la comunicación. Hay que empezar por decirle que se preocupan por lo que siente. Me doy cuenta de que puede ser muy difícil decirle a un hijo lo que uno siente por él. Pero para mí, las palabras "Te quiero" son absolutamente fundamentales para establecer una buena relación con un hijo. Es de suma importancia que los padres permitan que sus hijos sepan lo que ellos sienten y utilicen la frase "Te quiero y quiero que te sientas mejor." Deben saber que nos preocupamos por ellos. Si yo, como médico, pretendo tratar una depresión diciendo simplemente "Toma esta píldora y vete a tu casa," no habré logrado nada. Es como tratar una fiebre con Tylenol; eso reducirá la fiebre, pero si no detecto la causa, no habré logrado una curación. Lo mismo ocurre con la depresión. Hay que saber cuál es su causa para poder tratarla.

Hay que intentar descubrir la razón por la cual estos adolescentes se sienten faltos de energía, porque están tristes todo el tiempo, pero no comentan el error de preguntarlo directamente, "¿por qué estás siempre triste?" No conseguirán una respuesta coherente. Es mejor ocuparse de la mitad del vaso que está llena y no de la mitad que está vacía. En otras palabras, pregúntele qué le ha interesado últimamente, qué lo hace vibrar. Hay que expresar interés en lo que está haciendo. Además, tendrá que aprender a leer entre líneas con base en lo que le cuente de sí mismo.

A veces, los muchachos son más sensibles de lo que creemos a los sentimientos de sus padres. Pueden saber cuándo sus padres están preocupados, cuándo no se están entendiendo bien, cuándo tienen problemas en el trabajo e inclusive cuándo están deprimidos. Por lo tanto, es esencial que los padres sean sinceros en cuanto a sus propios sentimientos. En los sentimientos se encuentra la belleza de nuestra alma y, si no los compartimos, si no enseñamos a nuestros hijos cómo compartirlos, hemos caído de nuevo en la trampa de no darles el ejemplo. No se puede esperar que un hijo nos hable de sus sentimientos cuando no le comunicamos los nuestros. No tiene nada de malo decirles, "Mira, tengo problemas, pero no te

preocupes. Soy lo bastante fuerte y sé que la vida no es perfecta, los supe-
raré." Es posible que si uno comparte con ellos sus sentimientos comiencen a compartir los de ellos con uno. En ese momento, una de las primeras
cosas que uno le debe hacer saber a un muchacho o a una muchacha deprimida es que si comparten con usted cualquier cosa que los esté depri-
miendo, los podrá ayudar a superarla. Eso les dará esperanza.

En los casos más severos, cuando considere que necesita ayuda profesional, asegúrese de que su hijo participe en la toma de la decisión. No se
limite simplemente a llevarlos sin previo aviso al médico, al pediatra o a
un especialista en salud mental. Eso no equivaldría más que a rotularlo
como "el problema" y no sacaría ningún resultado positivo. La depresión
no tiene una solución rápida. Su hijo debe participar en cualquier solución que se requiera para resolver la depresión. Si piensa que se requiere
atención médica, antes de concertar una cita, explíquele a su hijo que -
el doctor, el psicólogo o el especialista en salud mental es parte fundamental del proceso de sanación. Podría compartir sus experiencias
personales, decirle la ayuda que ha obtenido de estas personas y dar algún ejemplo que conozca que pueda contribuir a que el niño entienda
que los doctores están ahí para ayudarnos, cualquiera que sean nuestros
problemas.

El primer paso del tratamiento de la depresión debe relacionarse con
problemas ambientales o de familia que pueda haber. Si el niño es víctima
de abuso sexual, por ejemplo, es evidente que no podrá permanecer en ese
hogar. Cualquier mala relación con un padre, un hermano, un maestro,
un amigo, debe repararse, dado que una red social de apoyo evita el aisla-
miento y la soledad que suelen llevar a la depresión o a un empeoramiento
de la misma. Si hay adultos deprimidos en la familia, su depresión también debe recibir el tratamiento adecuado. De hecho, un nuevo estudio ha
podido determinar que tratar la depresión de la madre puede evitar los
trastornos de depresión y la ansiedad en sus hijos.

El tratamiento de la depresión no implica cirugía del cerebro. Hacer

Depresivamente Equivocado

MITO: Es normal que los adolescentes presenten cambios de ánimo. Esto eventualmente desaparece.

REALIDAD: La depresión es más que presentar simples cambios de ánimo. Puede afectar a personas de cualquier edad.

MITO: Los niños que realmente necesitan ayuda la piden.

REALIDAD: La depresión interfiere con la capacidad o el deseo de la persona de buscar ayuda. Si tienes un amigo deprimido, coméntaselo a un adulto. Eso no es traicionar la confianza; de hecho, es posible que le estés salvando la vida.

MITO: Quienes hablan de suicidio nunca lo conocen.

REALIDAD: Las ideas, comentarios o intentos de suicidio son siempre graves. Debe buscarse ayuda de inmediato.

MITO: Hablar de la depresión sólo la empeora.

REALIDAD: Hablar de los propios sentimientos es el primer paso para vencer la depresión. Una persona deprimida necesita a alguien con quien hablar para encontrar apoyo y respaldo.

MITO: Son pocos los adolescentes que realmente se suicidan.

REALIDAD: Aproximadamente 2,000 adolescentes se suicidan cada año en los Estados Unidos. Es la principal causa de muerte en adolescentes. Cinco de cada veinticinco adolescentes han considerado seriamente el suicidio y dos de ellos probablemente han intentado suicidarse en el último año.

ejercicio y caminar diariamente han demostrado ser terapias excelentes tanto para niños como para adultos. La meditación, la oración, la relajación y el yoga son también muy efectivos. Las dos herramientas principales en el arsenal de los tratamientos sencillos para la depresión son la naturaleza y las mascotas. Los estudios han podido determinar que entre más tiempo se permanezca a la intemperie, en contacto con la naturaleza, menor será la tendencia a la depresión. También es un hecho que las familias que tienen mascotas presentan una menor incidencia de depresión infantil.

Los alimentos también pueden desempeñar un papel importante en mejorar el ánimo y contrarrestar la depresión. Los alimentos que se ingieran deben proveer un suministro continuo de los nutrientes necesarios para tener el equilibrio químico del cerebro. Las deficiencias de vitaminas B_{12}, B_6, C y ácido fólico se han relacionado con la depresión. Además, la investigación ha confirmado que los ácidos omega-3 que se encuentran en el pescado de agua fría como las sardinas, el atún y el salmón del atlántico y en algunas fuentes vegetales como el aceite de canola y las nueces de nogal tienen efectos similares a los de un antidepresivo. Parece ser que la uridina, un compuesto que se encuentra en las remolachas y en la melaza tiene efectos antidepresivos similares. Por otra parte, deben evitarse los carbohidratos simples como los dulces y el azúcar, dado que estos alimentos pueden producir cambios de ánimo extremos que pueden contribuir a la depresión.

Además, la depresión puede controlarse también con medicamentos. Sin embargo, este es un aspecto difícil: ¿Deben administrarse antidepresivos a los niños y los adolescentes? El problema radica en que la información disponible para tratar la depresión infantil con antidepresivos puede ser tan confusa como aterradora. Los estudios indican que los antidepresivos no siempre son efectivos para mejorar la depresión en niños y adolescentes. Otro aspecto que sigue siendo tema de discusión es el tiempo óptimo de tratamiento. Algunos estudios han demostrado que el uso de antidepresivos puede incrementar el riesgo de comportamientos suicidas.

Pero, cuando la psicoterapia no ayuda, o cuando los niños están deprimidos o tienen problemas graves de desempeño en el hogar como consecuencia de la depresión, los antidepresivos pueden ser la única alternativa. El resultado final es que los antidepresivos son drogas potentes que deben evitarse a menos que sean absolutamente necesarios y sólo deben utilizarse bajo la supervisión de un psiquiatra infantil experimentado.

Una vez que un niño o un adolescente comienza a recibir un antidepresivo, la FDA recomienda la siguiente frecuencia de visitas médicas:

- Una vez por semana durante cuatro semanas
- Cada dos semanas durante el siguiente mes
- Al final de la semana número doce de estar recibiendo la droga
- Con más frecuencia si surgen problemas o dudas

Hay que recordar que la depresión en sí misma puede ser un trastorno grave y que, si se utilizan correctamente, los antidepresivos pueden salvar vidas.

Abuso de Drogas Ilícitas

Los años de la adolescencia son, sin lugar a dudas, la época más emocionante de la vida. La vida de los adolescentes es hasta cierto punto similar al teflón. Tienen el convencimiento de que nada los puede afectar. Desafortunadamente, es muy poco frecuente que los adolescentes relacionen sus actos con las consecuencias y, como resultado, este período de experimentación y crecimiento puede ser una época muy peligrosa. Los datos indican que un número cada vez mayor de adolescentes está consumiendo tanto alcohol como drogas ilegales más que en cualquier otro momento de la historia. Es decir, cuando se empieza a consumir alcohol y a fumar en los primeros años de la adolescencia, es mayor la probabilidad de que en años futuros se lleguen a utilizar drogas ilícitas.

Son muchas las razones por las que los adolescentes caen en este tipo de comportamiento. Una de ellas es la curiosidad, otra es el estrés, pero también es posible que al hacerlo se sientan bien, que sientan que se están comportando como gente grande. El riesgo del abuso de drogas ilícitas en la adolescencia tiene que ver también con la historia familiar. Si se tiene un padre que haya utilizado drogas es posible que el hijo también lo haga. Si hay una marcada historia de depresión en la familia, el abuso de sustancias ilícitas puede ser un problema para los adolescentes de esa familia. Si el adolescente tiene problemas de baja estima porque el entorno del hogar no refuerza su conducta positiva, la consecuencia puede ser el abuso de drogas ilícitas.

Hay más probabilidad de que los adolescentes abusen del alcohol más que de cualquier otra droga. ¿Por qué? Porque se puede obtener fácilmente en el hogar. Ven que sus padres lo usan y piensan; *bueno, si ellos lo hacen no tiene nada que yo también lo haga.* Sin lugar a dudas, la mayoría de los padres no enseñan a sus hijos nada acerca del consumo de alcohol ni de la diferencia entre usarlo adecuadamente o abusar de él. Los adolescentes también abusarán de otros productos que puedan obtener fácilmente en el hogar, e ingerirán tanto medicamentos de prescripción médica como de venta libre, como píldoras para adelgazar y píldoras para dormir, también olerán pegante, solventes y aerosoles.

Entre las drogas ilegales, la marihuana es muy popular ahora entre los adolescentes. Las encuestas a nivel escolar han demostrado que ya desde los trece años los niños usan marihuana de manera que es evidente que se trata de un problema de grandes proporciones. Otras drogas ilegales disponibles para los adolescentes incluyen cocaína, crack, speed, heroína y éxtasis. El uso de cualquiera de estas sustancias puede poner al adolescente en situaciones extremadamente peligrosas que van desde accidentes de tránsito hasta sexo no protegido y suicidio. Además, en un estilo de vida donde predominen las drogas, el sexo precoz y otras conductas peligrosas generalmente incluyen violencia, y la violencia por sí misma es un problema grave entre los adolescentes en los Estados Unidos. De 30 a 40 por ciento de todos los muchachos y de 15 a 30 por ciento de todas las jó-

Consumir Alcohol y Conducir (¿a + c = Al Cementerio?)

Los accidentes de tránsito siguen siendo la causa número uno de muertes entre los jóvenes entre los quince y los veinte años. Anualmente mueren en accidentes de tránsito entre tres mil y cuatro mil adolescentes y más de trescientos mil quedan lesionados. Una tercera parte de los que murieron habían estado bebiendo y el 75 por ciento no usaba el cinturón de seguridad. Para cuando un adolescente llega al décimo grado—por lo general el año en que comienzan a conducir, casi las tres cuartas partes dicen que consumen alcohol. Los padres deben hablar con sus hijos adolescentes acerca de bajar la velocidad, abrocharse el cinturón y nunca jamás conducir bajo la influencia del alcohol.

venes, informan haber cometido algún delito violento grave para cuando alcanzaron la edad de diecisiete años. El riesgo más alto de este tipo de comportamiento es alrededor de los dieciséis años y se reduce en forma dramática después del los veinte. Para que la intervención tenga éxito, los padres no solamente deben reconocer el comportamiento violento de estos adolescentes sino los estilos de vida peligrosos que llevan.

Los padres tienen que aprender a reconocer las señales de alerta de abuso de sustancias ilícitas. Los signos físicos incluyen fatiga, tos y ojos vidriosos. Los signos emocionales incluyen irritabilidad, cambios de ánimo, falta de comportamiento responsable y depresión. Los adolescentes que abusan de las sustancias ilícitas se desinteresan del trabajo escolar y de las actividades escolares y terminan teniendo problemas sociales y estableciendo amistades con personas indebidas.

Los padres deben tratar de manejar el abuso de sustancias ilegales enfrentando directamente el problema. No existe una solución fácil para manejar a un adolescente que esté abusando de drogas ilícitas. Pero es evidente que los padres deben intentar llegar a la raíz del problema. Un médico familiar puede hacer exámenes para detectar sustancias ilegales, pero, por lo general, se requerirá la ayuda de un profesional en salud mental para establecer la comunicación. Por lo general, el abuso de alcohol requiere cuidado en un centro de rehabilitación y después, los padres deben mantener un diálogo abierto con su hijo o hija adolescente a fin de evitar una recaída. El resultado final es que la clave está en reconocer y tratar el problema en las primeras etapas para ayudar a los adolescentes a superar esta situación.

El Cigarrillo

El cigarrillo es también una adicción a una droga, dado que la nicotina es altamente adictiva y uno de los principales problemas de salud pública. Aproximadamente tres millones de adolescentes fuman en los Estados Unidos y aproximadamente tres mil adolescentes más comienzan a fumar cada día; una tercera parte de ellos morirá prematuramente por una enfermedad asociada con el cigarrillo. De hecho, el fumar es la principal causa de cáncer de pulmón y enfermedad cardiaca en este país y lo más

Responsabilidad Corporativa

Después de una disminución continua de diez años, parece que la tendencia de la cifra de fumadores no disminuye tanto como sería de esperarse. ¿Por qué no mejoran las estadísticas después de toda la publicidad en contra del cigarrillo, de la creación de zonas de no fumadores y de la reducción en el número de adultos que fuma? Ahora, la mayoría de los adolescentes sostienen que la "presión de grupo y el deseo de sentirse aceptados" fueron las principales causas que los llevaron a comenzar a fumar. ¿Qué decir de las compañías de tabaco? Siguen sacando productos nuevos como cigarrillos saborizados. Me pregunto para quién estarán fabricando esos nuevos productos— ¿A mi tío Juan, al carnicero mayorista o al muchacho que vive más abajo en esta cuadra?

Como ya lo dije, el 15 por ciento de las adolescentes se están matando prácticamente de inanición para permanecer delgadas. La obsesión de los norteamericanos por la apariencia está fuera de control. ¿Se podría decir que los medios también son responsables de ese fenómeno? No lo dude.

¿Qué hacer entonces? Yo diría que se requiere más participación de los padres. Esa parece ser la respuesta que obtengo cada vez que traigo a colación el tema de la responsabilidad corporativa. Hay quienes dicen que son los padres, y únicamente ellos, los responsables de asegurarse de que sus hijos coman bien, no fumen y no beban. Quiero que sepan algo, no puedo afirmar por experiencia propia, ser padre puede ser uno de los mayores retos. ¡Necesitamos algo de ayuda! La sociedad en general necesita involucrarse para ayudar a proteger a nuestras futuras generaciones. Entonces, ¿qué dicen? ¿Qué tal algo de responsabilidad corporativa?

triste acerca de las muertes y las enfermedades producidas por el cigarrillo es que son *prevenibles*.

Son muchas las razones por las que los adolescentes comienzan a fumar. Generalmente porque sus padres fuman o sus hermanos fuman o sus amigos fuman. El estrés es otra causa que los lleva a empezar a fumar, así como una baja autoestima. Las niñas tienden a fumar para manejar su mal rendimiento académico y algunas optan por el cigarrillo como un medio para controlar su peso.

Los adolescentes que fuman también tienden a involucrarse en comportamientos más arriesgados. Suelen tener más peleas, suelen portar armas y tienen sexo a una edad más temprana, no usan los cinturones de seguridad en los vehículos y tienden a usar drogas ilícitas en el futuro. Las estadísticas muestran que la mayoría de los fumadores adultos comenzaron a fumar antes de los dieciocho años. Entre más temprano se empiece, mayor será el riesgo de desarrollar importantes enfermedades como cáncer de pulmón y enfermedad cardiaca y más difícil será dejar el cigarrillo.

¿Cómo podemos poner fin a este problema? Muy sencillo. Los padres deben poner el ejemplo. Si tienen hijos adolescentes o hijos pequeños y fuma, entonces es practicamente un anuncio comercial andante para los fabricantes de cigarrillos. Si realmente cree que fumar es malo para usted, prohíba el cigarrillo en su casa, deje de usarlo y no permita que las personas que lo visiten fumen. Asegúrese de que la educación sobre el uso del tabaco esté incluida en el currículo de la escuela a la que vayan sus hijos, no permita que los pequeños tengan juguetes o dulces que simulen cigarrillos en ninguna forma o color, como cigarrillos de dulce. Si tiene un adolescente que ya ha comenzado a fumar, ayúdele a dejar el cigarrillo, proporciónele material educativo y cree un entorno que lo anime a dejar de fumar. Si usted fuma y si su adolescente empieza a fumar, piense que este es el momento perfecto para que ambos dejen de hacerlo. Una de las cosas más difíciles para un adulto es dejar el cigarrillo. Si tiene un hijo que haya comenzado a fumar use esa motivación para dejar usted también el hábito.

Las Enfermedades de Transmisión Sexual

La mezcla de adolescentes y sexualidad es una mezcla volátil y un hecho inevitable de la vida. Las hormonas fluyen, la presión de grupo aumenta, los medios alimentan el fuego sexual y la educación sexual en los Estados Unidos es, por decir lo menos, limitada. Dos terceras partes de los estudiantes de secundaria en los Estados Unidos ya han tenido sexo para cuando están en su penúltimo año. Como resultado, las enfermedades de transmisión sexual—esas infecciones que se difunden durante el sexo vaginal, anal y oral, son muy común entre los adolescentes. Uno de cada cuatro adolescentes sexualmente activos ha tenido una enfermedad de transmisión sexual, este es el grupo con las tasas más altas de enfermedad de transmisión sexual en este país. Las más comunes de las enfermedades de transmisión sexual, conocidas por la sigla ETS son las tricomoniasis, las verrugas genitales, la clamidia, la gonorrea y los herpes. Las menos comunes son la sífilis y el VIH. La mayoría de los adolescentes con ETS no sabe que las tiene porque estas enfermedades no suelen producir síntomas. De no tratarse en la adolescencia, las ETS pueden representar dolor crónico en los primeros años de la vida adulta así como infertilidad, cánceres y otras enfermedades. Casi todas las ETS tienen cura, por lo que el tratamiento temprano puede ayudar a evitar un daño permanente. Los adolescentes en todos los lugares de los Estados Unidos pueden ser examinados y tratados para las enfermedades de transmisión sexual de forma confidencial, es decir, sin que lo sepan los padres o el tutor.

La tricomoniasis, o las tricomonas es una de las enfermedades de transmisión sexual más comunes en la adolescencia. Es producida por un parásito que vive en la vagina en las mujeres o en la uretra en los hombres. Las mujeres infectadas pueden tener un flujo vaginal amarillento o verdoso y una considerable irritación vaginal, los hombres infectados pueden tener ardor al orinar. El 50 por ciento de las mujeres que contraen tricomonas no tienen síntomas y en los hombres casi nunca hay síntomas. Las tricomonas son una enfermedad muy fácil de diagnosticar por un médico; un examen del flujo bajo el microscopio revela al culpable. Tratada con medicamentos es ciento por ciento curable.

La *clamidia* es una enfermedad sexual aún más silenciosa que las tricomonas. Sus síntomas, si los hay, se desarrollan aproximadamente una semana después de haber tenido relaciones sexuales. Las mujeres pueden experimentar flujo, dolor al orinar, un dolor abdominal sordo, náusea o un poco de manchado vaginàl. Sin embargo, el 90 por ciento de las mujeres con clamidia no se enteran de que tienen la enfermedad. Los hombres con clamidia pueden tener un goteo acuoso del pene, aunque es algo muy excepcional. Algunos no tienen síntomas en absoluto. Un médico puede diagnosticar la enfermedad examinado el flujo uretral o cervical. El tratamiento con antibióticos simples es muy efectivo. El problema con la clamidia, debido a que rara vez produce síntomas, es que las mujeres no tratadas pueden desarrollar una afección conocida como enfermedad pélvica inflamatoria o EPI. Cuando se tiene EPI, el útero y los ovarios, sobre todo las trompas de Falopio, se inflaman y desarrollan cicatrices como resultado de la infección crónica hasta el grado en que hacen imposibles la concepción. Inclusive en algunos hombres, la clamidia, si no se trata, puede, en último término, dañar el conducto espermático y llevar a la esterilidad masculina. Si una mujer embarazada da a luz en presencia de una infección activa por clamidia, el bebé puede presentar neumonía o infecciones en los ojos.

La gonorrea se conoce también como "purgaciones." Los síntomas se presentan entre los dos y los veintiún días después de la exposición. En la mujer, se manifiesta por un flujo espeso, amarillo o verde, acompañado de ardor al orinar, dolor abdominal o sensibilidad en el área del abdomen y un período menstrual anormal. Los hombres también pueden experimentar ardor al orinar y un goteo grueso amarillento del pene. Un examen de orina o de la secreción de la vagina, del cuello uterino o del pene confirma el diagnóstico. El tratamiento con antibióticos es muy efectivo y ciento por ciento seguro. Pero, si no se trata, la gonorrea producirá infertilidad y dolores articulares crónicos, un tipo de artritis gonorréica, y daño a los ojos y al corazón.

El herpes, conocido también como VHS (Virus de Herpes Simplex), es una infección viral que se manifiesta de dos a treinta días después de haber tenido relaciones sexuales. Los hombres y las mujeres presentan los mismos síntomas similares a los de la influenza—fiebre, dolores y fatiga—así como ampollas dolorosas en los genitales, o en la boca, en caso de sexo oral. Estas ampollas pueden tener una duración de entre una y tres semanas. Por lo general, basta examinar las lesiones para confirmar el diagnóstico de herpes. El verdadero problema con el herpes es que se trasmite muy fácilmente una vez que se contrae. El virus permanece con uno durante el resto de la vida. En realidad no hay tratamiento para el herpes porque nada elimina el virus. Sin embargo, algunas drogas son efectivas para reducir la frecuencia y la duración de las crisis de herpes, que tienden a disminuir con el tiempo, en cualquier caso. (Véase "Los Dos Tipos de Herpes," página 103.)

El Virus de Papiloma Humano o VPH es la enfermedad de transmisión sexual *más* común. La mayoría de las infecciones no produce síntomas y las infecciones por VPH pueden desaparecer solas, aunque si el virus persiste, puede llevar al desarrollo de verrugas genitales, ya sea en la vulva o en el pene. Un problema indirecto asociado con el VPH es que puede alterar los resultados de la citología, la prueba para detectar cáncer en el tracto genital femenino. Algunos tipos de virus VPH han demostrado tener una marcada asociación con el cáncer de cuello uterino, razón por la cual los médicos deben identificar el tipo específico de VPH, y una vez diagnosticado, tratan el área afectada ya sea por congelación o aplicando elementos químicos al área afectada, o extirpando el área afectada quirúrgicamente para evitar que se convierta en una lesión cancerosa. En el 2006, la FDA aprobó una vacuna llamada Gardasil, que protege contra el 70 por ciento de los cánceres del cuello uterino y contra el 90 por ciento de las verrugas genitales producidas por el VPH. El Comité Asesor sobre la Práctica de Vacunación ha recomendado que las niñas reciban la nueva vacuna a una edad tan temprana como los once años, con la esperanza de protegerlas antes de que la mayoría de ellas sea sexualmente activa. (Para más datos sobre la vacuna Gardasil, véase la página 168.)

La sífilis ya no es la devastadora enfermedad de transmisión sexual que era en el pasado porque existe una bala de oro para combatirla. La penicilina, sólo la penicilina, puede curarla por completo. Sin embargo, es importante tratar la sífilis al comienzo, antes de que la enfermedad, que afecta a los hombres y a las mujeres por igual, ingrese a su segunda y tercera etapas con características graves. En la primera etapa de la sífilis, pueden aparecer en los genitales placas rojizas de chancro de una a doce semanas después del contacto sexual. En la segunda etapa, que se produce de uno a seis meses después del contacto, puede aparecer una erupción en el tórax, en la espalda, en los brazos y en las piernas, acompañada de fiebre, dolor de garganta, y ganglios inflamados. Estos síntomas pueden desaparecer y reaparecer. La tercera etapa de la sífilis, tres o más años después del contacto, produce úlceras en la piel y en los órganos internos, así como artritis y disfunción sensorial, y posiblemente daño cardiaco, cerebral o de la médula espinal. El diagnóstico de la sífilis se hace con un examen físico y un examen de sangre.

El VIH es una enfermedad de transmisión sexual que puede adquirirse al compartir agujas para inyección intravenosa y al exponerse a líquidos

Los Dos Tipos de Herpes

Hay dos tipos de virus de herpes simplex. Uno tiene un estigma social, el otro no. El VHS-1 suele ser la causa de los fuegos labiales. El VHS-2 es por lo general la causa del herpes genital. Aproximadamente una tercera parte de los norteamericanos tiene VHS-1, adquirido desde la niñez. Sólo un 25 por ciento de los norteamericanos tienen el VHS-2 que, por lo general, se adquiere en la adolescencia o en la edad adulta. Pero, en realidad, las diferencias entre los dos no son tan marcadas como la percepción tan diferente que el público tiene de ellos.

Bajo el microscopio el VHS-1 y el VHS-2 son prácticamente idénticos. Ambos infectan las superficies mucosas, ya sea en la boca o en los genitales, antes de establecerse en el sistema nervioso. Dos terceras partes de las personas infectadas con cualquiera de estos dos virus presentan muy pocos síntomas o no presentan síntomas en absoluto. El VHS-1 tiende a establecerse en un conjunto de células nerviosas cerca del oído conocido como el ganglio trigémino, antes de manifestarse en el labio inferior o en la cara. El VHS-2 tiende a establecerse en un lugar ubicado en la base de la columna, conocido como el ganglio sacro antes de aparecer en el área genital. En realidad, ambos pueden residir e infectar cualquiera de estas dos partes del cuerpo o ambas.

Mientras que, por lo general, el VHS-1 se considera una infección leve, que aunque molesta, no es peligrosa, el VHS-2 se considera una infección dolorosa y peligrosa que sólo afecta a las personas con un alto grado de actividad sexual. Nada más falso que este concepto. En realidad ninguno de los dos representa un riesgo importante para la salud, aunque tanto el uno como el otro pueden llevar a complicaciones poco frecuentes pero peligrosas. El VHS-1 a veces puede afectar los ojos y producir ceguera, o puede difundirse al cerebro y producir encefalitis por herpes. Una infección peligrosa que puede causar la muerte. Por otra parte, el VHS-2 es la causa más común del herpes neonatal, una infección muy poco frecuente aunque peligrosa en los recién nacidos.

corporales infectados, como sangre o semen. La mayoría de las personas que presentan VIH no tiene síntomas, sobre todo en las primeras etapas de la enfermedad. Los síntomas pueden aparecer varios meses después de la exposición al VIH, y comienzan por fiebre recurrente, pérdida de peso inexplicable, ganglios linfáticos inflamados, fatiga, diarrea, pérdida de apetito y manchas blancas o de coloraciones en la boca. A medida que el VIH progresa, produce daño extenso en el sistema inmune, lo que se conoce como SIDA, o Síndrome de Inmunodeficiencia Adquirida. Aunque no hay cura para el VIH, el tratamiento médico puede controlar el virus y prolongar la vida del paciente infectado.

Es muy posible que el aspecto más aterrador de muchas de estas enfermedades de transmisión sexual es que se pueden contraer de personas que no presentan síntomas y no saben que han contraído una infección. Si aparecen los síntomas, normalmente se buscará la forma de tratarlos. Pero ¿qué ocurre si uno se ha infectado y no presenta síntomas? Las enfermedades de transmisión sexual no desaparecen sin tratamiento, aunque los síntomas sí desaparezcan.

Entonces, ¿quién está hablando a los adolescentes acerca de estas enfermedades? Si hacemos una encuesta entre los adolescentes de dieciséis a dieciocho años y les preguntamos, "¿Qué es la clamidia?" La mayoría se quedarán mirándonos como si tuviéramos tres cabezas. No tienen la menor idea de lo que es. No dé por hecho que su hijo o hija adolescente sabe algo acerca de las enfermedades de transmisión sexual y no dependa de la clase de educación sexual de la escuela para que lo aprenda allí, suponiendo que la escuela ofrezca esa clase. Menos de la mitad de los estados en los Estados Unidos exigen que las escuelas dicten cursos de educación sexual, aunque más del 90 por ciento de los norteamericanos están a favor de algún tipo de educación sexual en la escuela. (Ahora el debate es determinar qué es lo que realmente se debe enseñar, no si debe enseñarse). Algunos estados, como Louisiana, tal vez enseñen a los adolescentes sobre el VIH/SIDA, pero no sobre otras ETS ni sobre cómo evitar el embarazo. Por lo tanto, si no ha hablado con su hijo o su hija sobre el sexo, todo lo que probablemente sepan es lo que ven en los medios de comunicación y lo que han aprendido de sus compañeros. En otras palabras, no saben prácticamente nada acerca de las enfermedades de transmisión sexual.

La única forma de realmente prevenir este tipo de enfermedades es educar a sus hijos, tener con ellos un diálogo bien fundado acerca del sexo. Es mejor empezar a hablar de este tema en los años previos a la adolescencia o cuando estén a mediados de la secundaria, pero nunca es demasiado tarde para hablarles del sexo y de las enfermedades de transmisión sexual. Es posible que algunos niños pregunten mucho sobre la educación sexual para cuando tienen nueve o diez años, mientras que otros sólo se interesarán en este tema algunos años después. No es cuestión de edad, sino de si se trata de un niño o de una niña y de su nivel de madurez. Tendrá que aprender a interpretar pistas que le da su hijo o hija para decidir si se sentirá cómodo o no hablando del tema.

Cuando decida hablar con su hijo o con su hija sobre el sexo, deje que sean ellos quienes dirijan la conversación. Es su conversación, no la suya, y así logrará una mejor interacción. Pregunte a su hijo o a su hija adolescente si saben ya algo acerca de las enfermedades de transmisión sexual. Pregúnteles lo que piensan de las escenas de sexo en la televisión o en el cine cuando las ven. ¿Entienden lo que está ocurriendo? Vaya desarrollando el diálogo en esta forma. Anime a su hijo a que exprese cualquier temor o cualquier duda que pueda tener, porque si usted les da las herramientas necesarias, podrán estar mejor preparados y evitar caer en la trampa de tener relaciones sexuales cuando realmente no lo desean. El resultado final es que puede dejar en claro el aspecto fundamental de que la única forma segura de mantenerse libre de enfermedades de transmisión sexual es no tener sexo o contacto íntimo con nadie fuera de una relación monógama como el matrimonio.

La Enfermedad del Beso—
La Mononucleosis

A pesar de su nombre común de "enfermedad del beso," la mononucleosis no es una enfermedad de transmisión sexual. La mono, como también se le dice, se relacionó con el acto de besar porque suele aparecer en la edad en la que las muchachas y los muchachos comienzan a salir juntos y porque, de hecho, se puede trasmitir por un beso. Sin embargo, esta enfermedad también puede contagiarse al compartir un vaso, los cubiertos o la vajilla, o por estar en el extremo equivocado de un estornudo o una tos. Sin embargo, dicho esto, la mono no es muy contagiosa.

Esta enfermedad, más común entre los adolescentes, suele aparecer sin previo aviso. Al principio puede parecer simplemente un fuerte dolor de garganta con fiebre, eventualmente, el cansancio que la acompaña hace que se identifique como una posible mononucleosis infecciosa. La enfermedad recibe su nombre formal del hecho de que se produce un incremento significativo en el número de glóbulos blancos de un determinado tipo en el organismo. Son los que se conocen como leucocitos mononucleares, que tienen un núcleo globulado. Estos representan normalmente una tercera parte de los glóbulos blancos. Pero, en la mono, pueden llegar a representar el 50 por ciento o más de los glóbulos blancos en la sangre.

La mayoría de los casos de mononucleosis son producidos por el virus Epstein-Barr (VEB), que produce fiebre y causa inflamación de los ganglios, aunque el Citomegalovirus (CMV) puede producir una enfermedad similar que se caracteriza por un dolor de garganta menos intenso. Casi todas las personas del mundo se han infectado con el virus de VEB para cuando cumplen treinta y cinco años y han desarrollado inmunidad al mismo. Las pocas personas que desarrollan los síntomas de la enfermedad generalmente experimentan cansancio, debilidad, ganglios inflamados en el cuello y las axilas, fiebre y dolor de garganta durante semanas o meses.

Hay varias formas de diagnosticar la enfermedad, incluyendo la prueba llamada Monospot, que detecta la presencia de VEB en la sangre.

La mayoría de los médicos que tratan la mononucleosis recomiendan reposo en cama, abundantes líquidos y una dieta sana si no está ya instituida. Si la mononucleosis no se trata a tiempo, si el sistema inmune no se recupera, se pueden presentar varias complicaciones. Debido a que se trata de una enfermedad de los ganglios linfáticos, el bazo, que es el órgano encargado de filtrar la sangre, puede agrandarse y romperse; también puede haber un agrandamiento del hígado, lo que resulta en una ictericia similar a la que se produce por la hepatitis; también puede haber anemia, que es un bajo recuento de glóbulos rojos en la sangre; y se puede tener una inflamación de las meninges, que es el tejido que recubre al cerebro. Hay alguna evidencia que sugiere una relación entre la mononucleosis y el desarrollo de la esclerosis múltiple, una debilidad muscular de causa desconocida caracterizada por lesiones degenerativas del cerebro. Otros tipos de enfermedades crónicas que se pueden desarrollar como resultado de una mononucleosis crónica son la Parálisis de Bell y el Síndrome de Guillain Barré, otras dos enfermedades neurológicas musculares. Las muertes por esta enfermedad son muy raras, pero es posible que la mononucleosis no desaparezca fácilmente—en un pequeño porcentaje de personas se presentan recaídas, sobre todo en las que no reciben un tratamiento adecuado para la enfermedad cuando aparece por primera vez.

¿Qué Pasará Ahora?

No hay nada más gratificante que una buena preparación, tanto en la vida como en el básquetbol. Así como un buen plan ayuda a anotar puntos en básquetbol, tener una infancia y una adolescencia saludable hará que a los jóvenes les sea más fácil cumplir sus sueños y deseos. Los estudios revelan que los niños que no reciben el apoyo debido de sus padres son más

Sólo para Mujeres—El Primer Examen Ginecológico

Para muchas jóvenes, la primera consulta con el ginecólogo suele ser su primer encuentro adulto con el médico. Suele haber un intervalo muy largo entre su última cita con el pediatra en los años de la adolescencia y la primera consulta al médico como persona adulta joven. Cuando las muchachas van a ingresar a la universidad o cuando ya la han comenzado, es posible que tengan que consultar a un médico porque ahora son sexualmente activas y necesitan anticonceptivos o porque tienen una afección vaginal común como vaginitis o una infección del tracto urinario. Un médico general puede practicar el examen ginecológico en caso de que no haya un ginecólogo disponible.

Es muy importante que la primera consulta con un ginecólogo no sea traumática. Creo que las jóvenes deben consultar al ginecólogo para cuando tienen más o menos 18 años porque es indispensable que sepan acerca del estado de sus órganos femeninos y que comiencen a desarrollar una historia de salud, sobre todo si están pensando en ser madres en el futuro.

Durante el examen ginecológico, el médico practicará un examen físico del área vaginal, prestando atención en primer lugar a la anatomía externa para asegurarse de que esté bien desarrollada. En segundo lugar, utilizará un espéculo, o una placa de metal pulido que se utiliza como reflector, para inspeccionar el cuello del útero y las paredes vaginales. A continuación, utilizando algo similar a un aplicador, raspará el tejido del cuello uterino y enviará después el aplicador al laboratorio para practicar un examen destinado a detectar células precancerosas y cancerosas. Esto es lo que se llama una citología. Es un examen diseñado principalmente para detectar cáncer del cuello uterino, que, si se detecta en forma temprana, se puede tratar con éxito, e identifica además cientos de otras afecciones menores como inflamaciones e infecciones.

El médico también examinará los senos para detectar protuberancias y otros cambios. Este examen no sólo detecta cualquier tipo de protuberancia o anomalía sino que es la oportunidad perfecta, en las primeras consultas ginecológicas, para aprender a practicarse un autoexamen de los senos. En último término, son estos autoexamenes los que muchas veces hacen que la mujer detecte un posible problema. Por lo tanto es importante familiarizarse con la propia anatomía desde los primeros años de la madurez a fin de detectar cualesquiera cambios que pudieran presentarse más adelante.

proclives a tener problemas de salud en la edad adulta que los niños que contaron con el apoyo de sus padres durante la infancia. A pesar de que la influencia de los padres en los hijos disminuye durante la adolescencia, lo que los padres hagan y cómo lo hagan influirá de manera determinante durante toda la vida de sus hijos.

Lista de Salud para Esta Década

	Controlar el IMC
	Primer examen ginecológico (las niñas a los dieciocho años o cuando sean sexualmente activas)
	Las pruebas de VST/VIH (cuando sean sexualmente activos)
	Examen Físico (anual)
	Refuerzo de Vacuna Antitetánica (cada diez años)
	Actualización de las vacunas
	Limpieza Dental (anual)
	Exámenes de ojos y oídos (cada tres años)
	Examen de piel (cada tres meses)
	Vacuna contra la meningitis (para estudiantes universitarios)

Bienvenidos al Mundo Real

(La Tercera Década: De los 20 a los 29 Años)

**Estos son años de cambios profundos.
Se rompe el cordón umbilical con
la casa paterna, se busca tanto la propia
identidad como la intimidad.
Está en el mejor estado físico y se goza
de la mejor salud, se está además al máximo
de las capacidades cognoscitivas.
Deben usarse con sabiduría.**

Que cambio puede producirse en unos pocos años. En esta década, los jóvenes hacen la transición a la vida adulta. Aunque sus cuerpos pueden seguir creciendo y los músculos pueden seguirse fortaleciendo se al comienzo de esta década y sus cerebros todavía aumentan en tamaño y peso, la mayoría ya ha terminado su educación, han entrado a formar parte de la fuerza laboral, han establecido su propio hogar y ahora tienen los derechos legales, las responsabilidades y las funciones de ser adultos en esta sociedad. Para cuando se llega a la mitad de los veinte, aproximadamente ocho de cada diez jóvenes ya no viven en sus casas, cuatro de diez se han casado y más de nueve de diez hombres y ocho de diez mujeres tienen un trabajo. Después de haber llegado a un climax en el consumo del alcohol, la marihuana y otras sustancias entre los diecinueve y los veintiún años, este consumo comienza a descender durante esta década, al igual que la violencia. Gran parte de esta mejora de comportamiento puede atribuirse al hecho de tener una relación y un trabajo estable. Aún si esto implica pasarse el día prácticamente mirando una pantalla de computadora y nada más.

El Estilo de Vida Geek

No hay necesidad de ser un geek certificado para sufrir las consecuencias de un estilo de vida centrado en la computadora, tan común entre muchos de los jóvenes energéticos de hoy. ¿Por qué? Para comenzar, hay más que un poquito geek en todos nosotros en estos tiempos. Basta contar el número de aparatitos y dispositivos de los que dependemos cada día. ¿Teléfono celular? ¿Blackberry? ¿iPod? Y, lo que es más importante ¿cuántos

¿Estrés Repetitivo?

Permanecer sentado todo el día frente a la computadora y no utilizar debidamente el equipo puede llevar a lesiones de estrés repetitivas. Una buena posición de la silla es de suma importancia. Lo mismo se aplica para el teclado. Debe colocar las manos y las muñecas para teclear en la misma forma que un concertista de piano coloca las suyas; utilice las puntas de los dedos para presionar las teclas pero mantenga las muñecas levantadas y los brazos firmes. No apoye las muñecas en un descansa muñecas *mientras* teclea, estos dispositivos están diseñados para descansar entre los períodos de digitación, no mientras digita. Los primeros signos de problemas de estrés repetitivo son rigidez y dolor de la parte superior de la espalda y los hombros. Muchos ignoran estos signos hasta que los síntomas llegan a las muñecas y a los codos, hasta que sus tendones están adoloridos, hasta que sienten sus manos dormidas o experimentan un cosquilleo. Hay que prestar atención a cualquier molestia crónica. Debe buscar ayuda para cualquier molestia que dure más de tres días.

de ustedes pasan horas y horas al día frente a la computadora? Bienvenido al club. Los distintivos del estilo de vida geek son unos dolores de cabeza y de espalda recurrentes, y problemas de sueño.

Es probable que los dolores de cabeza se deban a una mala posición al sentarse, a una mala posición de la pantalla, a utilizar un tipo de letra demasiado pequeña, o una pantalla que es demasiado brillante o demasiado oscura. También podría provenir de consumir café o bebidas gaseosas en exceso y no consumir suficiente agua. Un adecuado cuidado de los ojos debe también minimizar los dolores de cabeza relacionados con la computadora. No deben utilizarse gafas con aumento mayor del que se necesita, hay que acordarse de parpadear al observar el monitor. Además, no se debe olvidar que cada cierto tiempo es necesario cambiar el enfoque de la visión y centrar la vista en algún objeto distante de la pantalla del monitor—un automóvil, un edifico o una nube—para aliviar el cansancio ocular.

Una mala postura y una silla y un monitor mal ubicados pueden también contribuir al dolor de espalda. La altura de la silla debe ajustarse de manera que las caderas queden paralelas al piso y los pies se apoyen planos sobre el mismo. El soporte del espaldar debe graduarse para que la espalda quede totalmente perpendicular al piso y asegurarse de sentarse siempre bien atrás en la silla. El teclado se debe colocar de manera que los antebrazos queden paralelos al piso y la pantalla o el monitor deben estar a una altura que permita que éstos queden a aproximadamente la distancia de un brazo de donde están sus ojos y que la parte superior del monitor esté justo o ligeramente por debajo del nivel de sus ojos. Además, aproximadamente cada media hora, descanse y retírese del teclado, estire los brazos, las manos, el cuello y la espalda. Y, dado que unos músculos abdominales débiles pueden contribuir también al dolor en la parte baja de la espalda, es necesario hacer algo para fortalecerlos y fortalecer su espalda, quizás ejercicios abdominales en el gimnasio, practicar natación o yoga. Todo esto contribuirá a reducir el dolor de espalda.

Luego están los problemas de sueño, por lo general de insomnio y patrones de sueño alterados. ¿Trabaja hasta tarde en la noche y trata de recuperar el sueño perdido durante el día? ¿Tiene problemas para conciliar el sueño? ¿Se despierta a media noche y enciende el laptop o la televisión? La solución comprende medidas como desarrollar de nuevo el hábito de horas regulares de sueño. No irse a la cama a menos que esté cansado o cansada, no mirar televisión ni trabajar en la cama. La cama es para dormir (y para el sexo). Si no se duerme en el término de quince minutos aproximadamente, levántese y lea un libro u oiga música. Sea lo que sea que haga, no se ponga a trabajar de nuevo. Además, procure acostarse y levantarse a la misma hora todos los días.

Dolores de Cabeza Debilitantes

Hay dolores de cabeza pero hay también migraña. Cualquier dolor de cabeza nos puede hacer sentir muy mal, pero un dolor de migraña puede ser insoportable. De hecho, los dolores de migraña realmente severos nos pueden hacer caer de rodillas.

Más de 28 millones de norteamericanos sufren de migraña. La frecuencia y la severidad varían de una persona a otra, pero son tres veces más frecuentes en las mujeres que en los hombres. Y si hay alguna historia de migraña en la familia, hay un 80 por ciento de probabilidad de que usted también la sufra.

La mayoría de quienes padecen de migraña tendrá un primer ataque a los treinta años. Es frecuente que esta afección comience en la niñez y aumente en frecuencia durante los años de la adolescencia. La afección continúa hasta los treinta o los cuarenta años, pero los ataques tienden a disminuir en frecuencia y severidad con la edad, y es raro que se presenten después de los cincuenta.

Algunos de los que sufren estos dolorosos ataques experimentarán una variedad de síntomas visuales como destellos, puntos ciegos o patrones en zigzag, ya sea antes o durante las crisis. Es posible que la migraña produzca sensación de náusea o de vértigo. El vómito y una sensibilidad extrema a la luz y al ruido son otros síntomas comunes. Una migraña puede producir una incapacidad que se prolonga por horas o inclusive por días.

Aunque no existe cura para la migraña, y se desconoce cuál pueda ser su causa exacta, se considera ahora como un problema de inflamación vascular, por lo que los nuevos tratamientos que se están desarrollando para aliviar a estas personas se centran en estas dos vías. Hasta hace poco la aspirina era el único remedio para la migraña, sin embargo, hoy se cuenta con medicamentos que deben ayudar a reducir la frecuencia de los ataques y a aliviar el dolor una vez que ha comenzado. Los casos severos se tratan ahora con triptanos, un grupo de drogas específicamente desarrollado para tratar la migraña. Normalmente, estas drogas producen alivio en el término de quince minutos a dos horas en la mayoría de los casos.

También hay medicamentos preventivos para quienes padecen migraña severa, aunque no la elimina por completo. Los betabloqueadores que se utilizan para tratar la hipertensión y las enfermedades de las arterias coronarias pueden reducir la frecuencia y severidad de la migraña, y algunos antidepresivos también pueden ayudar a evitarla. Es importante que las personas que sufren de migraña eviten ciertos elementos desencadenantes como el cigarrillo o algunos alimentos u olores que pueden haber desencadenado la migraña anteriormente. En las mujeres, los anticonceptivos y otras fuentes de estrógeno pueden también desencadenar o empeorar la migraña. Se recomienda y se enfatiza la efectividad de practicar regularmente ejercicios aeróbicos para reducir la tensión y ayudar a evitar la migraña.

Hora de un Bebé—O No

La tercera década de la vida es el momento ideal para tener un hijo. El cuerpo está en el mejor estado para procrear y, si está pensando en un embarazo, lea el prefacio de este libro, que analiza esos nueve cruciales meses. Para algunas mujeres, aunque su organismo puede estar listo, tal vez su mente no lo esté. Es posible que esté estudiando una carrera lo que no le deja tiempo para criar niños y desea esperar hasta la cuarta década, que, sin lugar a dudas, es la opción más popular hoy en día. De ser así, tal vez esté buscando una forma de evitar el embarazo.

Entre más entendemos nuestros cuerpos y la forma como funcionan, mejores son las alternativas que podemos elegir en cuanto a nuestra salud. Esto es cierto sobre todo cuando se trata de la anticoncepción. Dado que los hombres desempeñan un papel pasivo en lo que tiene que ver con la anticoncepción, son las mujeres quienes tienen la responsabilidad del control natal. Considero, por lo tanto, que la mujer debe tomar la decisión en cuanto al método de anticoncepción. Dicho esto, pienso que es importante que las parejas hablen de las alternativas de anticoncepción y los hombres deben ser un poco más receptivos y comprensivos en cuanto a todo lo que la mujer tiene que hacer para evitar un embarazo.

Nunca antes había habido tantas alternativas de anticoncepción; pero, como siempre, la elección debe basarse en la salud de la mujer, la frecuencia de la actividad sexual, y el número de parejas sexuales y el deseo de tener hijos en el futuro. Cada uno de los distintos métodos disponibles conlleva algunos riesgos que deben tenerse en cuenta.

El método más sencillo y evidente de control natal es el de la barrera, y el método de barrera más popular para el control natal es el *condón* de látex o poliuretano, que está disponible tanto para los hombres como para las mujeres. El condón impide que los espermatozoides lleguen al óvulo. Los condones tienen una tasa de falla de once veces en cien y pueden producir alergia, irritación y vaginitis. Por otra parte, los condones son uno de los mejores métodos para evitar las enfermedades de transmisión sexual como la clamidia, la sífilis, la gonorrea, el VIH y la hepatitis.

Otro método de barrera es el *diafragma* que consiste en un dispositivo de caucho en forma de cúpula que la mujer coloca dentro de la vagina, generalmente acompañado de una crema espermicida que mata los espermatozoides. El diafragma falla diecisiete veces de cada cien y sus efectos secundarios incluyen molestia, infección del tracto urinario y en casos excepcionales síndrome de shock tóxico, sobre todo cuando no se retira el diafragma.

Otro método de barrera es el *tapón del cuello uterino,* similar a un diafragma. Un ginecólogo lo coloca dentro del cuello uterino, suele ser un procedimiento muy difícil. Sus efectos secundarios y su tasa de ineficiencia son similares a los del diafragma.

Varios métodos de control natal utilizan crema espermicida. Uno de ellos es la *esponja,* un disco de poliuretano que se inserta fácilmente al momento de la relación sexual impregnado en una crema espermicida llamada nonoxynol-9. Tiene una buena tasa de prevención del embarazo y su nivel de falla es de apenas catorce veces en cien.

Algunas mujeres utilizan sólo el *espermicida* nonoxynol-9, ya sea en gel o en supositorio. A veces los espermicidas producen infecciones o alergias y tienen una muy baja tasa de eficacia, fallan aproximadamente el cincuenta por ciento de las veces.

Los *anticonceptivos orales* son, probablemente, los métodos de control natal más populares tal vez por su facilidad de uso y por su alta tasa de efectividad. Salieron al mercado en los años 60 y consisten en píldoras de hormonas de estrógeno y progestina que básicamente le indican al organismo que no ovule, es decir, que no libere un óvulo de los ovarios. En la actualidad, la píldora contiene pequeñísimas cantidades de estrógeno y progesterona y se toma diariamente de manera que el organismo no se vea expuesto a grandes cantidades de hormonas a la vez. La píldora es muy efectiva, con una tasa de falla de sólo una vez en cien. El problema está en que no evita las enfermedades de transmisión sexual y puede producir irregularidades menstruales y accidentes cerebrovasculares. No se recomienda la píldora estándar durante la lactancia, aunque se puede tomar la "minipíldora" que tiene sólo una hormona, la progestina, durante la lactancia. (Véase "¿La Píldora y el Cáncer de Mama?," página 120.

El método que requiere aún menos atención que el de la píldora es el *parche de hormonas,* Ortho-Evra, que se utiliza en el abdomen o en un muslo desde donde la hormona es absorbida a través de la piel. El problema con el parche es que se ha asociado con altos niveles hormonales y hay informes significativos de accidentes cerebrovasculares en mujeres jóvenes. Al igual que con la píldora, cualquiera que tenga una historia familiar de accidente cerebrovascular, que fume o que se sepa que tiene trastornos cardiacos, es probable que no deba utilizar este tipo de dispositivos.

Otro dispositivo basado en hormonas es el *anillo vaginal anticonceptivo* llamado Nuva Ring. Se trata de un anillo flexible de dos pulgadas que, al colocarlo dentro de la vagina libera progesterona y estrógenos. Es muy efectivo, su tasa de falla es de apenas uno o dos embarazos por cada cien contactos sexuales.

Tal vez el método de anticoncepción más efectivo de todos sea la *inyección de hormonas* Depo-Provera, que consiste esencialmente en una inyección de progestina que interfiere con la ovulación. Se requiere aplicarla cada tres meses. Los efectos secundarios incluyen sangrado irregular, aumento de peso y dolor de cabeza. Pero su efectividad es increíble para evitar el embarazo, con una tasa de menos de una falla por cien.

El *dispositivo intrauterino,* lo que significa que se coloca dentro del útero, es el más conocido de los DIU, se conoce también como "La Espiral." Fue muy popular a comienzos de los años 70 y todavía se utiliza en Europa. El DIU es un dispositivo de cobre en forma de T que el médico inserta dentro del útero para evitar la implantación de óvulo. El problema es que produce un gran número de cólicos y sangrado abundante. En muchos casos la presencia de este cuerpo extraño produce inflamación pélvica, una infección del útero y de las trompas que puede producir problemas de infertilidad. Los DIU sólo se recomiendan para mujeres que tengan relaciones monógamas puesto que el DIU actúa como una vía de alta velocidad para las enfermedades de transmisión sexual.

Es posible que el método de anticoncepción más antiguo sea la abstinencia periódica. Implica abstenerse voluntariamente de tener relaciones

¿La Píldora y el Cáncer de Mama?

Sin duda habrá oído hablar de una posible relación entre las píldoras anticonceptivas y el Cáncer de Mama. (Véase Cáncer de Mama," página 193.) Es difícil determinar, sin embargo, si esta relación es real, dado que los resultados de varios estudios son controversiales. Es cierto que entre más hormonas se introduzcan al organismo, mayor será el riesgo de presentar Cáncer de Mama. Pero si utiliza las píldoras anticonceptivas por períodos de tiempo cortos, los riesgos son mínimos. Aunque utilice la píldora por más de diez años, es posible que los riesgos de Cáncer de Mama aumenten pero no significa que necesariamente lo vaya a presentar. Las píldoras que están disponibles en el mercado en la actualidad contienen menos hormonas de las que contenían anteriormente y esto reduce el riesgo de Cáncer de Mama. Además, las jóvenes que empiezan a menstruar a una corta edad y dejan de menstruar cuando ya son muy mayores tienen un mayor riesgo de Cáncer de Mama. Son muchos los factores que entran en juego cuando se trata del Cáncer de Mama. Por consiguiente, es posible que sufrir Cáncer de Mama se deba a una combinación de factores genéticos, utilizar la píldora y haber comenzado a menstruar a una edad muy joven, pero nadie podrá saber si se hubiera podido presentar el Cáncer de Mama aunque no se hubiera utilizado la píldora anticonceptiva. Lo que podemos decir por ahora de la relación entre la píldora anticonceptiva y el Cáncer de Mama es que... puede ser.

sexuales durante los períodos de ovulación. Comparado con otros métodos es sin duda muy efectivo, con una tasa de falla de aproximadamente veinte por ciento. La clave es que hay que estar muy familiarizado con la forma como funciona el organismo. Hay que saber exactamente cuándo se está menstruando y cuándo se está ovulando. Para quienes eligen esta opción, la pareja debe estar muy familiarizada con todas las distintas etapas de la ovulación.

El método más permanente de anticoncepción es la *esterilización*. En el hombre, el procedimiento se conoce como vasectomía e implica cortar los túbulos que van de los testículos, donde se producen los espermatozoides, a la próstata, evitando así que éstos entren en el semen. En la mujer, el procedimiento se llama ligadura de las trompas e implica cerrar las trompas de Falopio para así evitar que el óvulo pase hacia el útero donde puede quedar fertilizado. La esterilización tiene una tasa de efectividad extremadamente alta para evitar el embarazo, con menos de una falla en cien. Aunque estos procedimientos pueden revertirse la decisión de esterilizarse debe considerarse cuidadosamente y analizarse con su médico.

La única opción poscoito es lo que se conoce como *Plan B* o la píldora del día después, que salió al mercado a fines de los años 90, es un anticonceptivo de emergencia que debe tomarse dentro de las 72 horas siguientes después haber tenido sexo no protegido. No debe utilizarse en forma rutinaria dado que implica ingerir grandes cantidades de progesterona o progesterona con estrógeno. Esta píldora evita la probabilidad de embarazo en in 80 por ciento para una sola ocasión de sexo no protegido. Sin embargo, sus efectos secundarios son significativos e incluyen náusea, vómito y dolor abdominal.

Dejar de Fumar

Nadie despierta una mañana y decide repentinamente ser un fumador. El cigarillo es un hábito que adquirimos de otras personas que fuman. Es una enfermedad social. Lo hacemos ya sea por imitación de alguien a quien respetamos y que es un fumador, ya sean nuestros padres o un maestro, o lo hacemos porque nuestros amigos de la secundaria o de la universidad lo hacen. Una vez que nos llevamos un cigarrillo a la boca, quedamos expuestos a los efectos de la nicotina que es una de las drogas más adictivas disponibles en la actualidad. Entre más fumemos, mayor será la necesidad de fumar y mayor será nuestra adicción.

El cigarrillo tendrá efectos devastadores durante todas las décadas de su vida porque una vez que comience a fumar, sus efectos deletéreos se van sumando como la deuda de una tarjeta de crédito hasta convertirse en un espiral sin control. Fumar no sólo se asocia con todo tipo de cánceres, desde el cáncer oral hasta el cáncer de cuello uterino, sino que también puede producir enfermedad cardiaca que es la causa número uno de muerte entre los norteamericanos en la actualidad, tanto en hombres como en mujeres. Dado que fumar afecta también el sistema respiratorio, los fumadores crónicos tienen una alta incidencia de bronquitis (una inflamación del recubrimiento de los conductos que conectan la traquea con los pulmones) y enfisema (una enfermedad pulmonar crónica generalmente producida por exposición a las sustancias químicas tóxicas del humo del tabaco) en quienes no fuman. Además, el cigarrillo interfiere también con la función del sistema inmune, lo que significa que los fumadores son más propensos que los no fumadores a presentar enfermedades crónicas, a contraer influenza y enfermedades virales. Además, el cigarrillo tiene efectos secundarios en terceros. La mujer embarazada que fuma tiene bebés más pequeños con tasas más altas de parto prematuro. Y los niños expuestos al humo secundario tienen una mayor incidencia de asma.

Si usted fuma, lo mejor que puede hacer por su salud es dejar el cigarrillo y el mejor momento para hacerlo es cuando es un adulto joven. Es probable que haya empezado a fumar en la secundaria o en la universidad. Pero ahora, es su decisión, ya está libre de la presión de grupo de sus compañeros de clase y de la influencia de sus padres (quienes pueden haber sido fumadores), ahora puede empezar una nueva vida. Es el momento más fácil de abandonar el hábito. Claro está que dejar de fumar es algo más fácil de decir que de hacer. Como lo dijera Mark Twain: "Dejar de fumar es fácil. Lo he hecho miles de veces." La razón por la cual resulta tan difícil dejar el cigarrillo es que se trata en realidad de un doble reto y no es muy probable que se logre el propósito, a menos que se enfrente cara a cara con estos dos desafíos.

El primero tiene que ver con liberarse de la dependencia física que produce el hábito de fumar. Además, la ausencia de la nicotina produce síntomas como ansiedad, nerviosismo, y un deseo incontrolable de nicotina. Son muy pocas las personas que dejan de fumar de un momento a otro y nunca vuelven a probar un cigarrillo. La mayoría tiene que hacerlo mediante una desensibilización normal de su adicción a la nicotina. Una forma de lograrlo es con los chicles Nicorette o con el parche de nicotina. Estos productos le permiten alterar, en el término de varias semanas, la cantidad de nicotina que ingiere hasta que su organismo se acostumbra a la ausencia total de nicotina. La acupuntura y la hipnosis también han sido útiles para algunos en reducir o eliminar los síntomas de abstinencia como la irritabilidad, la depresión y la falta de energía que produce el proceso de romper el hábito de la nicotina.

¿Por Qué Dejar de Fumar?

El cigarrillo es la cuarta de las principales causas de muerte en los Estados Unidos, las muertes de fumadores llegan a más de ciento veinte mil personas por año. Aproximadamente dieciséis millones de norteamericanos tienen Enfermedad Pulmonar Obstructiva Crónica (EPOC), esta enfermedad pulmonar crónica comprende dos afecciones diferentes: bronquitis crónica y enfisema. En la bronquitis crónica, el recubrimiento de los bronquios o las vías aéreas, se inflama y se llena de mucosidad, lo que dificulta la respiración. En el enfisema, los alvéolos o bolsas de aire en los pulmones se irritan. Esto hace que se endurezcan, lo que significa que no pueden contener el aire suficiente y se hace difícil la oxigenación y la eliminación del dióxido de carbono de la sangre. Las causas de la EPOC no son un misterio. El humo del tabaco produce del 80 al 90 por ciento de los casos de EPOC. No hay cura para esta enfermedad. La única forma de mejorar o al menos retardar el progreso del daño pulmonar es dejar de fumar. Si no fuma, no empiece. Si lo hace, déjelo de hacer ahora mismo.

El segundo reto que enfrenta el fumador que trata de dejar el cigarrillo se relaciona a romper el hábito mental que se refuerza con el cigarrillo. La mejor forma de hacerlo es a través del mismo proceso que lo llevó a fumar en primer lugar, a través de sus compañeros de grupo. Requerirá del apoyo social para dejar de fumar, una especie de sistema de amigos de respaldo. Al igual que cualquier adicción, dejar el hábito requiere un grupo de apoyo, que puede estar conformado por amigos, parientes o compañeros de trabajo. Pero para dejar el cigarrillo hay que hacerlo con la ayuda de alguien que esté dispuesto a estar allí para brindarle el apoyo que necesita en los momentos en que sienta querer fumar otro cigarrillo.

En el proceso de dejar el hábito de fumar, cada pequeño paso de avance debe ser celebrado y podrá ver los beneficios de sus esfuerzos durante los minutos, días, semanas, meses y años después de haber dejado de fumar. Veinte minutos después de haber fumado su último cigarrillo, su frecuencia cardiaca disminuye. Doce horas después, el nivel de monóxido de carbono en su sangre vuelve a niveles normales. Dos a tres semanas después de dejar de fumar, su circulación mejora y sus pulmones comienzan a funcionar normalmente. Un año después de haber dejado de fumar, el exceso de riesgo de enfermedad coronaria será la mitad del de una persona que aún fuma. En cinco años, su riesgo de accidente cerebrovascular se habrá reducido al de un no fumador. En diez años, su riesgo de morir de cáncer de pulmón será de aproximadamente el cincuenta por ciento del de un fumador. En quince años, su riesgo de enfermedad cardiaca estará probablemente al nivel del de alguien que nunca haya fumado.

En pocas palabras, entre más pronto comience a dejar el cigarrillo, más pronto recuperará su salud.

Afecciones Comunes de la Piel

Ubicación, ubicación, ubicación es el mantra de los bienes raíces. Cuando se trata de lo que tiene que ver con nuestra apariencia, el mantra es la piel, la piel, la piel. Pocos logran pasar por la vida sin experimentar algún tipo de problema de la piel, con el acné como la afección más común. Pero millones de norteamericanos sufren de una variedad de afecciones de la piel mucho más graves.

El Eczema

Con excepción del acné, el *eczema* es tal vez el principal problema dermatológico en los Estados Unidos. Los cálculos indican que el número de personas que padecen eczema va de quince a treinta millones, una disparidad que probablemente resulta del hecho de que el eczema puede variar desde una afección leve cuyos síntomas son piel seca, caliente y con picazón, hasta una afección muy severa que se manifiesta en una piel enrojecida, ampollada y cuarteada.

No hay una sola causa para el eczema, ni hay un sólo tipo de eczema. El más común es la *dermatitis atópica,* una afección genética, generalmente asociada con afecciones alérgicas como el asma y la fiebre del heno. Se manifiesta, por lo general, a una edad muy temprana, inclusive en bebés, aunque suele mejorar considerablemente con la edad y, en algunos casos, el eczema puede llegar a desaparecer por completo. La *dermatitis por contacto* es un tipo de eczema producido por contacto con una sustancia irritante o con algún tipo de alergeno. Esta se desarrolla normalmente a los treinta años o después, y suele continuar durante toda la vida adulta.

Si bien el eczema no tiene cura, puede controlarse, generalmente evitando los alergenos o las sustancias nocivas que irritan la piel. Llegar a saber cuáles son las sustancias que afectan específicamente su piel suele ser un largo y dispendioso proceso de eliminación que requiere la ayuda de un dermatólogo. Quienes presentan eczema, generalmente evitan exponerse al polvo y a la arena, a los perfumes y cosméticos, a jabones y detergentes, a las fibras de lana y al humo del cigarrillo, todos los cuales pueden empeorar su afección.

El tratamiento del eczema se orienta a eliminar las exacerbaciones y a curar la piel. Por lo general, los síntomas leves pueden controlarse con cremas humectantes, ungüentos y con antihistamínicos de venta libre, para controlar la picazón. Las infecciones de la piel, producidas por el eczema se tratan con antibióticos. Los casos más severos de eczema requieren medicamentos más potentes que sólo podrán ser prescritos por el médico.

Psoriasis

La *psoriasis* es una afección inflamatoria de la piel caracterizada por parches de piel gruesa y enrojecida cubierta de escamas de color plateado. Se manifiesta principalmente en el cuero cabelludo, en la parte baja de la espalda, en los codos, las rodillas y las piernas, y por lo general se presenta entre los quince y los treinta y cinco años de edad. Afecta a más de cuatro millones de personas. La psoriasis es, básicamente, una aceleración del ciclo normal de generación de la piel, en el que las células se desarrollan, mueren y se escaman, pero en lugar de producirse en el término de varias semanas, se produce en cuestión de días. En la psoriasis, no hay tiempo para que se desarrolle nunca una capa natural de células dérmicas muertas.

La psoriasis puede ser molesta, a veces dolorosa y suele tener graves problemas emocionales. Es una enfermedad crónica que afecta a hombres y mujeres por igual, con lesiones que suelen curarse y desaparecer por completo antes de reaparecer. En algunos casos, las lesiones de psoriasis se han asociado con síntomas de artritis.

Auque los científicos no entienden aún plenamente las causas de la psoriasis, ahora piensan que puede tratarse de una afección mediada por el sistema inmune. Parece ser que las *células t* del sistema inmune, o los leucocitos que se activan para contrarrestar los virus y las bacterias, responden repentinamente a las células de la propia piel como si fueran invasores extraños. No se conoce a ciencia cierta la razón por la cual se produce esta reacción equivocada de las células t que desencadena la proliferación de nueva piel, pero se trata, sin duda, de factores tanto ambientales como genéticos. El estrés, una lesión de la piel, una infección de garganta por estreptococo, una excesiva exposición al sol y algunos medicamentos para la hipertensión o a la enfermedad maniacodepresiva, por ejemplo, pueden desencadenar esta afección, especialmente en quienes tienen una predisposición hereditaria a la enfermedad. Aproximadamente una tercera parte de quienes presentan psoriasis tienen al menos una persona de su familia con la misma afección.

No existe cura para la psoriasis y el tratamiento puede representar un reto de grandes proporciones debido a sus signos de remisión y exacerbación. Los tratamientos populares incluyen ungüentos tópicos como esteroides, vitamina D, brea fría, humectantes y retinoides como los que se utilizan para tratar el acné, así como luz ultravioleta natural o artificial.

El Vitiligo

En el *vitiligo,* otra afección de la piel, ésta pierde la melanina, el pigmento que le da color y que la protege de la acción nociva de la luz ultravioleta, el mismo pigmento que les da color al cabello y a los ojos. Dado que en esta sección las células que dan el color a toda la piel de su cuerpo mueren de forma prematura, la persona empieza a presentar parches de piel blanca que son el distintivo del vitiligo. Por lo general, esta afección aparece entre los veinte y los treinta años en áreas de la piel que han estado expuestas al sol. Algunos de los signos precoces del vitiligo incluyen el blanqueamiento prematuro del cabello, el cuero cabelludo, las pestañas, las cejas y la barba. También es posible que se pierda la pigmentación de los ojos. Se puede afectar cualquier parte de su cuerpo. Se puede limitar a algún lado o área del cuerpo, o puede ser generalizada. No tiene cura, pero por todos los demás aspectos, quienes lo presentan son personas sanas. El vitiligo suele ser hereditario pero es más común en personas con enfermedades autoinmunes como la enfermedad de Addison, anemia por deficiencia de vitamina B_{12} y con hipertiroidismo.

Aunque no hay cura para el vitiligo, algunos tratamientos pueden ayudar a restaurar parte del pigmento de la piel. Estos incluyen cremas con esteroides y el uso de luz ultravioleta para oscurecer los parches decolorados de piel, como también la despigmentación que comprende blanquear el resto de la piel para igualarla con los parches más claros. El tatuaje es otra posible solución, al igual que los injertos de piel, lo que requiere tomar un trozo de piel no afectado de un área del cuerpo y colocarlo en el área afectada. Cualquiera que presente vitiligo debe proteger su piel, en especial los parches más blancos, de los rayos del sol.

La Rosácea

La *Rosácea* es una enfermedad inflamatoria de la piel que puede producir enrojecimiento del rostro. Se puede confundir la rosácea, especialmente si es muy pequeña, con el acné, pero no los es. Afecta a catorce millones de norteamericanos. Suele comenzar con una tendencia a ruborizarse fácilmente y es producida por una dilatación de los vasos sanguíneos de la nariz y las mejillas que pueden inflamarse y tornarse visibles en una especie de patrón de telaraña y eventualmente, de no tratarse, la rosácea puede convertirse en pústulas inflamatorias persistentes que pueden requerir escisión quirúrgica.

Se desconoce su causa. Algunos piensan que se trata de una infección bacteriana crónica similar a la bacteria gastrointestinal, *Helicobacter pylori,* que produce las úlceras. También puede ser producida por factores ambientales, aunque es evidente que las temperaturas extremas, la luz solar, el estrés, los baños calientes, los esteroides, los alimentos muy condimentados, son todos factores que pueden empeorar la rosácea. Hay algo que puede decirse con certeza: no es producida por el alcohol.

La rosácea no es una enfermedad que desaparezca sola y requiere tratamiento. El más efectivo es el uso de antibióticos tópicos que esencialmente impiden que las bacterias proliferen. A veces se requieren antibióticos orales cuando las lesiones están muy inflamadas. Una vez que se trata la rosácea, la piel debe protegerse muy bien. Se deben utilizar filtros solares, se deben evitar sustancias que irriten la piel y productos faciales con base de alcohol. En el invierno, debe protegerse del frío la piel de la cara con una máscara facial.

Autoinmune pero (Afortunadamente) No Automática

Unos cuantos adultos presentan graves problemas de salud por la persistencia de malos hábitos—comer en exceso, no hacer suficiente ejercicio, abusar de sustancias ilícitas—hábitos que si se practican en esta década lo meterán en problemas en la década siguiente. La excepción a esta regla entre los adultos jóvenes sanos se presenta cuando se nace con una enfermedad autoinmune genética como el lupus o la sarcoidosis.

Lupus

El *lupus* es el gran imitador. Puede simular artritis. Puede simular mononucleosis. Puede simular toda una serie de enfermedades. Es una enfermedad con muchos rostros, ninguno de ellos agradable. El lupus es una enfermedad prolongada, incapacitante, en la que el sistema inmune, por razones desconocidas, se hiperactiva y comienza a atacar a los tejidos normales del organismo, el hígado, los riñones, etc. Debido a que el sistema inmune se autoataca, a la vez que ataca al resto del cuerpo, estas enfermedades se conocen como enfermedades *auto*inmunes.

En realidad, para entender el lupus hay que saber un poquito acerca del sistema inmune. Nuestro sistema inmune está diseñado para proteger el organismo contra los intrusos extraños como bacterias y virus. Es como nuestro cuerpo de policía interno. Imaginemos que ese cuerpo de policía comienza a empezar a *atacar* a las personas a las que supuestamente debe cuidar. Entonces, como sistema de policía corrupto, ataca tanto a los buenos como a los malos porque no sabe diferenciar los unos de los otros. Esos ataques consisten en la creación de anticuerpos que se dispersan y se desplazan en el torrente sanguíneo interactuando con los tejidos normales del organismo produciéndoles inflamación.

El lupus es de diez a quince veces más común en las mujeres que en los hombres, y por lo general comienza a aparecer durante los años fértiles. Sin embargo, a menos que sea tan severo como para haber producido ya daño en los órganos vitales de la madre, como el riñón o el hígado, la mayoría de las mujeres, con la atención obstétrica adecuada, pueden tener hijos sin ningún problema. El lupus es una enfermedad que afecta a personas de todas las razas, aunque su incidencia en las mujeres afroamericanas es tres veces mayor que en las caucásicas. Las asiáticas, las hispanas y las mujeres pertenecientes a las razas nativas americanas presentan una indecencia de lupus mayor al promedio. Hay también un tipo de lupus poco frecuente conocido como *lupus neonatal*, y a veces se presenta en personas que han sufrido un daño producido por drogas en el sistema inmune; es lo que se conoce como lupus inducido por drogas. También hay una variedad de lupus que ataca principalmente la piel.

El lupus produce muchos síntomas, aunque la mayoría de quienes lo padecen no necesariamente los presentan todos. Algunos de ellos son articulaciones inflamadas y dolorosas, fiebre leve persistente, cansancio, erupciones de la piel (lo que se conoce típicamente como erupción del rostro en forma de mariposa), dolor en el tórax al respirar profundo, anemia, proteína en la orina, pérdida de cabello, sensibilidad a la luz, problemas de coagulación, palidez o coloración azul en los dedos de las manos, sobre todo en clima frío, convulsiones y úlceras en la boca y la nariz, que tienen una duración de más de dos semanas.

Algunos factores pueden desencadenar un ataque de lupus: toxicidad por la luz ultravioleta o la luz solar, algunos medicamentos de prescripción médica, infecciones, algunos antibióticos, hormonas y, sí, inclusive el estrés. El aspartame, la sustancia de los edulcorantes artificiales, puede también estar relacionada con el lupus, aunque hasta el momento no se ha detectado ninguna evidencia de dicha relación.

El lupus es difícil de diagnosticar porque sus síntomas pueden simular los de muchísimas otras enfermedades. Además, no es una enfermedad que se desarrolle rápidamente y, en sus fases iniciales, no presenta síntomas. Dado que no hay un examen que pueda medir el grado de exactitud para saber si el lupus es o no la causa de los síntomas de algún paciente, la mayoría de los médicos tiene que diagnosticar el lupus con base en la historia médica, los síntomas y los análisis de laboratorio. Sin embargo, pueden requerirse hasta diez años antes de que se hayan acumulado los síntomas para que el médico pueda hacer un diagnóstico definitivo de lupus.

¿Qué pueden hacer los pacientes con lupus para mejorar su sistema inmune? Una de las medidas que pueden adoptar es la dieta. No existe una dieta específica para el lupus, pero los pacientes con lupus deben seguir una dieta rica en vegetales, baja en azúcares refinados, baja en grasa y rica en fibra. Está bien que tomen multivitaminas pero no deben tomar vitaminas en exceso. Deben practicar suficiente ejercicio, como caminar, nadar y montar en bicicleta, en especial cuando los síntomas del lupus no están presentes. Sin embargo, cuando se presenten síntomas de cansancio o fatiga, hay que hacerle caso al organismo y tomar una siesta. El cuerpo está enviando señales de que necesita descansar. Una de las formas en las que el cuerpo se sana naturalmente es a través del sueño. Si se tiene lupus, es de especial importancia dormir ocho horas completas. Si toma medicamentos, siga las instrucciones del médico. No piense que porque se siente bien debe dejar de tomarlos. A veces, el lupus entra en períodos de remisión. De ser así, debe estar atento a cualquier síntoma y visitar a su médico periódicamente.

El lupus no es una enfermedad contagiosa ni se trasmite por contacto sexual. Aunque el lupus puede causar la muerte, esta suele producirse por una infección porque no se puede combatir la enfermedad, o por falla renal—aunque, por lo general, no es fatal. De hecho, ahora, si se trata en forma precoz, el 80 por ciento de las personas con lupus tienen una expectativa de vida normal. Si usted presenta un caso leve de lupus, con pocos síntomas fuera de inflamación y dolor articular, el médico generalmente recomendará un medicamento antiinflamatorio no esteroideo, como Aleve, naproxen, o ibuprofeno. Los casos de lupus más severos necesitarán medicamentos esteroideos como corticosteroides para reducir la actividad del sistema inmune. Uno de los problemas de los esteroides es que incrementan el apetito y llevan a un aumento de peso. También hay pérdida de masa ósea con el uso de esteroides, por lo que hay razones para preocuparse por la aparición de una osteoporosis precoz y, por ejemplo, la posibilidad de requerir un reemplazo de cadera a una edad temprana. La vida con lupus no necesariamente está libre de problemas, pero las probabilidades indican que usted tendrá una vida tan larga como la de sus amigos más afortunados que no tienen lupus.

La Sarcoidosis

Todas las enfermedades autoinmunes tienen causas subyacentes y presentan trastornos similares, y todas se tratan de forma similar. Lo que diferencia a la *sarcoidosis* de otras enfermedades inmunes es el desarrollo de granulomas o protuberancias de tejido bien delimitadas muy similares a barros grandes, que se forman en la piel, en los pulmones, en el bazo, en el hígado, en los órganos reproductivos—básicamente en cualquier órgano del cuerpo humano.

Muchos pacientes presentan apenas una forma leve de sarcoidosis, en la que los granulomas dejan de desarrollarse o se achican y pueden desaparecer por completo en unos cuantos años. En otros casos, la inflamación que produce los granulomas permanece pero no empeora. Y en otros casos, la sacoidosis empeora progresivamente y puede causar daño orgánico permanente.

Aunque no se conoce a ciencia cierta la causa principal de la sarcoidosis, no cabe duda de que el sistema inmune desempeña un papel, puesto que los granulomas se componen principalmente de células del sistema inmune. Algunas investigaciones recientes indican que las bacterias que se encuentran en los granulomas pueden ser la causa de la sarcoidosis. Por consiguiente, es posible que para algunos pacientes, los antibióticos sean un tratamiento efectivo. En otros pacientes, los corticosteroides parecen reducir o revertir el avance de la enfermedad, sin embargo, hay otros pacientes que no responden a la terapia con esteroides. A veces, las lesiones dérmicas de la sarcoidosis se tratan con ungüentos de antibiótico tópicos para erradicar las infecciones secundarias que puedan desarrollarse. Se

¿QUÉ PASA AQUÍ?

Uno de los aspectos más intrigantes de la sarcoidosis, a excepción de su causa, es quién se ve afectado por esta enfermedad. En los Estados Unidos, los afroamericanos tienen una propensión diez a diecisiete veces mayor de presentar esta enfermedad que los norteamericanos blancos. Sin embargo, en Europa, la mayoría de los casos se encuentra en personas blancas. ¿A qué se debe?

A continuación se indica el número de personas que presenta la enfermedad por cada cien mil habitantes en los siguientes países:

Polonia: 3
Francia: 10
Suecia: 64
Las mujeres irlandesas que viven en Londres: 200

Lo siguiente es lo que resulta realmente inexplicable. Digamos que una persona de Polonia, donde la incidencia de sarcoidosis es baja, se desplaza a un área con alta prevalencia de la enfermedad, como Suecia. ¡Ahora, esa persona, tendrá el mismo riesgo de contraer la enfermedad que cualquier persona sueca! Si encuentra la respuesta a este acertijo, es posible que le otorguen el Premio Nóbel.

prescriben analgésicos a los pacientes que presentan síntomas artríticos relacionados con la sarcoidosis.

Debido a que estas lesiones tienden a agrandarse con el tiempo, quienes presentan la enfermedad pueden no tener síntomas o si las lesiones son lo bastante grandes, éstas pueden interferir con el funcionamiento normal del órgano afectado. Por ejemplo, en el tórax, puede producir alteración de la frecuencia cardiaca. La sarcoidosis suele manifestarse a nivel pulmonar, donde produce síntomas como sibilancia o falta de aire, tos seca, o dolor al respirar. Con frecuencia, la enfermedad se detecta por casualidad en una placa de rayos X, especialmente en una placa torácica cuando la persona acude a un examen físico. Hay quienes presentan sarcoidosis en la piel, grandes protuberancias en el rostro y manchas en la piel.

El diagnóstico temprano es clave para el tratamiento de la sarcoidosis. Para detener su progreso, los médicos recomiendan un estilo de vida sano con una nutrición balanceada y vitaminas, una mínima exposición al sol y el menor grado posible de estrés. Las buenas noticias son que más de la mitad de las veces, la sarcoidosis se cura sola en el término de uno o dos años.

El Largo y Tortuoso Camino
(Los Trastornos Gastrointestinales)

El tracto gastrointestinal (GI) es un órgano que comienza en los labios y termina en el ano. Este largo tracto de tejido entre uno y otro extremo está compuesto por la boca, el esófago, el estómago, el intestino delgado, el intestino grueso, el recto y el ano. Básicamente, este largo y tortuoso camino que se conoce como el tracto GI, es responsable de digerir y procesar todo lo que comemos y de convertirlo en la energía que requieren nuestros cuerpos para poder funcionar. Pero, al igual que con cualquier sistema de plomería, el tracto gastrointestinal está expuesto a presentar escapes, atascamientos y otros trastornos.

Reflujo Gastroesofágico (GERD, por su sigla en inglés)

A medida que envejecemos, uno de los trastornos más comunes del tracto gastrointestinal se produce en la parte inferior del esófago, el tubo que conecta la boca con el estómago, donde hay una válvula o anillo muscular conocido como esfínter. Este anillo normalmente mantiene el contenido del estómago—los alimentos, el ácido y la bilis—dentro del estómago, donde debe impedir que se devuelva hacia el esófago y hacia las vías aéreas. Sin embargo, cuando este esfínter de la parte inferior del esófago no cierra adecuadamente, el contenido del estómago se devuelve y se produce lo que se conoce como reflujo esofágico. Cuando el ácido del estómago entra en contacto con el recubrimiento del esófago, se produce una sensación de quemadura en el tórax o en la garganta, que se suele llamar agrieras. Cuando se detecta el sabor de este líquido en la parte posterior de la boca, se conoce como indigestión ácida. Es común sentir agrieras ocasionalmente. Pero si este síntoma se presenta más de dos veces por semana, la acidez del estómago puede dañar el esófago y puede ser un signo de lo que se conoce como Enfermedad de Reflujo Gastroesofágico o GERD, por su sigla en inglés, que suele producir problemas de salud más graves como un cáncer del esófago.

Nadie sabe a ciencia cierta por qué se presenta esta enfermedad, pero los médicos son conscientes de varios factores que pueden contribuir a su desarrollo. Algunas deformaciones anatómicas del esófago o del estómago pueden llevar al mal funcionamiento del esfínter y permitir que el contenido del estómago pase fácilmente hacia el esófago. Un estado que permitiría este reflujo de ácido sería lo que se conoce *hernia hiatal,* que se presenta cuando la parte superior del estómago protubera hacia el diafragma (el músculo que separa el tórax del abdomen). Sin embargo, la mayoría de las veces, los factores asociados con el reflujo de ácido suelen ser cosas que se producen por nuestra culpa. Hablamos aquí del uso del alcohol, del sobrepeso, del cigarrillo y, sí, del embarazo. También hay muchos alimentos que incrementan la cantidad de ácido en el estómago. Las frutas cítricas, el chocolate, el café, las comidas fritas, el ajo y la cebolla, así como los productos con tomate como la salsa para spaghetti y la pizza, que pueden empeorar una situación ya de por sí mala.

El tratamiento del reflujo gastroesofágico requiere algunos cambios en el estilo de vida. Si fuma, tiene que dejar el cigarrillo. Si bebe alcohol en exceso, debe reducir su consumo. Si tiene sobrepeso, debe perder algunos kilos. También es buena idea comer a intervalos fijos y no acostarse menos de tres horas después de la última comida. Además, al acostarse o recostarse, aproveche la fuerza de gravedad permitiendo que su cabeza descanse unas ocho pulgadas más arriba de la línea horizontal, esto equivale a la altura de dos almohadas.

A menos que sea un ermitaño o que no tenga televisión, no podrá menos que enterarse de todos los posibles medicamentos que puede tomar para aliviar el problema. Para los casos leves, hay toda una gama de antiácidos de venta libre, como Rolaids, Tums, Alka-Seltzer, Maalox, y Pepto-Bismol. La mayoría de estos antiácidos neutralizan básicamente la acidez del estómago mediante una combinación de tres sales básicas— magnesio, calcio y aluminio—y de iones de hidróxido o bicarbonato. También se encuentran los llamados bloqueadores H2, como Tagamet, Pepcid, o Zantac, todos los cuales impiden básicamente la producción de ácido. Además, ahora se encuentra otra generación de medicamentos llamada inhibidores de la bomba de protones como Prilosec, Prevacid, o Nexium. Estos medicamentos son aún más efectivos que los bloqueadores H2 para evitar la formación de ácido en el estómago. No sólo son de acción muy rápida y mejoran dramáticamente los síntomas, sino que realmente pueden comenzar a sanar cualquier inflamación crónica que pueda haberse desarrollado ya en la parte inferior del esófago.

Si persisten los síntomas, puede ser necesario recurrir a pruebas adicionales para determinar el origen del problema. Las típicas pruebas diagnósticas para descartar problemas del tracto gastrointestinal incluyen radiografía de contraste con bario en la que se bebe un líquido que permite ver en la placa de rayos X distintas características del esófago. Además, le pueden practicar una endoscopia del tracto gastrointestinal alto, que consiste en introducir un pequeño tubo por la garganta hasta el esófago y el estómago y permitir que el médico vea el recubrimiento interno de su sistema digestivo alto. En casos muy excepcionales—si la molestia es demasiado crónica y debilitante—se puede requerir cirugía para reparar el estómago. Esto se practica ahora con una cirugía mínimamente invasiva que permite a los pacientes salir del hospital relativamente pronto.

Diarrea

Otro problema común del sistema digestivo es la diarrea. Todos hemos experimentado esas heces sueltas, acuosas, que nos hacen correr al cuarto de baño varias veces al día, y que dura uno o dos días para luego desaparecer. Puede pensarse que se trata simplemente de una inconveniencia transitoria, pero el problema real con la diarrea es que el organismo pierde mucho líquido, que contiene electrolitos, esas sales esenciales que utilizan las células para desempeñar las funciones de los nervios y los músculos. Por lo tanto, en último término, el problema con la diarrea es de deshidratación, especialmente en las personas mayores y en los niños pequeños. Los principales signos de deshidratación son una función urinaria insuficiente, desorientación, palpitaciones y un cansancio generalizado.

Pueden ser muchas las causas de la diarrea. Agua o alimentos contaminados con bacterias comunes como la salmonella y el *E. coli,* pueden producir diarrea. También puede ser ocasionada por muchos virus, como el rotavirus, el virus Norwalk y el virus de la hepatitis. Hay quienes presentan diarrea por alergia a los alimentos que les impide digerir ciertos nutrientes como la lactosa, el azúcar que se encuentra en la leche. Además, varios parásitos pueden producir diarrea al igual que algunos antibióticos y medicamentos para la presión arterial. También la colitis y la enfermedad de Crohn pueden producir diarrea.

Si hay fiebre significativa, de 102° F o más, asociada con la diarrea, o si hay sangre en las heces, debe consultarse de inmediato al médico. Dado que esto podría ser signo de una infección mayor. También debe consultarse al médico si se tiene diarrea por más de tres días, si hay dolor y malestar significativos, sobre todo en el área rectal. El médico realizará un examen físico, ordenará unos exámenes de sangre y tomará una muestra de heces para practicar un cultivo en un intento por encontrar el origen de la diarrea. Si no hay causa aparente, el médico puede recomendar un examen diagnóstico como una colonoscopia, en la que se introduce en el recto un tubo con una cámara para hacer un examen detallado del intestino grueso.

El tratamiento de la diarrea consiste en tratar primero que todo la deshidratación. Hay que tomar abundantes líquidos. El agua es lo mejor para reemplazar los electrolitos que se han perdido, dado que el café, el té y otras bebidas cafeinadas pueden aumentar la deshidratación y los jugos de fruta y las bebidas gaseosas pueden empeorar la diarrea. Si el origen es un virus, eventualmente desaparecerá. Si la diarrea se debe a una infección bacteriana, el médico prescribirá antibióticos.

Para recuperarse de un ataque de diarrea será necesario cambiar tran-

¿Qué tiene que ver con esto el emperador de México del siglo XVI?

Se le conoce por una variedad de nombres pintorescos—la Venganza de Ghandi, el Estómago del Gitano, la Barriga de Delhi, las Carreras de Rangún, el Trote de Tokio, el Galope Gringo, el Pasodoble Azteca y la Revancha de Montezuma—para reflejar los momentos bochornosos por los que pasa quien se encuentra de viaje en tierra extraña. Esta enfermedad bacteriológica, más seriamente conocida como "la diarrea del viajero," suele producirse por tomar agua contaminada o comer alimentos muy condimentados a los que no se está habituado.

Para evitar la diarrea del viajero, no beba agua del chorro, ni siquiera para cepillarse los dientes. Beba y utilice solamente agua embotellada. No beba leche ni productos lácteos no pasteurizados y evite los helados, así como el hielo en las bebidas. No consuma carne ni pescado crudos o a medio cocer. No consuma mariscos, aunque estén calientes. Y evite todas las frutas y verduras crudas.

Si desea experimentarlo todo durante su viaje, recuerde llevar siempre consigo algún medicamento antidiarreico como Imodium AD.

sitoriamente la dieta. Conviene comenzar por ingerir únicamente líquidos claros, evitar los productos lácteos, los alimentos con alto contenido de fibra y los productos con alto contenido de azúcar. A medida que mejoran los síntomas, se debe moderar la dieta durante varios días comenzando por purés muy blandos hasta alimentos blandos antes de volver a la dieta normal.

En último término, conviene recordar que la diarrea es un problema común y, por lo general, aparece solo.

La Enfermedad de Crohn

La diarrea severa puede ser un signo de Enfermedad Intestinal Inflamatoria (EII) y puede resultar en compilaciones que ponen en riesgo la vida. Tanto la Enfermedad de Crohn como la colitis ulcerativa son EIIs capaces de producir inflamación del recubrimiento del tracto digestivo, lo que produce fuertes dolores abdominales y ataques de diarrea acuosa o sanguinolenta. Pero mientras que la colitis ulcerativa sólo afecta la capa más interna del recubrimiento del intestino grueso y el recto, la Enfermedad de Crohn puede presentarse en cualquier lugar del colon y lo hace difundiéndose profundamente en el tejido afectado.

La Enfermedad de Crohn se presenta en aproximadamente medio millón de norteamericanos y no tiene cura médica conocida. Esta enfermedad intestinal autoinmune hace que las células del área infectada de los intestinos secreten grandes cantidades de agua y sal que el colon no puede absorber, de manera que se acumula en los intestinos, produciendo eventualmente diarrea, cólicos abdominales debilitantes y deshidratación. La sangre en las heces puede llevar a una anemia severa y, naturalmente, el resultado final es falta de apetito y una marcada pérdida de peso. La fatiga es el resultado de falta de nutrientes y mala absorción de los líquidos y los electrolitos.

La Enfermedad de Crohn afecta principalmente a personas que se encuentran en la tercera década de la vida, el diagnóstico suele hacerse entre

Intestino Irritable

El Síndrome de Intestino Irritable (SCI) se conoce también como colon espástico, colitis espástica, estómago nervioso o colon irritable. Se considera que este trastorno afecta de un 10 a un 15 por ciento de la población y, por razones aún desconocidas, la incidencia en mujeres duplica la incidencia en los hombres. El síndrome de intestino irritable, caracterizado por dolor en la parte baja del abdomen, diarrea, estreñimiento, flatulencia, gas, náusea y dolor de espalda, puede representar un inconveniente leve para algunos y una experiencia espantosa para otros. Puesto que muchas otras afecciones pueden producir síntomas intestinales similares, entre ellas el cáncer intestinal, la endometriosis, la fibromialgia, los parásitos intestinales, la enfermedad de Crohn y la colitis ulcerativa, sólo el médico, de preferencia un gastroenterólogo con una amplia experiencia y una certificación de la Junta de la Asociación, puede descartar estas alternativas y diagnosticar debidamente un caso de síndrome de intestino irritable. Si aún no existe cura para este trastorno, la mayoría de quienes lo padecen, pueden, con la ayuda de su médico, encontrar un medio, ya sea dietético, médico o de estos dos combinados para manejar el problema.

los quince y los treinta y cinco años. Es más frecuente en personas de raza blanca que de raza negra y si se tiene ascendencia judía o europea, la probabilidad de desarrollarla es cuatro a cinco veces mayor. Sin embargo, los latinos no desarrollan Enfermedad de Crohn. Parece que la Enfermedad de Crohn tiene un aspecto genético. Aproximadamente el 20 por ciento de personas con enfermedad de Crohn tienen un padre, un hermano o un hijo que también presenta la enfermedad. Los factores ambientales, una dieta alta en contenido de grasa, los alimentos procesados y los carbohidratos refinados pueden también desempeñar un papel.

Hay evidencia que sugiere que la Enfermedad de Crohn puede ser producida por un virus o una bacteria; de forma muy similar a lo que ocurre en una reacción alérgica, el microorganismo invasivo no sólo activa el sistema inmune sino que hace que sobre reaccione, inflamando el sistema digestivo al hacerlo. Las colonoscopias y los TACs pueden revelar claramente la inflamación relacionada con la Enfermedad de Crohn.

De no tratar la deshidratación y la anemia que se presentan con esta afección, la Enfermedad de Crohn puede representar un riesgo para la vida. Otra complicación de esta enfermedad son las obstrucciones; la mucosa del intestino se puede inflamar hasta el punto de obstruir casi por completo el flujo de los alimentos en los intestinos. Además, la inflamación puede llevar a producir lesiones o úlceras que si se extienden totalmente por la pared intestinal pueden crear fístulas o conexiones anormales entre las distintas partes de los intestinos, produciendo a veces drenado del contenido intestinal hacia la piel. Debido a que la Enfermedad de Crohn afecta todo el organismo, algunos pacientes desarrollan artritis y cálculos biliares y renales, osteoporosis temprana y, naturalmente, cáncer de colon.

El objetivo del tratamiento de la Enfermedad de Crohn es reducir la inflamación. Por lo general, se prescriben esteroides y otros medicamentos para reducir la inflamación, mientras que se administran otras drogas para controlar el exceso de respuesta del sistema inmune. Se prescriben antibióticos para sanar las fístulas, analgésicos para aliviar el dolor debilitante e inyecciones de vitaminas para evitar la anemia.

Aunque no hay evidencia de que los alimentos produzcan la enfermedad, es un hecho que algunos de ellos y algunas bebidas pueden empeorar los síntomas. Se deben limitar los productos lácteos, ingerir alimentos bajos en grasa, comer porciones pequeñas y beber mucho líquido. Es importante consultar con un dietista. Aunque por mucho tiempo se pensó que el estrés tenía una fuerte relación con la Enfermedad de Crohn, ahora sabemos que no hay relación entre estos dos factores, aunque, sin duda, el estrés puede empeorar los síntomas. Por consiguiente, el ejercicio, el yoga, los ejercicios de relajación y la hipnosis pueden ayudar a reducir el estrés y a lograr un mejor manejo de la enfermedad y de sus síntomas.

Estreñimiento

Einstein jamás lo hubiera admitido pero no hay en este mundo nada más relativo que el hábito de ir al baño. Muchos se confunden con el concepto de lo que puede ser tener un "hábito intestinal normal." La respuesta es: entre tres veces por día o tres veces por semana. Es una gama lo suficientemente amplia como para abarcar a la mayoría de la población mundial y sugiere que lo que la mayoría considera estreñimiento, la evacuación poco frecuente de heces secas y endurecidas, probablemente no lo es. Además, dado el hecho de que los norteamericanos gastan 75 millones de dólares al año en laxantes, significa también que probablemente se está abusando de estos medicamentos.

El estreñimiento es la queja gastrointestinal más común en los Estados Unidos y representa aproximadamente dos millones de consultas médicas por año. Cerca del 80 por ciento de la población ha presentado estreñimiento en algún momento de la vida y es más frecuente en las mujeres que en los hombres.

Nuestros hábitos de ir al baño se ven afectados por la dieta y la costumbre y hay dos factores que tienen una gran influencia en lo que hacemos y no hacemos cuando se trata de la evacuación intestinal. Uno, es que entre más fibra se consuma, mayor será la regularidad. La típica dieta norteamericana incluye aproximadamente de 12 a 15 gramos de fibra por día, que no se acerca siquiera a la cantidad recomendada de 25 a 30 gramos de fibra por día. Lo mismo se aplica para el agua, simplemente no ingerimos suficiente líquido para un buen funcionamiento intestinal. ¿Bebe usted por lo menos de ocho a diez vasos de líquido por día? Eso es lo que debería hacer.

Otro factor que contribuye al estreñimiento es, sí, una vez más la falta de ejercicio. A medida que envejecemos nos tornamos menos activos, los intestinos no reciben el grado de actividad que requieren para procesar toda la fibra necesaria para un funcionamiento intestinal normal. Los viajes, el embarazo y el estrés también pueden empeorar el estreñimiento. Algunas enfermedades se asocian con un aumento del estreñimiento, entre ellas el lupus, la enfermedad de la tiroides, la esclerosis múltiple, el Parkinson y los accidentes cerebrovasculares. Igualmente, algunos medicamentos se han relacionado con el estreñimiento, sobre todo los analgésicos, los narcóticos, los antidepresivos, los tranquilizantes y las medicinas para la presión arterial.

Es normal presentar períodos breves de estreñimiento. Sin embargo, si se experimenta un cambio dramático en los hábitos intestinales, ya sea en frecuencia o en tamaño, si se tiene estreñimiento por más de tres semanas o si hay sangre en las heces, deberá consultarse de inmediato al médico. El médico realizará un examen físico, comprobará si hay problemas anatómicos como estreñimiento del tracto intestinal y buscará pólipos o tumo-

El Secreto de la Fibra

Muchos vegetales, frutas y granos tienen un alto contenido de fibra que ayuda a formar heces suaves y pesadas y a evitar el estreñimiento.

Los Vegetales Crudos	Frutas	Otros Alimentos
Calabaza	Manzanas	Cereales de grano entero
Brócoli	Duraznos	Pan integral
Repollitos de Bruselas	Frambuesas	Pan de siete granos
Repollo	Mandarinas	Habas verdes
Zanahoria		Fríjol rojo
Coliflor		Arveja de ojo negro
Calabacín		

res o la presencia de diverticulitis, una enfermedad en la que se forman pequeñas bolsas protuberantes en los puntos débiles del colon.

Haga lo que haga, no desarrolle una adicción a los laxantes. Hay quienes se tornan tan dependientes de los laxantes, que a menos que los tomen no pueden defecar. La clave para prevenir el estreñimiento es desarrollar hábitos intestinales regulares, aumentando el contenido de fibra en la dieta, comiendo a horas fijas y bebiendo mucho líquido. Además, no olvide que tiene que levantarse de su asiento y hacer ejercicio de vez en cuando.

Ya Han Pasado Dos Décadas, las que Quedan Dependen de Usted

Para el final de la década de los veinte años, habrá empezado ya el proceso de envejecimiento. Sí, así es, aunque no se nota demasiado. La masa muscular y la fuerza comienzan a disminuir, el cerebro también empieza a envejecer. Es posible que el hígado haya tenido que soportar un gran esfuerzo al intentar desintoxicarse de las drogas y el alcohol en su sistema. Los sentidos permanecen agudos, aunque el oído puede verse afectado por la exposición a un alto nivel de decibeles por los conciertos de grupos musicales de su gusto. Y la piel, aunque no está tan fresca como las nalgas de un bebé, no debe tener signos de envejecimiento en esta etapa de la vida, a menos que se haya expuesto excesivamente al sol. (Véase "La Salud de la Piel," página 154.)

Es fácil preocuparse por los aspectos de salud cuando está avanzando con todos los cilindros al máximo, como sucede cuando se tienen veinte años. Pero no es invencible. Lo que haga o deje de hacer ahora tendrá un profundo efecto de aquí a diez o veinte años. Sólo recuerde que la clave para una vida sana es muy sencilla: comer bien, no demasiado; hacer ejercicio regularmente, sobre todo si su trabajo es sedentario; y mantenerse alejado del cigarrillo y otras drogas. A diferencia de lo que pueda pensar, no le están haciendo ningún favor.

Lista de Salud para Esta Década

	Control del IMC
	Exámenes para Detección de Enfermedades de Transmisión Sexual/VIH
	Refuerzo de la Vacuna contra el Tétanos
	Examen Ginecológico (anual)
	Limpieza Dental (anual)
	Prueba de Colesterol (cada cinco años para hombres, si pertenecen al grupo de riesgo)
	Control de la Presión Arterial (cada dos años)
	Autoexamen de Mamas (mensual)
	Control de Piel (cada tres meses)
	Control de Salud Mental (para depresión, si fuese necesario)

Vivir con Responsabilidad

(La Cuarta Década: De los 30 a los 39 Años)

4

Es el momento de aceptar una mayor
responsabilidad.
Aumentan las presiones del trabajo, al igual
que los compromisos de familia—criar los
hijos y tener una casa, tal vez.
Y por primera vez los aspectos de salud
empiezan a aparecer en su radar.
Afortunadamente, cuando se trata de su salud,
estos aspectos suelen conocerse como
"los años que nos construyen o nos destruyen."

En esta década de la vida, el camino comienza a cambiar radicalmente de rumbo. Algunos ya han tenido hijos, otros están apenas empezando a formar una familia y otros han decidido no tener hijos. El que tenga o no tenga hijos desempeña una función muy importante en la forma como viva y en cómo se afectará su salud. Las personas sin niños son más propensas a fumar y a abusar del alcohol y de otras drogas. Quienes tienen niños, probablemente sienten el impacto de su trabajo, de su vida social y de las relaciones con su pareja.

Esto se reduce a una cuestión de tiempo, lo que uno decida hacer con el mismo, y si la salud está o no en su agenda. ¿Mi consejo? Si anteriormente su salud no era lo primero en su lista de prioridades, es mejor que ahora lo sea. Saber equilibrar el trabajo y la familia puede requerir mucho tiempo por no hablar de la necesidad de encontrar tiempo para hacer ejercicio en un día con un horario muy apretado. Dicho esto, algunos sostienen que estos son los años que nos construyen o nos destruyen en cuanto a la salud a largo plazo. Es cierto. Por ejemplo, si deja de fumar para cuando tenga treinta y cinco años, su expectativa de vida será muy similar a la de una persona que nunca ha fumado. Hasta cierto punto, podría decirse que es una amnistía presidencial. Si la necesita, aprovéchela ahora. Pero recuerde que cuando se trata de su salud, nunca es demasiado tarde para hacer ciertas mejoras. Cualquier mejora en cualquier momento de su vida será de gran beneficio para su salud.

La Nutrición

Pienso que, en general, los norteamericanos se preocupan más por la gasolina que utilizan en sus automóviles que por la comida que llevan a sus bocas. Somos una sociedad llena de excesos y uno de nuestros excesos más notorio es la forma como comemos y lo que decidimos comer. Somos el primer país del mundo en casi todo, pero nuestras tasas de mortalidad, nuestras tasas de cáncer, y nuestras tasas de muerte neonatal no son unas de las mejores del mundo. Somos líderes en investigación, líderes en capacitación académica, líderes en libertad de información, sin embargo, no somos líderes en el cuidado de nuestra salud. Tenemos todos los conocimientos del mundo sobre todo lo que ocurre en la vida, pero eso no ha tenido ningún impacto en nuestra salud. ¿Por qué? Pienso que la nutrición es parte de la razón y creo que conozco el porqué.

Nadie recibe instrucción sobre nutrición. No enseñamos nutrición en la escuela primaria y en muy raras ocasiones se enseña en la secundaria. Es posible que algunas universidades la ofrezcan como materia electiva. Pero nuestros padres nunca nos hablan de carbohidratos y proteínas como nos hablan de los pájaros y las abejas. Si combinamos esta falta de conocimiento con nuestro apetito por la diversidad, el sabor y la presentación, lo que tendremos como resultado es una cantidad de gente que no sabe nada sobre la comida que tiene en su plato.

Nunca es demasiado tarde para aprender sobre la nutrición. El aspecto fundamental de la nutrición es saber cómo equilibrar la ingesta calórica con el gasto calórico. Todo lo que comemos tiene un valor calórico. Si ingerimos más nutrientes que contengan un gran número de calorías y no quemamos esas calorías, el exceso de energía calórica se va a depositar como grasa y vamos a aumentar de peso. El peso y la grasa interferirán con las funciones normales del organismo. Por otra parte, si consumimos muy pocas calorías, digamos menos de mil doscientas calorías por día, el organismo no contará con la energía suficiente para mantener un nivel de funcionamiento adecuado. La ingesta calórica para un adulto normal debe estar entre mil quinientas y dos mil calorías por día.

El cuerpo requiere ciertos nutrientes para poder funcionar como es debido. Los nutrientes son las sustancias químicas que nuestro organismo recibe de los alimentos. Los nutrientes se utilizan para desarrollar los músculos, mejorar la transmisión de célula a célula y fabricar hormonas. En la descripción de los nutrientes, el término *esencial* significa que deben consumirse, el organismo, desafortunadamente, no los puede producir por sí mismo. Los nutrientes que necesitamos incluyen:

- Los animoácidos esenciales. El cuerpo requiere aminoácidos para producir nuevas proteínas corporales y reemplazar las proteínas dañadas a fin de desarrollar y mantener el organismo.
- Las vitaminas se reconocen como nutrientes esenciales específicamente relacionados a la funcionalidad de las células. Si tenemos deficiencia de minerales y vitaminas, desarrollamos un sistema inmune débil, desarrollamos trastornos del metabolismo celular, envejecimiento prematuro, escorbuto, coto y pérdida de masa ósea.
- Los ácidos grasos son también esenciales e indispensables para mantener la salud normal del cuerpo. Son responsables de la formación normal de hormonas y de algunas de las vías biológicas relacionadas con la inflamación y la reparación celular.
- Los azúcares son esenciales porque nos dan la energía para cargar nuestras células a fin de que funcionen de forma adecuada y permitan que otros nutrientes se utilicen debidamente. Si las células no tienen la molécula de azúcar para generar la energía que se requiere necesaria para repararse y funcionar y así trasmitir y utilizar adecuadamente los nutrientes, el resultado será el daño celular y la enfermedad.

Cada nutriente desempeña una o más funciones únicas que el organismo necesita para funcionar. Y debido a que se requiere una gran diversidad de nutrientes para mantenerse sano—proteínas, grasas, carbohidratos, minerales, vitaminas—hay que consumir una gran variedad de alimentos para obtenerlos todos cuando no somos conscientes de la unidad que existe en todos esos elementos, y es ahí cuando empezamos a tener problemas. Es como llenar el tanque de gasolina del automóvil y olvidarnos de cambiar el aceite cada tres mil quinientas millas u olvidar ponerle agua al radiador. El automóvil necesita la gasolina, el aceite y el agua, todas esas sustancias en las proporciones adecuadas, para poder funcionar bien. Lo mismo se aplica al cuerpo humano. El problema, como ya lo he dicho, es que aproximadamente una tercera parte de todas las comidas que consumimos en Norteamérica son alimentos preparados. El problema con los alimentos preparados es que sus contenidos carecen de equilibrio nutricional.

Lo que está lesionando nuestra salud es, en realidad, esta falta de conocimiento, combinada con nuestra obsesión por los alimentos procesados. Por lo tanto, tenemos que volver a lo básico, un buen ejemplo de lo cual es la dieta de los habitantes del mediterráneo. Su dieta está bien balanceada con vegetales y frutas, pescado y carne, y los aceites buenos, insaturados, como el aceite de oliva. En la actualidad, muchos creen que si se limitan a consumir alimentos bajos en grasa o totalmente libres de grasa no aumentarán de peso. Eso es un mito. Porque aumentar de peso tiene que ver con la ingesta calórica. Si come una ensalada y le agrega queso y huevos y todo lo demás en el libro, aunque sólo se trate de ingredientes bajos en grasa, estará consumiendo una gran cantidad de calorías. Además, el tamaño de las porciones también importa, en términos de la cantidad de calorías que se consume. Es un simple cálculo matemático.

No hay alimentos mágicos que le ayuden a quemar calorías ni a cambiar su metabolismo celular. No hay ningún alimento que sea más activo dentro del organismo que otro. Hay quienes piensan que comer una toronja al día o tomar sopa de repollo va a ayudarles a quemar la grasa. Pero no existe tal cosa. Sólo hay una forma de quemar todas esas calorías adicionales y ésta es el ejercicio, cualquier ejercicio que sea.

Pregúntele al Dr. Manny

REFRIGERIOS: PASE POR ALTO LA SODA Y LOS DULCES

"Muy bien, Dr. Manny, fue difícil pero dejé las sodas y los dulces. Ahora como apio como refrigerio. Pero hoy, un compañero de trabajo me dijo que el apio es terrible como refrigerio. ¿Lo es? ¿Qué toma usted como refrigerio?"

El apio es sólo agua y fibra, no le dará la energía necesaria que debe obtener de un refrigerio. Si necesita un refrigerio, coma algunos alimentos crudos altos en energía. Yo comería un pimentón en la forma en que otros se comen una manzana. Es delicioso, dulce, tiene vitaminas, minerales y antioxidantes que ayudan a controlar la presión arterial. También las nueces son un excelente refrigerio. Ya sea almendras tostadas al natural—no las que están fritas en aceite ni las que tienen sal—o pistachos, también las semillas de ahuyama—todos estos son alimentos excelentes para obtener energía.

Cómo Comer

No se trata solamente de *cuánto* ni *qué tanto* comamos, ese es el problema en la actualidad, sino de *cómo* come la mayoría. Muchos dejan de tomar el desayuno, se apresuran a almorzar cualquier cosa a medio día y luego ingieren una enorme comida a las siete de la noche. El problema está en que uno no necesita todo ese combustible por la noche. Necesitamos un poquito de todo durante el día, mientras estamos activos, moviéndonos, pensando, o desarrollando estas dos actividades. Entonces, ¿qué pasa a mediodía, si esta es nuestra forma de comer? Sin un buen abastecimiento de energía, el metabolismo se altera. Tiene cambios bruscos en el nivel de azúcar. Las hormonas enloquecen, mientras intentan sacar de alguna parte el combustible que usted requiere. Todos me dicen una y otra vez, yo no como, entonces, ¿por qué no adelgazo? Esa es la respuesta. Su metabolismo está descontrolado y hay que ponerlo de nuevo en orden.

Lo ideal para un óptimo consumo de energía y un buen metabolismo es que se debe comer a intervalos de tres horas. Así, por ejemplo, si usted desayuna a las siete de la mañana, tendría que tomar un refrigerio a las diez, el almuerzo a la una, otro refrigerio a las cuatro y la comida a las siete. Y, claro está, beber mucho agua en los intervalos porque el agua es necesaria para el metabolismo celular. Si piensa en la secuencia de cómo se está quemando el combustible durante el día en esta situación, su metabolismo estará en movimiento continuo, y, por lo tanto, su nivel de energía no descenderá. Estará quemando con mucha eficiencia todos los alimentos que consume durante el día.

Suplementos

Si consume una dieta balanceada con frutas, vegetales, cereales, pescado y todo lo demás, no necesitará tomar suplementos. Pero ¿cuántos de nosotros realmente comemos una dieta balanceada? Y aún si lo hiciéramos, debido a que todos estamos predispuestos a ciertas enfermedades y procesos de envejecimiento, ser proactivos y agregar a nuestra dieta algunos suplementos puede ser una buena idea. Pero antes de ingerir suplementos como si fueran dulces de una bolsa de M&Ms, confirme con su médico para saber cuál es el suplemento que más le conviene. Algunos pueden ser tóxicos, otros pueden producir alergias o reacciones cruzadas con otros medicamentos que esté tomando. Sin embargo, no hay duda de que algunos suplementos pueden tener beneficios específicos para la salud y pueden reducir el costo de la atención médica al mismo tiempo.

Yo particularmente estoy a favor de cinco suplementos que han sido muy bien estudiados y aprobados para apoyar una óptima salud. Me encantan los ácidos grasos omega-3. Son una importante contribución al mejoramiento de la salud humana. Algunos estudios han demostrado que los ácidos omega-3 son buenos para prevenir la enfermedad cardiaca así como la depresión, la artritis reumatoidea y el asma. Se puede obtener omega-3 comiendo vegetales verdes y pescado o tomando una tableta de aceite de pescado. El omega-3 ayuda al metabolismo de las grasas y mantiene el equilibrio entre el colesterol bueno y el malo.

El calcio es otro suplemento excelente, especialmente el que viene con vitamina D. La ingesta de calcio es un factor importante para la salud ósea y puede desempeñar un papel en la prevención del cáncer de colon. Aunque no parece ser la bala de plata que todos esperaban que fuera, la investigación ha demostrado que los suplementos de calcio pueden reducir significativamente la incidencia de fracturas de fémur entre las personas de sesenta y cinco años o más.

El ácido fólico y el folato son formas de vitamina D soluble en agua que se encuentran naturalmente en los vegetales de hoja como las espinacas y los rábanos. Las habas y alverjas secas, los productos de cereales fortificados y algunas otras frutas y vegetales. Los suplementos de ácido fólico han actuado como salvavidas para prevenir los defectos del tubo neural en los niños. También son muy benéficos para la función celular y la prevención de las enfermedades cardiacas.

Me gusta también la glucosamina. Tiene buenos efectos antiinflamatorios, sobre todo para los cartílagos, pero pienso que también es un suplemento muy bueno porque ayuda a mejorar la función articular y alivia los síntomas de inflamación y dolor.

Otros suplementos que se consideran que son importantes contribuciones para la salud incluyen el palmetto saw, la fruta de la palma de abanico, para los hombres. Los nativos norteamericanos lo consumían como alimento y lo utilizaban también para tratar los problemas urinarios y genitales. Algunas investigaciones han demostrado que es efectivo para tratar la hiperplasia de la próstata. Aumenta el flujo urinario y no tiene riesgos conocidos.

La Salud de la Piel y el Cáncer

Al verla no lo pensaríamos, pero la piel es un órgano al igual que el corazón o que el hígado. Es también el órgano más grande del cuerpo. Además, la piel es el órgano que nos define. Es el límite entre el ser y el mundo exterior. Protege nuestros órganos internos de las amenazas del medio ambiente. Además, para muchas personas, la apariencia de la piel, la presencia o ausencia de arrugas en la piel, por ejemplo, es lo que define el envejecimiento, mucho más que el estado de los órganos vitales internos. Nuestra piel es muy importante para nosotros, la salud de la piel no es algo en lo que pensemos con frecuencia (a veces no pensamos en ella en absoluto).

Como parte de nuestro cuerpo, la piel es el órgano más expuesto al medio ambiente, la luz solar es su mayor amenaza y el exceso de exposición a los rayos solares parecer ser el factor más importante en el desarrollo de cánceres de piel, que ha ido aumentando en frecuencia a nivel mundial. Uno de cada cinco norteamericanos presentará cáncer de piel y aproximadamente diez mil morirán cada año por esta causa. Desde hace mucho tiempo, el cáncer de piel se ha considerado como un problema que afecta sólo a las personas mayores de cincuenta años, sin embargo, en los últimos veinte años, la incidencia de cáncer de piel en personas de cuarenta y menores se ha multiplicado de forma explosiva. Debemos pensar en la piel antes de que sea demasiado tarde.

El sol emite dos tipos de radiación ultravioleta. Los rayos ultravioleta A (UVA), que penetran más profundo en la piel, son los principales responsables del desarrollo del melanoma, el tipo de cáncer de piel más letal. Los rayos ultravioleta B (UVB) son responsables de la quemadura del sol y causan cánceres que no son melanomas de las células dérmicas escamosas y basales. Aunque los melanomas representa sólo el 4 por ciento de los cánceres de la piel, son responsables de cerca del 75 por ciento de todas las muertes. Por lo general, los melanomas comienzan como manchas planas de un cuarto de pulgada, moteadas de puntos café claro o negros, con bordes irregulares. Estas manchas pueden tornarse rojas, azules o blancas, formar una costra en la superficie, o sangrar. Generalmente aparecen en la región alta de la espalda, en el torso, en la parte baja de las piernas, en la cabeza y el cuello, pero se pueden presentar en cualquier parte del cuerpo.

Si bien el cáncer de piel es el más común de los cánceres y el responsable del mayor número de muertes de mujeres jóvenes en comparación con los demás tipos de cáncer, es también el más prevenible. La mejor defensa contra el cáncer de piel es la protección antisolar. Debido a que los rayos ultravioleta pueden dañar la estructura celular de la piel, el uso de protectores antisolares es importante, debe comenzar a una edad temprana y debe continuar durante toda la vida. Siempre que esté expuesto al sol, conviene utilizar un filtro solar con un Factor de Protección Solar

DATOS SOBRE LA PIEL

Número de días que se requiere para que la piel se renueve: 28

Grosor de la piel humana en pulgadas: 0.06 a 0.16

Peso promedio de la piel de un hombre adulto en libras: 7

Área superficial de la piel de un hombre adulto en pies cuadrados: 22

Millones de células dérmicas en un adulto promedio: 300

Número de vellos por pulgada cuadrada de piel: 10

Número de glándulas sudoríparas en un cuadrado de media pulgada de piel: 100

Longitud en pies de los vasos sanguíneos en media pulgada cuadrada de piel: 3.2

Número de días que se requiere para que la piel cambie totalmente: de 52 a 75

(SPF, por su sigla en inglés) de 15 o más. Se debe aplicar de 15 a 30 minutos antes de salir y se debe reaplicar cada dos horas. Si no puede evitar estar afuera en las horas de mayor intensidad de luz solar—de las 10 a.m. a las 4 p.m.—busque la sombra, siempre que sea posible, o use un sombrero, una visera, anteojos de sol y otra ropa protectora durante períodos prolongados de exposición al sol.

Mitos Acerca del Sol

Los productos para protección antisolar lo protegen contra todos los rayos ultravioletas del sol.

FALSO. Lo protege de los rayos UVB, pero no hay un producto de protección solar que filtre los rayos UVA, que son los que causan melanomas. Por lo tanto, el simple hecho de usar un filtro solar no lo protege 100 por ciento.

No hay necesidad de volverse a aplicar filtro solar al salir del agua si utiliza un filtro solar en loción a prueba de agua.

FALSO. No existe un filtro solar a prueba de agua. Si entra en el agua, deben reaplicarse estas cremas de inmediato porque el agua las disuelve.

El bronceado es signo de una piel saludable.

FALSO. Un bronceado es signo de daño de la piel. El bronceado es el resultado de la producción adicional de pigmento (coloración) que la piel produce para protegerse de la quemadura de los rayos solares ultravioleta.

Puesto que el cáncer de piel tiene una tasa de curación del 95 por ciento cuando se detecta temprano, cuando esté terminando la década de los treinta años debe hacer que un dermatólogo le examine la piel cada dos años. Esto es de suma importancia si usted está en el grupo de personas con mayor riesgo de desarrollar cáncer de piel (Véase "En Gran Riesgo," en esta página). Durante un examen de piel, usted se desvestirá totalmente y el dermatólogo examinará todo su cuerpo en busca de marcas de nacimiento atípicas, manchas y lunares. Esto podría salvarle la vida.

Dejando a un lado los cánceres de piel, la exposición crónica a los rayos solares produce manchas en la piel y arrugas prematuras. También el cigarrillo daña la piel. Por otra parte, el envejecimiento de la piel puede retardarse con una buena dieta. Algunos alimentos como el salmón y los aceites omega-3 que se encuentran en el salmón, han demostrado ser extremadamente benéficos para la salud de la piel. Por otra parte, si bien las cremas para la piel reducen el desecamiento o mejoran el exceso de grasa, no alteran la salud general de ésta. Simplemente actúan en la capa superficial de la dermis. La buena salud de la piel viene de adentro.

> ### En Gran Riesgo
>
> Cualquiera puede presentar cáncer de piel, pero este riesgo aumenta si usted:
>
> - Tiene historia familiar de cáncer de piel
> - Tiene muchos lunares o lunares grandes
> - Tiene pelo rubio o rojo natural
> - Tiene ojos azules o verdes
> - Ha tenido quemaduras de sol cinco o más veces
> - Se ha expuesto en exceso al sol desde muy temprano en la vida
> - Es caucásica con piel clara.

Una Glándula Pequeña que Desempeña un Trabajo Grande

Para una glándula pequeña, la tiroides tiene una enorme fuerza. Esta pequeña glándula en forma de mariposa, que se encuentra en el cuello, justo debajo de la manzana de Adán, tiene influencia en todos los órganos, en todo el tejido y en las células del organismo. En otras palabras, controla nuestro metabolismo. La tiroides produce las hormonas T3 y T4, que indican a nuestro organismo cómo debe utilizar la energía. El termostato que le indica a la tiroides cuánta hormona producir se encuentra en la base del cráneo y se conoce como glándula pituitaria. Cuando nuestros niveles de hormona tiroidea descienden o aumentan, la glándula pituitaria libera su propia hormona, la TSH, que, a su vez, le indica a la tiroides que produzca más o menos hormona tiroidea.

Más de 20 millones de norteamericanos tienen una glándula tiroides reactiva o hiporreactiva. Hasta la mitad de los casos de enfermedades de la tiroides en los Estados Unidos pasan inadvertidos. Al no recibir tratamiento, una tiroides enferma puede incrementar los niveles de colesterol y producir infertilidad, debilidad muscular, osteoporosis y, en casos excepcionales, un estado de coma o la muerte.

El *hipertiroidismo* se presenta cuando la tiroides produce demasiada hormona y nuestro metabolismo se acelera. Algunos de los síntomas pueden incluir irritabilidad, temblor, debilidad muscular, pérdida de peso, trastornos de sueño y un agrandamiento de la glándula tiroides. Una de las causas más comunes del hipertiroidismo es la Enfermedad de Grave o el Bocio Tóxico Difuso, un crecimiento anormal de la tiroides generalmente producido por una afección autoinmune, aunque a veces no se puede determinar su causa. El hipertiroidismo se produce también por otras razones como la presencia de un nódulo dentro de la misma glándula que comienza a liberar grandes cantidades de hormonas.

El *hipotiroidismo* es lo contrario del hipertiroidismo. En esta afección, la glándula tiroides produce muy poca hormona tiroidea y el metabolismo se hace más lento. Los síntomas incluyen cansancio, aumento de peso y voz ronca, intolerancia al frío e irregularidades menstruales. Una de las razones más comunes para el hipotiroidismo es la inflamación de la tiroides, conocida como tiroiditis. Por lo general, esta afección se relaciona con el sistema inmune, se producen anticuerpos contra la glándula tiroides que interfieren con su funcionamiento normal.

Uno de los elementos clave y necesario para un funcionamiento normal de la tiroides es el yodo. Una cantidad excesiva o insuficiente de yodo puede alterar el nivel de la hormona. Aunque esta afección se ha corregido en el mundo industrializado con la introducción de la sal yodada, sigue siendo muy frecuente en muchas áreas del mundo.

El diagnóstico de la enfermedad de la tiroides es relativamente fácil de hacer, por lo general examinando los niveles de hormonas como la TSH. Si se sospecha un agrandamiento de la glándula tiroides, pruebas de imagenología, como una ecografía o una resonancia magnética, pueden confirmar el diagnóstico. Si se sospecha un tumor, será necesario practicar una biopsia para confirmar el diagnóstico. Se dispone de tratamiento efectivo, incluyendo cirugía.

La clave para el manejo de una tiroides hipoactiva es la terapia de reemplazo hormonal, por lo general, se utiliza una hormona sintética, conocida como levotiroxina. Para los casos de hiperactividad de la tiroides, la reducción de la cantidad de hormona regula la glándula tiroides. En estos casos, se prescribe yodo radioactivo, que reduce la actividad de la tiroides. La cirugía de la glándula tiroides se reserva para las áreas hiperactivas de la glándula, donde un nódulo produce grandes cantidades de hormona.

Aunque la enfermedad de la tiroides es una afección que dura toda la vida, cuando se trata adecuadamente quienes la sufren pueden llevar una vida saludable y normal. Después de los treinta y cinco años, tanto los hombres como las mujeres deben ser examinados para detectar la enfermedad de la tiroides.

Las Infecciones de la Vejiga

¿Sabía que, normalmente, la orina es estéril? Cuando la orina se contamina, es porque se tiene una infección de la vejiga, que también se conoce como infección del tracto urinario o ITU. Son infecciones muy comunes en las mujeres debido a la anatomía pélvica femenina. La uretra femenina es muy corta en comparación con la uretra masculina, cuya longitud se alarga por el pene. Las mujeres tienden a presentar más infecciones de la vejiga en la década de los treinta años porque muchas han tenido niños para entonces y los partos vaginales pueden aflojar el soporte vaginal y hacer que sean más propensas a las infecciones de la vejiga. En los hombres, el pene no circuncidado se ha relacionado con un incremento en las infecciones de la vejiga. Sin embargo, la causa más común de infección de la vejiga en los hombres es una infección bacteriana de la próstata.

Son básicamente cinco las razones de las infecciones de la vejiga en la mujer. En primer lugar, los jabones pueden producir irritación y ardor en la uretra, que es la apertura del conducto que se conecta a la vejiga. En segundo lugar, es muy común que las mujeres no vacíen totalmente su vejiga a tiempo. Es algo frecuente con las profesionales que están constantemente yendo de un lado a otro y nunca tienen tiempo de ir al baño. Trancar la orina en la vejiga crea una fuente potencial de desarrollo bacteriano. En tercer lugar, muchas personas tienen anomalías anatómicas del sistema urinario. A veces tienen uretras y vejigas pequeñas o uretras más largas y torcidas; cualquier deformidad que no permita la evacuación adecuada y total de la orina puede ser causa de infecciones de la vejiga. En cuarto lugar, las mujeres que sufren de estreñimiento pueden experimentar infecciones de la vejiga porque las heces endurecidas en el recto pueden presionar contra la vejiga impidiéndole un vaciamiento adecuado. En quinto lugar, el no secarse debidamente hace que las bacterias pasen de la región anal a la uretra.

Los síntomas de infección de la vejiga incluyen ardor, dolor, frecuencia o urgencia, evacuación de pequeñas cantidades de orina a la vez, fiebre, sangre en la orina y una orina de olor fétido. De no tratarse de inmediato, la infección puede diseminarse por la vejiga, a través de los uréteres y hacia los riñones, donde puede producir una infección renal llamada pielonefritis, que hay que tomar en serio. El dolor en la parte baja de la espalda, la fiebre y el vómito son signos de infección renal.

Los médicos pueden diagnosticar las infecciones de la vejiga con base en los signos y síntomas. Además, puede ordenar lo que se llama una "muestra limpia" donde recogen orina a través de una pequeña sonda insertada en la vejiga a través de la uretra, para ver si contiene bacterias. Además, un examen de orina puede indicar la presencia de bacterias y un

Para Mejorar la Salud de la Vejiga

Como siempre, la prevención es la mejor medicina. Siga estos cuatro pasos para superar las infecciones del tracto urinario.

1. Orine con frecuencia.

Esto ayuda a eliminar las bacterias, los parásitos y otros bichos de su sistema, por lo que hay que ir frecuentemente al baño—al menos cada vez que lo requiera—y debe vaciar totalmente su vejiga cada vez. Además, recuerde que debe orinar antes de tener relaciones sexuales, dado que la actividad sexual puede empujar los organismos extraños hacia la uretra, el conducto por el cual se evacua la orina de la vejiga.

2. Beba muchos líquidos.

El agua es excelente. Los remedios caseros como el jugo de arándano no curan las infecciones de la vejiga, pero las pueden prevenir. La acidez del jugo de arándano puede impedir que las bacterias y otros organismos extraños se adhieran al recubrimiento de la vejiga y pueden también inhibir el desarrollo bacteriano debido a que acidifica la orina.

3. Algunas cosas que deben evitarse:

Los jabones y aceites de baño irritantes. La ropa interior apretada. El estreñimiento.

4. Mantenga una higiene adecuada.

La limpieza después de una deposición debe ser de adelante hacia atrás, puesto que las bacterias de la región rectal pueden producir muchas de las infecciones del tracto urinario.

examen de sangre debe mostrar nitritos, un subproducto de las bacterias, si hay una infección de la vejiga.

Las infecciones de la vejiga se tratan con antibióticos. Por lo general, se deben tomar antibióticos por siete días, si el resultado de un cultivo de orina muestra que las bacterias son sensibles a un antibiótico específico, esto debe ser suficiente para eliminar la infección. Las mujeres que presenten dos o más episodios de infección en el tracto urinario en un período de seis meses tal vez requieran antibióticos de manera continua con una dosis baja. Si usted presenta infecciones recurrentes, el doctor verificará si hay alguna deformidad anatómica que pueda requerir cirugía.

¿Produce Usted Cálculos?

Las estadísticas cambian cuando se trata de cálculos renales. Los hombres son mucho más propensos a producir estos cálculos que las mujeres, debido a que sus conductos son más largos que los de las mujeres—los riñones, los uréteres, la vejiga y la uretra—lo que permite la acumulación de estos cálculos.

Los cálculos renales son una de las afecciones más comunes y más dolorosas del tracto urinario, por las que más de medio millón de personas llegan a las salas de urgencia cada año. Los cálculos biliares están compuestos de cristales que se separan de la orina y se acumulan en las superficies internas del riñón. Con frecuencia, estos cristales son minúsculos y pasan a través de la uretra sin producir dolor. Pero a veces se acumulan como el sarro en los dientes, y cuando se tornan muy grandes, pueden causar un dolor insoportable, orina con sangre, náusea, vómito, fiebre e incapacidad para orinar.

Las personas propensas a formar cálculos renales tienen un desequilibrio de sales y minerales en su dieta y, por consiguiente, en la orina. Se pueden formar distintos tipos de cálculos a partir de las sales en la orina. Los cálculos de calcio que se forman del calcio (proveniente de los productos lácteos y de los vegetales de hoja verde) y de oxalato (del chocolate, el té, el café, las espinacas y las fresas), son los cálculos renales más comunes. Por consiguiente, una forma de evitarlos es analizar su dieta ¿consume demasiado calcio? Una de las razones de la formación de cálculos podría ser el exceso de vitamina D. Algunas enfermedades, como el hiperparatiroidismo o la sarcoidosis, pueden hacer que haya un exceso de calcio en su organismo. Otros cálculos se componen de ácido úrico, producido por comer demasiada carne roja. Las personas que sufren de gota o quienes han recibido quimioterapia pueden formar cálculos de ácido úrico. Quienes tienen infecciones renales crónicas pueden acumular amoniaco en su sistema, proveniente de las bacterias, y también el amoniaco puede formar cálculos.

La edad promedio del inicio de los cálculos renales es la década de los treinta años, es una enfermedad que suele ser hereditaria. Algunos medicamentos como el uso excesivo de antiácidos con base de calcio, medicamentos para la tiroides y pastillas para el agua aumentan el riesgo de cálculos biliares. No es de sorprender que las deformaciones anatómicas, como nacer con un solo riñón, puedan también afectar la incidencia de este problema. Una dieta alta en proteínas y baja en fibra puede contribuir a la formación de cálculos. También pueden producirse por deshidratación, falta de ejercicio y escasa movilidad, dado que esto simplemente permite que los elementos se acumulen en su organismo.

Un médico que sospeche la presencia de cálculos renales con base en los síntomas que usted describa puede confirmar su diagnostico realizando un análisis de sangre, o un análisis de orina, una radiografía, o un holograma, en el que se inyecta una sustancia de contraste en la vejiga para revelar los cálculos que no se detectan en una placa de rayos X.

El tratamiento de los cálculos renales depende de su tamaño y ubicación. La mayoría puede tratarse sin cirugía, simplemente lavando el sistema, bebiendo dos o tres litros de líquidos por día y permaneciendo físicamente activo. Si hay una infección asociada con el bloqueo, se le prescribirán antibióticos. Otro tratamiento disponible es la litotripsia, en la que una onda sonora de choque intenta romper los cálculos para permitir que los cristales se eliminen en la orina. También existe la posibilidad de extirpar los cálculos quirúrgicamente. Es mucho lo que se puede hacer para evitar los cálculos renales: mantener una dieta balanceada, hacer ejercicio y beber mucho líquido, de dos a tres cuartos (un poco menos de tres litros) de agua por día.

Problemas Ginecológicos
(Solo para Mujeres)

Entre más compleja la maquinaria, mayor la experiencia necesaria para arreglar cualquier cosa que se dañe en ella. Esto se aplica a los automóviles exóticos y a algunas de las partes más exóticas de la anatomía humana. Por lo tanto, tenemos una rama de la medicina conocida como la ginecología que se especializa en el tratamiento de los órganos femeninos únicos de la anatomía humana—la vulva, la vagina, el útero, las trompas de Falopio y los ovarios. Cualquier mujer, de cualquier edad, puede tener un problema ginecológico, pero a medida que las mujeres se hacen un poco más viejas, los problemas ginecológicos son más frecuentes que otros.

La *vaginitis,* una infección o inflamación de la vagina, es probablemente la enfermedad más común que puede presentar una mujer. Se conoce con muchos nombres y con frecuencia es difícil descubrir las razones reales que originan la inflamación, uno de los nombres más comunes es el de la infección por levaduras. Sin embargo, son muchos los organismos que pueden producir inflamación vaginal, la levadura *Candida albicans* es uno de ellos. Las bacterias, los parásitos y los virus también pueden desencadenar una vaginitis, al igual que una reacción alérgica o un cambio hormonal.

Normalmente, la región de la vagina es el área del cuerpo donde hay un equilibrio de bacterias y levaduras. Pero cuando se tiene cualquier afección, ya sea un problema médico como una diabetes, o si se está tomando algún medicamento, como antibióticos, el equilibrio de la flora vaginal se altera y ya sean las levaduras o las bacterias, éstas proliferan y se produce una infección vaginal.

Los síntomas de la vaginitis incluyen ardor, picazón, flujo vaginal anormal, coito doloroso y dolor al orinar. No obstante, en la mayoría de las mujeres que presentan infecciones vaginales no hay síntomas. Un examen físico practicado por un médico puede revelar una vaginitis que puede tratarse fácilmente con medicamentos tópicos u orales.

Los problemas relacionados con la menstruación son otra fuente de quejas ginecológicas. Uno de ellos es la *dismenorrea,* una menstruación dolorosa que, por lo general, se debe a las contracciones uterinas cuando se produce el sangrado durante el ciclo menstrual. Esto puede empezar ya en la adolescencia, cuando una joven comienza a tener su ciclo menstrual, aunque para muchas mujeres sólo se desarrolla con el tiempo. Puede durar unas horas o varios días. Otros síntomas asociados con la dismenorrea incluyen dolor de cabeza, sensibilidad en el área de la pelvis, dolor de espalda, diarrea y náusea, todos los cuales pueden atribuirse a las contracciones del útero que se producen durante la menstruación. Para muchas mujeres, los tratamientos más efectivos son simples analgésicos o sedantes. En casos severos, la administración de un medicamento para reducir la cantidad de sustancias bioquímicas llamadas prostaglandinas, que se producen durante la menstruación, alivia el dolor.

El *síndrome premenstrual* o SPM, es un conjunto de manifestaciones conductuales debidas a los cambios hormonales que se producen dos semanas antes de la menstruación. Los síntomas en sí aparecen justo antes o durante la menstruación. Hasta el 40 por ciento de las mujeres puede presentar el SPM, aunque sólo de 5 a 10 por ciento presentan la forma severa que requiere tratamiento. Los síntomas conductuales van desde depresión, agresión e irritabilidad y ansiedad hasta cambios de ánimo, tensión nerviosa y deseo de consumir determinados alimentos. Para muchas mujeres el SPM incluye también dolor de cabeza y cansancio. Debido a que se trata de un problema difícil de identificar, el tratamiento no es fácil.

Los cambios en la dieta y otros cambios en el estilo de vida pueden tener un efecto directo en el SPM. Las mujeres que hacen ejercicio rutinariamente dicen presentar menos síntomas de SPM. La reducción de la sal en la dieta puede ayudar a minimizar la distensión e inflamación mientras que la disminución del consumo de cafeína y alcohol pueden minimizar la irritabilidad y los cambios de ánimo. El yoga, la meditación y otras técnicas de relajación pueden ayudar a reducir las molestias físicas del SPM y el estrés. El calcio y dosis moderadas de magnesio y vitamina E también pueden ser útiles para disminuir muchos de los síntomas del SPM. Otros tratamientos para el SPM incluyen antiinflamatorios, como ibuprofeno para reducir el dolor asociado con el SPM y diuréticos, que pueden contribuir a retención de líquido y aliviar la distensión.

Otra afección ginecológica común es la *endometriosis,* que se presenta en cerca del 20 por ciento de las mujeres norteamericanas en edad fértil. El nombre de esta afección se debe a que compromete el endometrio, el tejido que recubre el útero. Desempeña un papel primordial en el proceso de dar a luz y se elimina durante la menstruación. En la endometriosis, las células del endometrio migran y se incrustan por fuera del útero o en el músculo mayor del útero. Durante las menstruaciones, estas células fuera de lugar reaccionan en la misma forma que el endometrio mismo, donde se produce el sangrado. Cuando estas células se encuentran por fuera del útero comienzan a sangrar, pueden crear cólicos menstruales excesivos y un dolor intolerable. Además, si dichas células son numerosas, pueden producir un dolor muy fuerte durante la relación sexual y pueden bloquear las trompas de Falopio, causando infertilidad.

El ginecólogo puede diagnosticar una endometriosis después de un análisis cuidadoso de la historia clínica de la paciente y un examen físico, por si fuere necesario, mediante una laparoscopia. En este procedimiento, se introduce un pequeño escopio visual a través de una punción pequeñísima en el abdomen, lo que permite tener una buena visualización de la anatomía interna de la pelvis y de cualesquiera sitios endometrióticos que pueda haber. Estos sitios pueden ser extirpados quirúrgicamente o quemados. Si el cubrimiento es significativo, se pueden administrar otros tratamientos como una terapia hormonal para tratar de desintegrar esos tejidos o lograr que se reabsorban. Cuando la endometriosis es muy severa, es posible que las pacientes deban someterse en último término a una histerectomía, que consiste en la extirpación del útero y los tejidos circundantes.

Un *fibroma uterino* es un tumor en la pelvis femenina. Se trata de nódulos de músculo liso y tejido conectivo que se desarrollan dentro de la pared del útero. Su tamaño varía de unos pocos milímetros hasta veinte centímetros y son más comunes en las mujeres negras que en las blancas. Aunque los fibromas en raras ocasiones se asocian con cáncer, en casos excepcionales se pueden convertir en lesiones cancerosas. La obesidad se ha relacionado con el desarrollo de fibromas aunque esta asociación no es muy segura.

Menopausia Precoz

Algunos tratamientos médicos como la radiación y la quimioterapia pueden producir una menopausia prematura. (Véase "Los Cambios," página 215). Lo mismo ocurre con una histerectomía total, que es la extirpación quirúrgica del útero y los ovarios. Un 1 por ciento de las mujeres presentan una *falla ovárica prematura* (FOP), se ve por lo general, en mujeres menores de cuarenta años y se deben a factores genéticos o a una enfermedad autoinmune. La FOP ha intrigado a los investigadores durante décadas y hasta el momento no existe un tratamiento seguro y efectivo para restaurar el funcionamiento normal de los ovarios.

Las mujeres que presentan fibromas, sobre todo cuando son pequeños, pueden no tener ningún síntoma. Si los fibromas son un poco más grandes, las mujeres se quejarán de sensación de presión, menstruación dolorosa, dolor de espalda, períodos menstruales excesivos o muy fuertes, deseos frecuentes de orinar debido a la presión sobre la vejiga, o relaciones sexuales dolorosas.

Según el tamaño, la ubicación del fibroma y la edad de la paciente, el tratamiento puede variar desde una simple observación hasta una miomectomía, la extirpación quirúrgica de los fibromas, o una histerectomía. Ahora hay nuevos procedimientos no invasivos que las mujeres deben tener en cuenta, como la embolización, que implica bloquear los vasos que alimentan los fibromas en un intento por reducir su tamaño, y la criocirugía o congelamiento de los fibromas.

Cáncer del Cuello Uterino

El cáncer de cervix o cáncer del cuello uterino es uno de los cánceres más comunes en las mujeres. El cuello uterino es la parte inferior del útero y conecta la parte superior del útero, donde se desarrolla el feto, con la vagina o canal de parto. Normalmente cerca de diez mil mujeres presentan cáncer del cuello uterino y cerca de cuatro mil mueren cada año por esta causa. Es raro que ocurra en mujeres menores de veinte años; la mitad de las mujeres diagnosticadas con este cáncer están entre los treinta y cinco y los cincuenta y cinco años.

El cáncer del cuello uterino era una de las causas de muerte más comunes en las mujeres norteamericanas, pero su incidencia se redujo en 74 por ciento durante la segunda mitad del siglo XX, gracias a la citología, una prueba de detección de cambios precancerosos en el cervix.

Ahora, a comienzos del siglo XXI, hay aún más buenas noticias en la batalla contra el cáncer de cuello uterino. Con la aprobación de la FDA de una nueva vacuna llamada Gardasil, en el 2006, es posible que pronto el cáncer de cuello uterino sea historia antigua. La vacuna, aprobada para niñas y mujeres entre los nueve y los veintiséis años se dice que protege contra el 70 por ciento de los cánceres cervicales y el 90 por ciento de las verrugas genitales producidas por el virus de papiloma humano (VPH). Se espera que la vacuna salve miles de vidas en los Estados Unidos y cientos de miles de vidas en todo el mundo.

La Infertilidad

La infertilidad es una enfermedad del sistema reproductivo que se define como la incapacidad de quedar embarazada después de un año de relaciones sexuales no protegidas. Es un mito el que si uno se esfuerza el embarazo está garantizado. La infertilidad es una afección médica.

Se presenta infertilidad en una de siete parejas. Aunque suele suponerse que la infertilidad es principalmente un problema femenino, en realidad no es así. Aproximadamente una tercera parte de los casos de infertilidad se deben a problemas en el hombre, otra tercera parte de los casos se deben a la mujer y el otro tercio de los casos de infertilidad no tienen explicación. Los problemas masculinos incluyen afecciones en las que no se pro-

¡Mellizos y Más!

¿Si uno es bueno, es mejor dos? ¿Y qué tal tres? ¿O cuatro? ¿O más? Claro está que no se trata de una elección. ¿O sí?

El número de nacimientos múltiples en los Estados Unidos ha aumentado de forma dramática durante los últimos veinte años. El número de nacimientos de mellizos ha aumentado en casi un 75 por ciento y representan el 95 por ciento de los nacimientos múltiples en este país, mientras que el número de nacimientos de tres o más bebés se ha incrementado hasta en cinco veces.

Hay dos factores responsables de este incremento de nacimientos múltiples. La mayoría de las mujeres esperan hasta pasar los treinta años de edad para tener hijos y estas mujeres son más propensas a concebir múltiples bebés. El otro factor, tal vez más significativo es el que se debe al uso de medicamentos para promover la fertilidad y las técnicas de reproducción asistida (TRA) como la fertilización in Vitro. De hecho, más de la mitad de los nacimientos en los que se han utilizado las TRA son nacimientos múltiples.

Entre mayor sea el número de bebés que tiene la mujer en un mismo parto, mayor es el riesgo de complicaciones. El mayor riesgo con los nacimientos múltiples es el trabajo de parto prematuro que resulta en nacimientos prematuros. Más de la mitad de los mellizos, el 90 por ciento de los trillizos y prácticamente todos los cuádruples nacen prematuros. Estos bebés, al igual que todos los bebés pretérmino, se enfrentan a múltiples retos de salud tanto en el período neonatal como más adelante en la vida en forma de posibles discapacidades prolongadas. Otras complicaciones de los nacimientos múltiples incluyen hipertensión y diabetes.

Una ecografía puede detectar casi todos los casos de nacimiento múltiple para el comienzo del segundo trimestre. Debido a que los embarazos múltiples se consideran automáticamente "de alto riesgo," es absolutamente indispensable que las futuras mamás se alimenten adecuadamente, tengan abundante reposo y visiten con frecuencia a su médico.

ducen espermatozoides o estos son demasiado escasos. Las que afectan a la mujer incluyen trastornos de la ovulación, trompas de Falopio tapadas (debido a una inflamación por infección o endometriosis) y deformidad de los órganos pélvicos. Aunque algunos insisten que el estrés es causa de infertilidad, lo que es cierto es que la infertilidad produce estrés.

El diagnóstico de infertilidad comienza con una historia detallada y un examen físico, seguido de una serie de análisis. Para las mujeres, estos análisis incluyen un análisis de laboratorio de los niveles de hormonas, gráficas de ovulación, radiografías de las trompas de Falopio y del útero y una laparoscopia, en la que con un escopio se observa el interior del organismo y se visualizan los órganos pélvicos. Por lo general, a los hombres se les practica un análisis espermático. El 80 por ciento de los tratamientos por infertilidad corresponden a dos categorías, ya sea médicos o quirúrgicos. Hay varias medicinas que pueden mejorar la ovulación, mientras que las técnicas quirúrgicas pueden eliminar el bloqueo de las trompas y los ovarios.

Los tratamientos más agresivos incluyen inseminación artificial y fertilización in Vitro. Con la inseminación artificial, se regula la ovulación con medicamentos y luego un proveedor de salud deposita semen, en forma artificial, en la vagina. Para algunos pacientes, incluyendo las parejas del mismo sexo, ésta es una técnica muy efectiva. La fertilización in Vitro se recomienda para parejas que desean concebir pero que tienen un bloqueo total de las trompas de Falopio o un recuento espermático demasiado bajo. Con esta técnica, se extraen quirúrgicamente óvulos del ovario de la mujer y se mezcla un óvulo con el esperma fuera del cuerpo humano, en un laboratorio. Cuando se forma un nuevo embrión, se coloca dentro del útero. Esta técnica ha demostrado ser muy exitosa para parejas que de otra forma no tendrían la oportunidad de concebir por sí mismos.

Articulaciones—La Primera en Desgastarse

La artritis viene en diversidad de sabores desagradables, de hecho, en más de cien. Sin embargo, el sabor más común es la osteoartritis, una enfermedad que afecta a más de veinte millones de norteamericanos y comprende la pérdida gradual de cartílago en una o más de las articulaciones que soportan peso. El cartílago, una sustancia compuesta de proteína, sirve como amortiguador entre los huesos de las articulaciones de la columna, los pies, las caderas, las rodillas y las manos. Habitualmente, la osteoartritis comienza a desarrolarse después de los treinta y cinco años, con mayor frecuencia en los hombres que en las mujeres de esa edad, aunque después de los cincuenta y cinco años la incidencia es mayor en las mujeres que en los hombres (véase "Lesiones Deportivas," página 172).

La osteoartritis es uno de los procesos naturales del envejecimiento de las articulaciones. Con la edad, aumenta el contenido de agua del cartílago y se disminuye la cantidad de proteína, de modo que con el tiempo, el cartílago se irrita y se inflama y, eventualmente, la articulación se degenera. A medida que se desgasta el cartílago, las superficies desnudas del hueso entran en contacto y producen fricción, más inflamación y más dolor. El síntoma más común de la osteoartritis es el dolor en la articulación afectada. Dicho dolor tiende a empeorar en el curso del día y puede presentarse inclusive cuando la articulación está en reposo. También puede haber inflamación, calor o crepitación de la articulación. Con el tiempo, el problema comienza a limitar la movilidad de la articulación misma.

Otras afecciones pueden llevar a una artritis temprana además de este proceso progresivo de envejecimiento de la articulación. Como es evidente, el trauma puede llevar a una osteoartritis, sobre todo cuando se trata de fracturas o caídas graves. Lo mismo puede decirse de la obesidad. Debido a la epidemia de obesidad entre los adolescentes y los adultos jóvenes, el peso adicional representa una tremenda presión para las articu-

Lesiones Deportivas

Ahora en los Estados Unidos las lesiones deportivas ocupan el segundo lugar, después del resfriado común, dentro de las causas de consulta médica. Debido, en parte, a las recomendaciones médicas de que practicar una actividad física de forma regular puede ayudar a evitarlo todo, desde la enfermedad cardiaca hasta la diabetes, y motivados por alcanzar esa preciada figura atlética escultórica, cada vez más personas están practicando deportes—desafortunadamente, superando muchas veces los límites de sus cuerpos para su edad. Por ejemplo, alguien que ha estado haciendo *jogging* por quince años y comienza a sentir dolor en las rodillas pero sigue corriendo, eventualmente va a desgartar las articulaciones. A veces el problema radica en el exceso. A veces es cuestión de exceso de peso que exige demasiado esfuerzo a las articulaciones. A veces es cuestión de vanidad. Pero con la mentalidad de que "sí podemos arreglarlo," tan generalizada en nuestros días, y con los adelantos de las técnicas quirúrgicas durante la última década, se están practicando cada vez más en personas jovenes cirugías de reemplazo de rodilla y de cadera, así como cirugías de cartílago y ligamentos, y tratamientos de tendinitis, bursitis y de fracturas. No debe permitir que su rutina de ejercicio sobrepase su sentido común. No esfuerce su cuerpo más allá de sus límites.

Para evitar las lesiones deportivas más comunes, asegúrese de:

- Hacer ejercicio regularmente
- Desarrollar un buen estado físico general (no sólo una parte de su cuerpo)
- Hacer ejercicios de calentamiento antes de practicar cualquier deporte
- Utilizar elementos de protección cuando estén indicados
- Jugar según las reglas
- Permitirle a su cuerpo el tiempo necesario para recuperarse después de cualquier ejercicio
- Alimentarse bien y mantenerse hidratado
- No trate de ser otro Michael Jordan

laciones, cuando llegan a los treinta o cuarenta años de edad esto termina por convertirse en una osteoartritis precoz. Uno de los sitios más comunes para el desarrollo de osteoartritis en los adultos es la rodilla, debido al peso de todos esos kilos adicionales.

Suele bastar una radiografía para hacer el diagnóstico de osteoartritis. Esta puede revelar ya sea un estrechamiento del espacio entre los huesos adyacentes de la articulación o, tal vez, la formación de osteofitos o crecimientos óseos en forma de espuelas, compuestos por hueso nuevo. Hay además otras técnicas para diagnosticar la enfermedad. Por ejemplo, el médico puede mirar dentro de la articulación con un artroscopio, una cámara minúscula adaptada a un tubo que se inserta dentro de la articulación de la rodilla y permite ver exactamente qué tanto cartílago queda y en qué estado se encuentra.

Puesto que el cartílago degenerado no se puede reparar, uno de los tratamientos básicos para la osteoartritis, sobre todo si se tiene sobrepeso, es adelgazar. Así se aliviará una porción considerable del peso que el sistema esquelético debe soportar. Los tratamientos para aliviar los síntomas de esta enfermedad articular incluyen antiinflamatorios, fisioterapia y, de ser necesario, dispositivos de soporte mecánico. Si estas medidas conservadoras no logran controlar el dolor, será necesario considerar la cirugía para que el cirujano intente limpiar y restaurar los puntos de presión en esas articulaciones hasta donde sea posible.

Muchas personas que tienen osteoartritis leve recurren a la medicina alternativa. Para algunos, los suplementos de glucosamina y condroitina ayudan a aliviar el dolor y la rigidez. Aunque los fabricantes sostienen que estos suplementos ayudan a generar cartílago, no hay realmente pruebas de que eso sea así. Sin embargo, los estudios confirman que, en especial, glucosamina ofrece cierto alivio de los síntomas. Otro suplemento efectivo es el aceite omega-3 que se encuentra naturalmente en el pescado, aunque algunas personas prefieren tomar las cápsulas de aceite. Mediante la reducción de la inflamación, los aceite omega-3 pueden contribuir a aliviar los síntomas de la artritis. El Tylenol y los medicamentos no esteroideos suelen recomendarse para tratar el dolor asociado con la osteoartritis.

El futuro es prometedor para el tratamiento de la osteoartritis. Una solución quirúrgica que comienza a vislumbrarse en el horizonte puede implicar la extirpación de parte del cartílago del paciente para cultivarlo en un laboratorio. Ese cartílago adicional podrá reinsertarse en las divisiones que se producen en el cartílago en las fases tempranas de la osteoartritis y crear así una especie de parche para la articulación. Por prometedor que pueda ser este nuevo enfoque para la solución de un antiguo problema, aún no hay nada que supere la adopción de unas pocas medidas preventivas para evitar la osteoartritis. Controlar el peso, consumir una dieta sana y balanceada y hacer ejercicio regularmente, son medidas que realmente mejoran la calidad general del sistema esquelético y, por lo tanto, retardan cualquier avance precoz de la osteoartritis

Artritis Reumatoide

Los dos tipos de artritis crónica más comunes son la osteoartritis y la artritis reumatoide. Esta última ha tenido una incidencia de sólo el 10 por ciento de la osteoartritis, que afecta a unos 2 millones de personas en los Estados Unidos. A diferencia de la osteoartritis, la artritis reumatoide no es una enfermedad de desgaste. Es una enfermedad autoinmune en la que su propio sistema inmune ataca al tejido normal y produce inflamación y daños articulares.

La artritis reumatoide tiende a afectar las articulaciones pequeñas de las manos y los tobillos, en lugar de las articulaciones grandes como las caderas y las rodillas. Los síntomas suelen ser similares a los de la osteoartritis, aunque en la artritis reumatoide la rigidez articular es peor en las mañanas o después de alguna actividad prolongada, en vez de ir empeorando progresivamente a medida que avanza el día. Además, los síntomas de la artritis reumatoide tienden a ser simétricos, es decir, afectan ambas manos o ambos codos en lugar de afectar la articulación de uno u otro lado como ocurre con la osteoartritis. Tres de cada cuatro personas que presentan artritis reumatoide son mujeres, mientras que, con el tiempo, la osteoartritis afecta por igual a hombres y mujeres.

El objetivo del tratamiento de la artritis reumatoide es reducir el dolor y la inflamación; estos suelen controlarse con una variedad de medicamentos. El reposo es importante cuando la enfermedad se encuentra en fase activa, mientras que se recomienda el ejercicio cuando la enfermedad no está activa para preservar la fortaleza de los músculos y la flexibilidad y movilidad de las articulaciones. Quienes presentan daños articulares severos pueden requerir cirugía de reemplazo articular. Los investigadores se esfuerzan por entender cómo y por qué se desarrolla la artritis reumatoide, por qué se presenta en unas personas y en otras no y por qué en algunas es mucho más severa que en otras.

La Fibromialgia

El dolor es signo de enfermedad. Es un componente crítico dentro del sistema de defensa del organismo y también es muy subjetivo. Aproximadamente 90 millones de norteamericanos sufren de algún tipo de dolor. Hay un dolor que se conoce como fibromialgia, es una afección similar a la artritis, caracterizada por dolor muscular y cansancio generalizados. Al igual que con muchos tipos de dolor, la fibromialgia suele ser una afección malentendida. Anteriormente se decía a las personas con fibromialgia que la enfermedad estaba "en sus mentes" porque sus pruebas de laboratorio eran normales y sus síntomas eran muy comunes.

Ahora, la fibromialgia ha sido reconocida por la comunidad médica y se diagnostica cuando se presentan los siguientes síntomas: una historia de dolor generalizado—de los dos lados del cuerpo y por debajo y por encima de la cintura—con una duración de al menos tres meses, y una presencia de dolor al menos en once de dieciocho áreas específicas del cuerpo (conocidas como puntos sensibles) cuando se aplica presión. Estas áreas incluyen la parte posterior de la cabeza, la parte posterior de la espalda y el cuello, la parte superior del tórax, los codos, las caderas y las rodillas. Quienes presentan fibromialgia también se quejan de dolor de cabeza y dolor facial; una sensibilidad a los olores, a los ruidos, a las luces brillantes y al tacto; y por lo general, se despiertan cansadas aunque hayan dormido suficiente.

Se cree que la fibromialgia afecta de 3 a 6 millones de personas en los Estados Unidos, y cerca de nueve de cada diez de ellas son mujeres. Los médicos no saben cuál es su causa, pero quienes tienen una enfermedad reumática, como artritis reumatoide o lupus, son más propensos a presentar fibromialgia. Por lo general, el tratamiento consiste en una combinación de medicamentos como analgésicos, antidepresivos y relajantes musculares, así como técnicas de relajación y retroalimentación.

Esclerosis Múltiple

¿EM? Esas dos letras bastan para que corran escalofríos por la columna vertebral de cualquiera. Pero la EM o esclerosis múltiple no siempre es la enfermedad tan debilitante como la que imaginamos al escuchar esta sigla. Sin embargo, esto no es razón para alegrarnos, claro está, y hay más de 200 nuevos casos diagnosticados cada semana, que se suman a las trescientas mil personas que viven con EM actualmente en los Estados Unidos.

La Esclerosis Múltiple es una enfermedad crónica del sistema nervioso central, que comprende el cerebro, la medula espinal y el nervio óptico. El sistema nervioso central envía y recibe señales a través de una red de nervios aislados con una capa protectora llamada mielina. La EM básicamente retira la protección de los nervios en un proceso conocido como desmielinación. Como resultado, las células nerviosas no pueden funcionar de forma adecuada y se produce una perturbación de los mensajes neurológicos enviados a través del sistema nervioso central. Esto puede producir una variedad de síntomas, algunos leves como trastornos visuales, problemas de dexteridad, adormecimiento y cosquilleo, hasta ceguera total o parálisis.

La EM es de dos a tres veces más frecuente en mujeres. Cuando se presenta, puede desarrollarse de distintas formas, aunque es muy impredecible la forma que pueda tomar. La más común se conoce como Esclerosis Múltiple de Remisión y Recidiva, en la que los síntomas se agudizan por una o dos semanas, para luego disminuir o desaparecer por completo antes de manifestarse de nuevo. Esta forma representa el 85 por ciento de los casos. Luego está también la Esclerosis Múltiple Primaria Progresiva, en la que los síntomas empeoran con el tiempo. La Esclerosis Múltiple Secundaria Progresiva es una mezcla de las dos primeras: los síntomas vienen y van por un tiempo pero repentinamente regresan y van empeorando progresivamente. La Esclerosis Múltiple Recidivante y Progresiva tiene una incidencia relativamente baja; se trata de una forma en la que los síntomas empeora de forma progresiva, después de lo cual se presentan períodos de ataques agudos.

La esclerosis múltiple suele diagnosticarse en personas de treinta años, cuando la enfermedad comienza a manifestar síntomas lo suficientemente significativos como para que quienes la padecen busquen tratamiento. Sin embargo, los síntomas de la esclerosis múltiple pueden manifestarse por primera vez tan pronto como a los quince años o tan tarde como a los sesenta. El diagnóstico suele retardarse por la naturaleza de los signos y síntomas. Por lo general, la esclerosis múltiple es la última posibilidad en la que piensa el médico cuando se enfrenta con los síntomas de cansancio, adormecimiento, cosquilleo y trastornos visuales. La primera opción que les viene a la mente será la anemia y la necesidad de utilizar gafas. Después pensarán en la esclerosis múltiple, que se diagnostica con la ayuda de un examen neurológico realizado por un neurólogo especializado en esta enfermedad, y por lo general, un TAC o tomografía axial computarizada, en la que se observan claramente las lesiones de la esclerosis múltiple como puntos brillantes en la corteza cerebral donde se produce la descomposición de la mielina.

Se desconoce, hasta la fecha, la causa de la esclerosis múltiple y no existe una cura. Sin embargo, el tratamiento temprano, agresivo, se considera como necesario y se centra en atacar los síntomas de la enfermedad y en esforzarse por modificar el número y la severidad de los ataques y la progresión de la discapacidad. Los esteroides pueden acortar la duración de las crisis agudas al reducir la hinchazón y la inflamación de las lesiones que se producen en la esclerosis múltiple. Las quimioterapias no tóxicas pueden hacer que su progreso sea más lento y reducir también el número de recaídas al aplacar la actividad del sistema inmune. Varios productos de interferón beta han demostrado tener éxito en disminuir la tasa de recaídas de la esclerosis múltiple, aumentar el intervalo entre las crisis, y reducir su severidad, así como para disminuir el número total de lesiones.

Quienes tienen la forma más leve de esclerosis múltiple han encontrado que las terapias alternativas resultan útiles, aunque no ha habido investigación concluyente al respecto y no se considera como la norma de oro para el tratamiento de la esclerosis múltiple. Sin embargo, por ejemplo, la acupuntura, que supuestamente actúa al graduar el flujo de energía por los puntos claves del cuerpo, se dice que alivia el dolor relacionado con la EM. Otros sostienen que el tratamiento con veneno de abeja ayuda a estimular el sistema inmune y a disminuir la inflación asociada con las lesiones de esta enfermedad. La hipnosis y el T'ai Chi, una forma de ejercicio mental y físico también se considera efectiva para tratar el dolor asociado con la EM.

En último término, aunque la EM es una enfermedad progresiva y degenerativa del sistema nervioso central, su progreso puede reducirse con el tratamiento adecuado. Además, quienes presentan EM pueden encontrar sistemas excelentes de apoyo tanto a través de grupos locales como de asociaciones nacionales que ofrecen información sobre la enfermedad, organizan actividades y financian la investigación de la EM. Por consiguiente, un diagnóstico de esclerosis múltiple no significa que deba re-

¿Qué Tienen en Común Nancy Davis y Montel Williams?

A los treinta y tres años, a Nancy Davis, madre de cinco hijos, se le diagnosticó esclerosis múltiple. En ese entonces, en 1991, había poca información disponible sobre la enfermedad y no se disponía en el mercado de drogas que pudieran ayudar a detener su progreso. Por lo tanto, la Sra. Davis decidió comprometerse a ayudar a encontrar la causa y la cura de esta enfermedad y en 1993 creó la Fundación Nancy Davis para la Esclerosis Múltiple. La fundación recauda fondos a través de su Programa Carrera para Erradicar la EM, una gala anual a la que asisten las celebridades. Todo el dinero recaudado va al "Centro Sin Límites Nancy Davis," un lugar donde médicos, científicos y clínicos de todo el país colaboran en el desarrollo de programas de investigación y esquemas terapéuticos para erradicar la EM.

El director del programa de opinión Montel Williams, ganador del Premio Emmy fue diagnosticado con esclerosis múltiple en 1999 y, al igual que la Sra. Davis, decidió contribuir con su tiempo y su talento a desarrollar la conciencia del público en relación con esta enfermedad y a recaudar fondos para la investigación, sirviendo también de inspiración a otras personas que tienen esclerosis múltiple. En el 2000, creó la Fundación Montel Williams para la Esclerosis Múltiple con el fin promover el estudio científico de esta enfermedad.

En la actualidad, la conciencia del público acerca de la esclerosis múltiple ha aumentado considerablemente. Hay ya cinco drogas que pueden retardar el progreso de la enfermedad y se cuentan con programas de apoyo y educación para las víctimas de la esclerosis múltiple en todo el país. Hay grandes esperanzas de que esta enfermedad podrá curarse algún día.

nunciar a su vida. Muchas personas que tienen esta enfermedad llevan vidas activas y exitosas y se tiene la esperanza de que en un futuro próximo encontraremos la cura para resolver y erradicar este problema. (Véase "¿Qué Tienen en Común Nancy Davis y Montel Williams?")

Una Mirada Hacia la Próxima Década

A menos que haya sido enlazado por alguna enfermedad genética, ahora estará avanzando por la vida. Sin embargo, lo esperan buenas y malas noticias. Las malas noticias son que nunca volverá a estar tan fuerte físicamente como lo ha estado hasta ahora, aunque, si sigue las reglas básicas—alimentarse bien, hacer ejercicio y no fumar ni abusar de otras sustancias ilícitas—podrá mantener en un estado físico muy saludable. Las buenas noticias son que cada día su inteligencia aumenta. Gran parte de esto es el resultado de la simple experiencia. Ya ha recorrido cuatro décadas de la vida. Sabe qué hacer. Hágalo.

Lista de Salud para Esta Década

	Controlar el IMC
	Exámenes para la Detección de Enfermedades de Transmisión Sexual/VIH
	Refuerzo de la Vacuna contra el Tétanos
	Examen Ginecológico (anual)
	Limpieza Dental (anual)
	Prueba de Colesterol (cada cinco años para hombres, a partir de los treinta y cinco)
	Control de la Presión Arterial (cada dos años)
	Autoexamen de Mamas (mensual)
	Control de Piel (cada tres meses)
	Mamografía de Línea de Base (para mujeres en alto riesgo)
	Control de Salud Mental (para depresión, si fuese necesario)

Los Años del Cadillac

5

Examen G

Limpieza

Prueba d
(cada cinco

Control

Autoexa

Prueba

Mamog

Contro

Exame

Contro
(para l

Contr
(cada

Cont

Exán
de T

Pru

(La Quinta Década: De los 40 a los 49 Años)

Al fin comienza a sentirse realmente a gusto
con su cuerpo y con su mente.
Entonces, repentinamente, comienza a sentir
(¿cómo decirlo en términos amables?)
que ya no es tan ágil y empieza a verse un poco
más grande de lo que era ¿quizás?
Ciertas cosas pequeñas—o ciertas cosas
grandes—ya no funcionan como antes.
Y si las ha estado utilizando en exceso durante
cuatro décadas, empezará a encontrar
importantes obstáculos en el camino.

Muchas personas toman conciencia al llegar a los cuarenta años. De pronto se dan cuenta de que tienen que cuidarse. Es posible que estas ideas provengan de haber tenido que cuidar a sus padres durante la vejez, o tal vez de una mayor madurez que hace que revalúen las cosas que realmente importan en la vida—como la salud. Cualquiera que sea el caso, muchos durante esta década comenzarán a tener más cuidado con lo que comen y a controlar su peso, a cuidar mejor su piel e inclusive, santo cielo ¡comenzarán a hacer ejercicio! Es una nueva y muy conveniente forma de ver la vida porque, en realidad, nunca es demasiado tarde para empezar a hacer algo que nos hace bien.

La Dieta de la Libertad del Dr. Manny

Una reciente encuesta sobre la imagen corporal de los norteamericanos determinó que más del 50 por ciento de todos los hombres y mujeres preferirían perder sus trabajos que aumentar setenta y cinco libras adicionales. Y prácticamente el 20 por ciento de la población, renunciaría o consideraría la posibilidad de renunciar a veinte puntos de cociente intelectual a cambio de tener un cuerpo perfecto. Es evidente que el peso corporal y la forma como nos vean los demás es un factor importante en nuestra vida diaria. No es de sorprender, por lo tanto, que el hecho de seguir una dieta sea algo que preocupa a muchos en la actualidad, sobre todo a medida que se alcanzan los cuarenta años de edad, cuando el metabolismo comienza a hacerse más lento y las libras comienzan a acumularse. Entonces, ¿cuál es la mejor dieta? Se lo diré.

En primer lugar, veamos la cantidad de dietas populares que han aparecido durante la última década más o menos—la Dieta de South Beach, la Dieta Atkins, la Dieta del Mediterráneo, la que sea. Lo que tienen en común todas estas dietas es que incluyen simplemente un truco psicológico para lograr que la persona pierda peso. Presentan un punto de enfoque, una conducta para motivarlo, lo cual es excelente, porque, después de todo, para perder peso hay que cambiar la forma de pensar. Pero si analizamos los aspectos fundamentales, el tema subyacente común en todas estas dietas es el de las calorías. Ya sea que se siga la Dieta de Atkins, la de South Beach o la del Dr. Phil, en último término todo se trata de calorías.

Si nos fijamos, la mayoría de las dietas son realmente simples planes de nutrición bajos en calorías disfrazados con ingeniosos trucos de mercadeo. Los "datos" de apariencia científica son controversiales y la "investigación" no es más que un adorno en el árbol de las dietas. Quienes vencen estos planes de dieta se esfuerzan al máximo por explicar las razones por las cuales su dieta puede dar resultados para cualquiera o sostienen que es la ingestión de carbohidratos, o la ingestión de grasas, o cualquier mal hábito alimenticio que esté en boga lo que tiene la culpa del aumento de

Controle su IMC

El IMC o Índice de Masa Corporal le indica si está bajo de peso, si su peso es normal, si tiene exceso de peso o si es obeso. Los adultos de veinte años o mayores pueden calcular su IMC con la siguiente fórmula:

$$IMC = \frac{Peso\ en\ Libras}{Estatura\ en\ Pulgadas\ x\ Estatura\ en\ Pulgadas} \times 703$$

Estará BAJO DE PESO, si su IMC es menos de 18.5.
Su peso será NORMAL, si su IMC está entre 18.5 y 24.9.
Tendrá SOBREPESO, si su IMC está entre 25.0 y 29.9.
Estará OBESO, si su IMC es de 30.0 o más.

peso. Sin embargo, el resultado final es que la única forma de perder peso es tener un déficit calórico que sólo se logra cuando se queman más calorías de las que se consumen. El norteamericano promedio consume trescientas calorías más por día en la actualidad que hace treinta años. El norteamericano promedio quema también *260 calorías menos* cada día por el aumento de la automatización, la tecnología y el trabajo sedentario. Al reunir estas cifras es evidente la razón por la cual la cintura de los Estados Unidos crece a una velocidad alarmante.

Por lo tanto, a continuación encontrará La Dieta de la Libertad del Dr. Manny. Si realmente quiere perder peso, debe hacer dos cosas. Debe consumir menos calorías y debe quemar más calorías. Esto no es un plan opcional de si o no, sino un plan "sí." Claro está que las calorías que ingiera deben ser calorías saludables. Eso es todo. Coma menos, haga más ejercicio. Así de simple.

Combata la obesidad. Pase la voz.

¿Usar o No Usar Edulcorantes Artificiales?

¡Reconozcámoslo—a los norteamericanos les encantan los dulces! Por eso los edulcorantes artificiales han adquirido una importancia tan grande en nuestras dietas. La culpa no es toda nuestra. Madison Avenue nos ha hecho como somos a lo largo de varios años. Sin embargo, debemos ser conscientes de ciertos hechos acerca de estos productos.

El edulcorante artificial más popular en la actualidad es Splenda. Aunque la FDA lo considera "natural," Splenda no es totalmente natural. En realidad es parcialmente sintético (la sucralosa) y consta de dos compuestos, azúcar y cloro. Las buenas noticias son que el proceso digestivo absorbe muy mal el cloro. Las malas noticias son que el cloro se puede depositar en nuestras células grasas y permanecer allí por mucho tiempo. En realidad, aún no sabemos cuáles puedan ser a largo plazo los efectos de esta situación.

El Aspartame, que se vende bajo el nombre comercial de Nutrasweet o Equal, es otro edulcorante artificial popular. La FDA lo aprobó en 1981, después de que las pruebas no revelaron evidencia de que produjera cáncer en animales de laboratorio. Pero no todas las pruebas de laboratorio concordaron. El Aspartame ha sido objeto del mayor número de quejas que cualquier aditivo alimentario libremente disponible para el público haya recibido jamás. Un nuevo estudio de Aspartame con una duración de siete años determinó que el edulcorante se asociaba con altas tasas de linfoma, leucemia y otros cánceres en las ratas que recibieron dosis equivalentes a cinco bebidas gaseosas dietéticas de veinte onzas por día. Conozco personas que prácticamente viven consumiendo estos productos, y probablemente usted también.

La estevia o "hierba dulce," es menos conocida. Se ha utilizado en América del Sur por cientos de años sin ningún efecto nocivo y es el edulcorante más popular en el Japón. Pero nunca se han hecho estudios significativos para determinar su seguridad, ni ha sido aprobada por la FDA para el uso en los Estados Unidos. Sin embargo, la estevia tiene un contenido calórico mucho más bajo que el del azúcar y su uso se está haciendo cada vez más popular en los Estados Unidos.

Entonces, ¿qué edulcorante artificial se debe utilizar? En caso de duda: elija lo natural. Eso significa que la mejor solución es simplemente disminuir su dependencia en los dulces. Además, no olvide que nunca debe darse un edulcorante artificial a un niño, por ningún motivo.

Ejercicio

Muchos dedican una gran cantidad de tiempo a intentar encontrar el ejercicio perfecto, mientras lo hacen, el tiempo sigue su marcha. Cualquier actividad es excelente, aunque los mejores ejercicios son caminar, nadar, correr, ir de excursión y esquiar—son actividades que tienen un impacto global en su cuerpo y en su mente. Lo más importante es ser constante en

Quema, Chico, Quema

Se calcula que el número de *calorías que se quema por minuto* con base al peso de una persona de cerca de 150 libras:

Estando sentada es: 1

Hablando por teléfono: 1

Durmiendo: 1

Conduciendo: 2

Haciendo el trabajo doméstico: 3

Cocinando: 3

Lavando platos: 3

Estirándose: 4

Durante el Sexo (activo): 5

Caminando (a 3 mph): 5

Practicando Calistenia (moderada): 5

Bailando (rápido): 6

Trabajando en el jardín: 6

Nadando (de forma moderada): 7

Haciendo Aeróbicos (de bajo impacto): 7

En una caminata a campo abierto: 7

Haciendo Jogging: 8

En la máquina de escalas. 8

Montando en bicicleta (a 12 o 14 mph): 10

Jugando Básquetbol (en una cancha de tamaño normal): 12

Corriendo (a 10 mph): 20

Para un cálculo fácil del número de calorías que quema por día, entre al sitio web www.health status.com y haga click en "Calculators" y luego en "Calories Burned."

el ejercicio que elija y practicarlo con regularidad. Si sigue estos dos principios, quemará calorías, se sentirá mejor, mejorará su metabolismo y su estado de salud se beneficiará.

Cualquier actividad que desarrolle durante el día—desde subir escaleras hasta limpiar la casa, e incluso ver televisión—naturalmente quemará calorías (véase "Quema, Chico, Quema, en esta página). Pero esas actividades no tienen la continuidad necesaria y estoy convencido de que lo esencial para mantenerse en forma y tener un buen metabolismo se relaciona con la continuidad del ejercicio. En otras palabras, es mejor quemar 120 calorías por día, siete días a la semana, practicando su ejercicio favorito, por ejemplo, que quemar 800 calorías haciendo el trabajo de la casa una vez por semana. Es el *régimen* de ejercicio lo que tiene un impacto en su estado físico, y no necesariamente su intensidad.

Es también muy importante beber suficientes líquidos al hacer ejercicio. Hay que beber medio vaso de agua por cada quince minutos de ejercicio fuerte. Algunos piensan que los calambres musculares durante la práctica del ejercicio son producidos por la falta de electrolitos, pero eso no es cierto. Los músculos se recogen debido a la pérdida de agua y a la deshidratación. ¡Tóme agua!

Hacerlo—O No Hacerlo (Falta de Libido y Otros Problemas Sexuales)

Una de las razones—por no decir la única—por la que hacemos dieta y ejercicio es que queremos lucir bien para el sexo opuesto (o tal vez para el mismo sexo). Y, naturalmente, una razón—por no decir la única razón— por la que queremos hacerlo es para atraer a nuestra pareja sexual (real o imaginaria). Es posible que se pregunte ¿qué tiene que ver esto con la salud? La respuesta es mucho. Una vida sexual saludable mejora su calidad de vida en términos generales. Mejora su sistema inmune porque alivia de manera significativa el estrés. Es un buen ejercicio físico que quema calorías y mejora la liberación de endorfinas a su torrente sanguíneo y le da una sensación de bienestar. También desempeña una función clave en mantener unidas a las parejas, de modo que las ventajas del sexo son innumerables.

Sin embargo, cuando se llega a los cuarenta, es posible que advierta que su impulso sexual está disminuyendo. Esta disminución o falta de impulso sexual es más común en las mujeres que en los hombres. Inclusive los hombres que tienen disfunción eréctil (véase "Disfunción Eréctil (DE)," página 191) suelen tener un impulso sexual normal. Aunque los problemas de la libido pueden ser físicos o psicológicos, las principales causas tienden a ser las mismas en los dos sexos. El alcoholismo es el principal factor físico responsable de una disminución de la libido; otro es el abuso de drogas como la cocaína. La obesidad y la anemia son otros problemas físicos potenciales. Además, hay ciertos tumores de la glándula pituitaria que aumentan la hormona prolactina, y reducen la libido. Algunos medicamentos de prescripción médica, en especial los antidepresivos, reducen el nivel de la hormona testosterona que se requiere en ambos sexos para un adecuado impulso sexual. Los factores psicológicos que influyen en la libido incluyen depresión, estrés y confusiones acerca de la orientación sexual.

Cualquier persona que presente una falta de deseo sexual deberá, ante todo, eliminar estos factores de la ecuación. Por lo tanto, si bebe en exceso, si tiene sobrepeso, depresión o toma medicamentos, será necesario atender estos problemas para resolver el bajo nivel de la libido. La asesoría profesional podrá ayudar con los problemas psicológicos de las deficiencias de impulso sexual, depresión o estrés.

No hay un remedio mágico para la pérdida de la libido sexual. Aunque la testosterona se ha identificado como la hormona clave para mejorar el deseo sexual en las mujeres, los médicos que han estado administrando suplementos de testosterona a las mujeres durante los últimos treinta años han observado que tiene poco efecto en la libido, mientras que, en algunos casos, produce crecimiento de vello facial, voz ronca y un agrandamiento del clítoris. No me cabe duda de que algún día habrá una píldora para la libido tanto de las mujeres como de los hombres, y estoy seguro de que las compañías farmacéuticas están trabajando activamente en este problema potencialmente lucrativo.

A cualquier edad, las mujeres pueden experimentar varios problemas sexuales. Uno de ellos es la *dispareunia* o el coito doloroso. Durante el acto sexual, cualquier parte de los genitales puede producir dolor, incluyendo la piel alrededor de la vagina. Las infecciones vaginales, como las producidas por levaduras o virus, son causas comunes del dolor que puede experimentarse con la inserción de un tampón o del pene en la vagina. También puede producirse por el simple hecho de permanecer sentada por mucho tiempo o utilizar pantalones apretados. Los médicos pueden recomendar cremas de hormonas, dilatadores para ensanchar la vagina, los ejercicio de Kegel o, en casos excepcionales, antidepresivos para tratar la dispareunia.

Otra causa potencial de dispareunia es el *vaginismo,* una contracción involuntaria de los músculos de la vagina que puede evitar la inserción del pene durante el coito. El diagnóstico de vaginismo suele ser difícil, dado que no es fácil distinguir el dolor físico de la ansiedad emocional de experimentar dolor; dicho de otra forma, el simple temor de experimentar dolor puede causar vaginismo. Cualquier mujer que presente estos síntomas debe ser tomada en serio. El médico debe efectuar un examen físico para descartar la posibilidad de causas físicas tales como infecciones, fibromas o deformidades anatómicas del útero, los ovarios o la vagina. Inclusive el desecamiento de la vagina puede causar un coito doloroso. La disminución de la producción de estrógeno en la menopausia puede hacer que se sequen las paredes de la vagina lo que causa molestia o dolor durante el acto sexual.

Si no se encuentran afecciones físicas que puedan tratarse, es importante analizar tanto los sentimientos como los atributos físicos de la mujer que llevan a este tipo de molestia. Algunas tienen una actitud muy positiva hacia el sexo; muchas han tenido experiencias negativas que desempeñan un papel significativo en sus temores y sus sentimientos negativos hacia el sexo. Algunas tienen antecedentes de abuso sexual, violación o trauma, por ejemplo; estas son cosas que hay que identificar con mucha delicadeza. Por lo general, el tratamiento del vaginismo requiere técnicas de relajación y ejercicios de Kegel para relajar los músculos vaginales. Uno de los ejercicios que puede practicarse en la casa y que puede resultar benéfico es que su pareja le inserte gradualmente un dilatador en la vagina.

Esto tiene que hacerse muy despacio, en una forma en la que usted se sienta cómoda, hasta que el dolor y la molestia se superen. Para que este tratamiento sea efectivo se requiere una buena coordinación entre la pareja, el médico y la paciente.

Muchas mujeres experimentan molestias y dolor durante el período. Este dolor se debe a las contracciones del músculo uterino durante la menstruación que son producidas por la liberación de prostaglandinas, las hormonas que producen el recubrimiento del útero. Para la mayoría de las mujeres, estas contracciones menstruales no suelen ser severas ni incapacitantes. Sin embargo, algunas experimentan un dolor menstrual significativo que recibe el nombre de *dismenorrea*. Las mujeres que presentan dismenorrea deben hacer ejercicio, dormir lo suficiente y evitar el estrés. Los analgésicos de venta libre pueden reducir la cantidad de prostaglandinas liberadas y, por lo general, ayudan a aliviar el dolor. Si los analgésicos no son efectivos, su médico tendrá que buscar otras cosas que expliquen la causa del dolor. A veces, la ecografía es útil en estos casos para descartar cualquier otra condición médica, como la enfermedad inflamatoria de la pelvis, la endometriosis o la presencia de fibromas.

Disfunción Eréctil (DE)

Antes se conocía como impotencia. Sin embargo, gracias a la proliferación de la publicidad de la industria farmacéutica, que ahora amenaza con ahogar nuestros programas de televisión, la hemos denominado disfunción eréctil, o para ser más discretos, simplemente DE. Cualquiera que sea el nombre que le demos, consiste en la incapacidad del hombre de lograr o mantener una erección suficiente para satisfacerlo o satisfacer a su pareja durante el coito. Cuando este problema se presenta en los jóvenes, suele ser causado por una ansiedad momentánea. En los hombres de edad madura suele ser producida por estrés, sentimientos de culpa o exceso de trabajo. De hecho, para cuando el hombre llega a los cuarenta años, la

Píldoras Mágicas

Hay tres medicamentos orales para la disfunción eréctil que pueden mejorar la respuesta del hombre al estímulo sexual: Viagra, Levitra y Cialis.

Viagra fue una de las primeras en salir al mercado, en 1998, aunque inicialmente se utilizó como tratamiento potencial para la angina de pecho. Suele tener efecto en el término de una hora, mediante la dilatación de los vasos sanguíneos. Este efecto tiene una duración de cerca de dos horas, pero puede bloquearse por la presencia de alimentos en el estómago. Interactúa con muchos otros medicamentos y puede producir dolor de cabeza, problemas visuales, indigestión, palpitaciones y mareos, entre otros efectos secundarios.

Cialis actúa como el Viagra y suele tener los mismos efectos secundarios, pero produce además dolor de espalda y dolor muscular. Interactúa también con otras drogas, pero no se bloquea con los alimentos, tiene una duración de doce horas.

Levitra actúa como Cialis y como Viagra, con efectos secundarios e interacciones similares con otras drogas, pero no tiene un efecto tan prolongado como el de Cialis.

mayoría la ha experimentado en algún momento de su vida, aunque, por lo general, en forma leve, sin que esto les haya causado ningún problema psicológico. Sin embargo, se va haciendo más común con la edad en algunos de ellos—hasta en 30 millones, según las compañías farmacéuticas—es un fenómeno frecuente y causa graves problemas emocionales y en la relación.

En muchos casos, la DE se debe al deterioro de los vasos sanguíneos que abastecen el pene. Hay toda una serie de problemas físicos que pueden llevar a este deterioro, incluyendo la nicotina, que estrecha los vasos sanguíneos, y el consumo excesivo de alcohol, la diabetes, la hipertensión, la obesidad, y algunas drogas de prescripción médica, en especial los antidepresivos.

Si tiene problemas para lograr una erección, busque ayuda. Háblelo con su pareja y consulte a su médico, quien le ayudará a encontrar las causas de su DE. Naturalmente, el tratamiento dependerá de la causa. Aunque hay varios dispositivos mecánicos que pueden ayudar a lograr una mejor erección, incluyendo férulas, anillos y bombas, son las drogas para la DE lo que ha revolucionado el tratamiento de este problema. Son muy efectivas en la mayoría de los hombres y si una no le da resultado, puede ensayar otra. Aunque siempre según los consejos del médico dado que estas drogas tienen efectos secundarios significativos.

Cáncer de Mama

Las mamas en las mujeres son una sorprendente colección de glándulas y tejido graso entre la piel y la pared del tórax. Su principal función es la de producir leche para el bebé. En esta colección de glándulas hay lóbulos donde se produce la leche. Hay también vasos sanguíneos que irrigan estas glándulas y vasos linfáticos que van al interior de la mama, convirtiéndola en una estructura hiperdinámica de tejido graso, glándulas, vasos sanguíneos y vasos linfáticos. Sin embargo, las mismas cosas que hacen que esta sea una estructura tan sorprendente, también la convierten en una altamente peligrosa cuando se presenta el cáncer. Cuando las células de la mama proliferan sin control, forman tumores cancerosos, estos pueden diseminarse fácil y rápidamente a través de esos vasos sanguíneos y vasos linfáticos a los tejidos circundantes y a otras partes del cuerpo.

Todas las mujeres presentan riesgo de desarrollar cáncer de mama. En las mujeres norteamericanas se diagnostican anualmente unos doscientos mil casos y su tasa de mortalidad en las mujeres solo es superada por la de cáncer de pulmón. En términos de riesgo para la expectativa de vida, esto significa que una de cada ocho mujeres desarrollará cáncer de mama y una de cada veintiocho morirá por esta causa. Todas las mujeres de cuarenta y mayores están en riesgo de presentar cáncer de mama. Aunque la mayoría de cánceres de mama se produce en mujeres mayores de cincuenta.

Algunos de los riesgos de cáncer de mama se pueden evitar. Tomar anticonceptivos (ver página 120) o terapia de reemplazo hormonal, no amamantar a los hijos, tomar de dos a cinco bebidas alcohólicas por día, tener sobrepeso y no hacer ejercicio son todos factores que incrementan el riesgo de cáncer de mama. Sin embargo, la mayoría de los factores que representan riesgo de cáncer de mama son inevitables. Envejecer es uno de esos riesgos y no hay nada que se pueda hacer al respecto. Ser blanca es otro riesgo. Tener antecedentes familiares de cáncer de mama en una hermana o en la madre, duplica el riesgo. También aumenta el riesgo si se ha tenido la primera menstruación antes de los doce años, si la menopausia se ha presentado después de los cincuenta o nunca se han tenido hijos. Hay algunas mutaciones genéticas, especialmente en las familias judías, como la BRCA1 o la BRCA2, que las mujeres pueden heredar de sus padres y que presentan un 50 por ciento de riesgo de desarrollar cáncer de mama antes de los setenta años.

Se están haciendo grandes esfuerzos por prevenir el cáncer de mama, pero dado que, a diferencia del cáncer de pulmón, no hay una causa evidente para la presentación de este cáncer, todo lo que podemos hacer por el momento es manejar los factores de riesgo. Evitar el exceso de alcohol y la terapia de reemplazo de estrógeno por tiempo prolongado, controlar el peso, hacer ejercicio regularmente y asegurarse de amamantar a los hijos. Si tiene predisposiciones familiares genéticas basadas en las mutaciones de BRCA1 o BRCA2, o antecedentes de cáncer de mama en la familia, puede tomar ciertas drogas como el tamoxifen o el raloxifen, que han demostrado ser efectivas para prevenir el cáncer de mama. Si su madre o una hermana han tenido cáncer, debe comenzar a someterse a pruebas de detección de la enfermedad diez años antes de la edad en la que sus familiares lo presentaron. (Si su madre tuvo cáncer de mama a los cuarenta y siete años, por ejemplo, debe comenzar a hacerse pruebas de detección a los treinta y siete.)

Las pruebas de detección de cáncer de mama son esenciales. Lo más importante que puede hacer una mujer para minimizar la posibilidad de presentar cáncer de mama es hacerse mamografías periódicas, aprender a autoexaminarse y hacerse un examen físico de forma regular. Entre más pronto se detecte el cáncer de mama, más efectivo será el tratamiento y mayor será la tasa de curación de la enfermedad. Con mucha frecuencia las mamografías pueden detectar un tumor antes de que este pueda palparse. Las mujeres deben hacerse una mamografía anual, a partir de los cuarenta años, o antes, en las que tienen antecedentes familiares de la enfermedad o una mutación genética que incremente su riesgo de presentar cáncer de mama. Las mujeres entre los veinte y los treinta y nueve años deben ir al médico para un examen físico cada dos o tres años y luego cada año al cumplir los cuarenta.

Sin embargo, no debe dependerse únicamente de las mamografías. Aproximadamente el 15 por ciento de los tumores que pueden palparse en las mamas nunca aparecen en una mamografía. Por eso todas las mujeres deben aprender a autoexaminarse al menos una vez al mes. Cuando se familiarice con sus mamas, le resultará fácil encontrar cualquier anomalía que se presente. El cáncer de mama es totalmente asintomático durante las primeras etapas. Sin embargo, a medida que el tumor crece, puede sentir algunos abultamientos o áreas muy endurecidas en la mama o en la axila, y el tamaño de una de sus mamas puede cambiar en comparación con la otra. Es posible que también presente flujo en el pezón, o el pezón puede estar invertido y hundirse, o pueden aparecer manchas en la piel de la mama. Aunque todos estos síntomas por sí solos, no necesariamente indican que se tenga cáncer de mama, son cosas que deben comunicarse al médico sin demora.

Una vez que se sospeche la presencia de un cáncer de mama, ya sea con base en una mamografía diagnóstica, o de otra forma, será necesario hacer otros exámenes, por lo general una biopsia, puesto que tal vez es la única forma de descartar o confirmar la presencia de cáncer. Las biopsias consisten en extraer una pequeña muestra del tejido sospechoso para un exa-

Cómo Practicar el Autoexamen de Mamas

1. De pie, frente al espejo, con los hombros horizontales y las manos sobre las caderas. Observe para comprobar que sus mamas tengan forma regular, sin distorsión ni inflamación. ¿Ve cualquier enrojecimiento o depresión en la piel o siente algún dolor? ¿Ha cambiado la posición del pezón o se encuentra invertido? De ser así, infórmeselo a su médico.

2. Levante sus brazos, uno a la vez y observe para detectar los mismos cambios descritos en el punto #1.

3. Confirme si hay flujo del pezón presionando suavemente cada pezón entre el pulgar y el índice.

4. Ahora, acuéstese y palpe sus mamas, utilizando la mano derecha para palpar la izquierda y la mano izquierda para palpar la mama derecha. Con los primeros dos dedos de cada mano, pase por encima de toda la superficie de su mama, para detectar cualquier irregularidad bajo la piel y haga un reconocimiento un poco más profundo, con una palpación más fuerte. Si detecta cualquier abultamiento o endurecimiento, comuníqueselo a su médico.

5. Repita el paso cuatro mientras permanece de pie, puede ser bajo la ducha, es más fácil palpar las mamas cuando la piel está húmeda y lisa.

men más a fondo sobre el microscopio, practicado por un patólogo. Los patólogos no sólo buscan el cáncer sino que intentan determinar el tipo de receptores que se encuentran en el tejido canceroso, si son receptores de estrógeno o de progesterona. Los receptores ayudan a determinar la terapia que se administrará para el cáncer, dado que los tratamientos son dirigidos específicamente a esos receptores de progesterona y estrógeno para mejorar el resultado.

También se determina durante el diagnóstico el estadío o la ubicación del cáncer. Si éste se encuentra en un lóbulo o en un conducto de la mama, se considera que está en Estadío Cero. Si el tumor tiene menos de dos centímetros y no se ha extendido más allá de la mama, se clasifica como Estadío Uno. Los tumores de Estadío Dos son los que tienen menos de dos centímetros pero han migrado más allá de la mama a los ganglios linfáticos, o los que tienen más de dos centímetros y todavía no se han difundido fuera de la mama. Los de Estadío Tres son cánceres de mama más avanzados, con tumores de más de cinco centímetros, que se han diseminado a los ganglios linfáticos en la axila. Estadío Cuatro es un cáncer metastásico, significa que la enfermedad se ha difundido a otros órganos.

La cirugía es parte importante del tratamiento del cáncer de mama para extirpar esencialmente la mayor parte posible del cáncer. Para las etapas muy iniciales de los cánceres de mama, el tratamiento quirúrgico se llama lumpectomía, y consiste en extirpar el tumor y una mínima parte del tejido normal que lo rodea. La lumpectomía se combina generalmente con radioterapia. Las mastectomías parciales consisten en extirpar una gran parte de la mama. Los cánceres más avanzados se tratan con mastectomías radicales modificadas, lo que significa que se extirpa toda la mama junto con los ganglios linfáticos. Como la mayoría de las mujeres a las que se les practica una extirpación total de la mama, se les hace también cirugía reconstructiva para crear una mama artificial. Quienes presentan avanzados estadíos de cáncer suelen recibir también quimioterapia, con o sin cirugía, para reducir el riesgo de recurrencia del cáncer, aunque los efectos secundarios pueden ser considerables. De igual forma, la radioterapia, que utiliza rayos X de alto poder para matar las células cancerosas suele ser otro medio para reducir el riesgo de recurrencia y mata las células tumorales que puedan encontrarse en los ganglios linfáticos. Dependiendo de si el tumor presentó receptores de estrógeno o de progesterona, es posible que también reciba terapia hormonal. Por ejemplo, las pacientes cuyos tumores presentaron receptores de estrógeno, pueden recibir

Pregúntele al Dr. Manny

NO SÓLO PARA MUJERES

"Dr. Manny, ¿por qué cuando se habla de cáncer de mama se hace siempre referencia al cáncer de mama en la mujer? Los hombres también tienen mamas, ¿por qué no presentan cáncer de mama?"

Buena pregunta. La mayoría no cae en cuenta, pero también los hombres presentan cáncer de mama. Cualquier célula del organismo puede presentar cáncer, incluyendo las células de mama masculinas. Pero debido a que la mujer tiene más células de mama que el hombre y tal vez porque las células de mama de la mujer están constantemente expuestas a los efectos de las hormonas de crecimiento femeninas, el cáncer de mama es cien veces más común en las mujeres que en los hombres. Sin embargo, cada año se presentan cerca de dos mil casos de cáncer de mama invasivo en hombres y estadío por estadío, las tasas de sobrevida son iguales en los hombres que en las mujeres. Por lo general, a los hombres no se les hacen mamografías, pero el autoexamen es importante. La mayoría de las protuberancias de mama en los hombres se deben a ginecomastia, la afección de mama más común en los hombres. La ginecomastia es un incremento de la cantidad de tejido de mama en el hombre como resultado de cambios hormonales, pero no se trata de un cáncer.

una droga bloqueadora de estrógeno conocida como tamoxifen, por un período de cinco años después de la cirugía.

El seguimiento es de suma importancia para cualquier mujer diagnosticada con cáncer de mama. Las consultas de seguimiento deben programarse para cada tres o cuatro meses. Entre más tiempo se esté libre de la enfermedad, mejor será el pronóstico a largo plazo. Trascurridos cinco años de la cirugía, es posible que las consultas puedan programarse sólo una vez al año.

El cáncer de mama es una enfermedad que debe ser tomada en serio. Su tasa de mortalidad es muy alta. Pero también tiene una alta tasa de curación si se detecta de forma temprana.

La Salud Mental

Las familias norteamericanas saben muy poco acerca de la salud mental. El público está más informado del cáncer de mama que de las enfermedades mentales. Es algo de lo que nadie quiere hablar. Hace aproximadamente veinte años, el tema era estrictamente tabú. Si había un miembro de la familia con problemas de salud mental, simplemente no se mencionaba. Se tenía la tendencia de considerar la salud mental como una discapacidad más que como una enfermedad. La veían como una limitación. Las personas con trastornos de ansiedad, depresión y maniacodepresión se cuidaban de no hablar de su problema por temor a que las rechazaran o las juzgaran por esa causa. Aunque el tema todavía hace que se levanten algunas cejas, la salud mental ha perdido parte de su clasificación de tema tabú en tiempos más recientes.

Un 20 por ciento de los adultos presentan algún tipo de afección mental, por consiguiente no es nada excepcional. Si consideramos el impacto que tienen los problemas de salud mental en nuestra fuerza laboral, la salud mental es la segunda causa de que las personas no sean plenamente productivas en sus trabajos ni en sus profesiones. (La primera causa es la enfermedad cardiaca; la tercera causa es el cáncer.)

Las buenas noticias son que las enfermedades mentales suelen ser fáciles de diagnosticar y pueden tratarse con éxito. Las malas noticias son que sólo una tercera parte de las personas con trastornos mentales diagnosticables buscan la ayuda que requieren. ¿Por qué? Algunos se sienten avergonzados y no buscan ayuda. Otros no saben dónde obtenerla. Lo cierto es que la salud mental no recibe mucha atención en nuestra sociedad. La salud mental es siempre la última en la lista en términos de fondos para la investigación y en términos de clínicas para tratar a quienes la padecen. Desde el punto de vista económico, la salud mental es siempre la primera en sufrir los recortes de gastos. Las aseguradoras reembolsan un porcentaje muy bajo de estos costos y para los centros médicos esto representa un problema, lo que no es difícil de comprender. Toma mucho más tiempo tratar un paciente con un problema de salud mental que cualquier otro tipo de paciente. No se pueden ver diez pacientes de salud mental en una hora. (¡Y en realidad hay que tener una conversación con ellos!)

En los últimos veinte años ha cambiado considerablemente la forma como vemos la salud mental. Uno de los primeros avances importantes se produjo en 1952, cuando se llegó a un consenso nacional entre los profesionales de la salud mental acerca de la forma como debían clasificarse estas enfermedades, cuáles eran sus distintas categorías y cuáles los signos y síntomas específicos de cada una de ellas. Publicaron un libro sobre trastornos mentales titulado *Manual Diagnóstico y Estadístico* (DSM, por su sigla en inglés) en donde se explicaba con detalle de qué se tratan los trastornos de ansiedad, desde los trastornos depresivos, la maniacodepresión y los trastornos bipolares hasta la esquizofrenia. El libro proporcionó a los clínicos una plantilla sobre la cual podrían trabajar y les permitió diagnosticar las enfermedades en la base de un común acuerdo.

Se cree que los problemas de salud mental son el resultado de una combinación de factores. Las depresiones agudas, la esquizofrenia y la maniacodepresión parecen ser hereditarias, por lo que existe, evidentemente, un componente genético en estos problemas. También hay factores de desarrollo o ambientales en los problemas de salud mental, como los traumas de la infancia, las cicatrices emocionales y la crianza inadecuada. Sin embargo, por lo general, los trastornos mentales tienen también un componente biológico, en el que la biología del cerebro constituye el punto focal. Esta comprensión ha llevado a la industria y a los investigadores a analizar detalladamente la bioquímica del cerebro y se han logrado grandes progresos en la comprensión de los mecanismos bioquímicos del proceso de pensamiento, los estados de ánimo y las hormonas, y los neurotransmisores como la serotonina y el triptofano. Esto ha llevado al diseño de medicamentos científicamente dirigidos a tratar las deficiencias de la bioquímica del cerebro que han tenido un impacto sorprendente tanto en los estados de ánimo como en la psicología de los individuos. Ahora sabemos más que nunca acerca de cómo funciona el cerebro y cómo afecta nuestro estado general de salud.

Pero debido a nuestra recién descubierta confianza en las píldoras como solución para los trastornos mentales, hemos perdido parte de nuestra capacidad de manejar las consecuencias emocionales de estas enfermedades. Administramos, por ejemplo, píldoras para la depresión, pero no reconocemos que hay un componente psicológico, un componente terapéutico, que requiere seguimiento porque las personas recuerdan las situaciones por las que han pasado, recuerdan cómo se sintieron, cómo actuaron y el impacto que tuvo en ellos la enfermedad. Por maravillosos que puedan ser los medicamentos, no bastan para resolver los problemas de los trastornos mentales; necesitamos más asesoría psicológica.

¿Es la Violencia?

Aunque ahora tenemos una mejor comprensión de la salud mental, el estigma persiste. ¿Por qué? Las encuestas sugieren que la respuesta es el temor a la violencia. Quienes padecen enfermedades mentales se perciben como individuos más violentos. ¿Realmente lo son? Sí, *hay* un mayor riesgo de violencia si la persona con un trastorno mental tiene también un problema de abuso de sustancias ilícitas. Y *hay* también un riesgo ligeramente mayor de violencia si la persona con un trastorno mental severo no toma sus medicamentos. Pero lo cierto es que el riesgo de violencia causada por un individuo mentalmente enfermo es menor si se trata de un extraño que si se trata de un miembro de la familia. Por lo tanto, hay muy poco riesgo de daño por un encuentro casual con un extraño que padezca un trastorno mental. ¿Quién es el responsable de este arraigado temor de violencia de parte de las personas mentalmente enfermas? Los medios de comunicación son responsables, en parte, porque presentan, selectivamente, historias que refuerzan el estereotipo que tiene el público de relación entre la violencia y la enfermedad mental. Combinando esto con el hecho de que casi el 50 por ciento de todos los norteamericanos admiten que saben poco o nada en absoluto acerca de las enfermedades mentales, podemos darnos cuenta de que sólo un mayor conocimiento del problema podrá ayudar a reducir el estigma que aún persiste.

Además, la nutrición desempeña también una importante función en la salud mental. Debido a que el cerebro depende directamente de los alimentos, lo que comamos tiene un impacto directo en la forma como funcione—o no funcione. Tal como ocurre con el corazón y el hígado, el cerebro es un órgano muy sensible a lo que comamos y bebamos. Para mantenernos sanos, el cerebro necesita un equilibrio de carbohidratos complejos, ácidos grasos y aminoácidos esenciales, vitaminas, minerales y agua. Un equilibrio inadecuado de ácidos grasos, por ejemplo, se ha asociado con la depresión y otros problemas de salud mental. Las vitaminas y los minerales ayudan a mejorar el funcionamiento del cerebro a través del papel que desempeñan en la forma como el cerebro convierte los aminoácidos en neurotransmisores, que son los encargados de controlar nuestros estados de ánimo. También los antioxidantes son importantes para la salud mental dado que eliminan lo que me gusta llamar residuos biológicos que pueden ser tóxicos para el funcionamiento celular normal. Una dieta balanceada puede ayudar a estabilizar los componentes que son de hecho los que equilibran el estado mental del individuo y ayudan a minimizar las conductas irracionales.

Trastorno Maníaco-Depresivo

El trastorno maníaco-depresivo es la Coca-Cola de las enfermedades mentales. No sólo se trata de algo muy frecuente sino que, al igual que la Coca-Cola, tiene una fase muy burbujeante y exuberante, seguida poco tiempo después por una fase plana, de un estado depresivo. La maniacodepresión es una de las enfermedades depresivas que afecta a hombres y mujeres por igual. Aunque comprendemos su bioquímica, nadie sabe realmente por qué se presenta. ¿Es genética o se debe a las experiencias de la vida y al estrés?

Tal como su nombre lo indica, la maniacodepresión se compone de dos estados de ánimo. El primero es la depresión—la persona está triste, nada le interesa y no confía en nadie, no puede disfrutar de las cosas ni tomar

Cómo Ayudar

¿Cómo tratar a alguien que presenta un trastorno mental? Lo más importante cuando se trate de alguien con depresión es que hay que comprenderlo y ser paciente con él. Pero suele ser muy difícil entender lo que alguien desea cuando está deprimido, cuando adopta una actitud pesimista ante cualquier situación. Hay que aceptar que lo importante no es tanto lo que esa persona diga sino cómo lo diga. Le puede ayudar con concejos prácticos. Asegúrese de que la persona pueda cuidarse por sí misma, que no se esté volviendo disfuncional, que no esté durmiendo veinte horas al día, sin comer ni bañarse. Es evidente que si hay cualquier indicio de que esté pensando en hacerse daño, debe tomar en serio lo que diga y buscar atención médica de inmediato.

Cuando alguien se encuentre en la fase maniaca de la maniacodepresión, no hay que fomentarle la euforia. Hay que tratar de minimizar el grado en que esa persona esté expuesta a fiestas y a otras reuniones, dado que estos ambientes promoverán una mayor euforia y pueden llevar a un estado de hostilidad, sospecha y un comportamiento físico explosivo. Se debe tener cuidado de no entrar en discusiones con esa persona porque puede tener un punto de vista inaceptable y una forma muy agresiva de expresarlo. Las personas que sufren maniacodepresión buscan la confrontación. Si la situación se vuelve explosiva, será necesario buscar ayuda profesional de inmediato. Una persona maniacodepresiva puede requerir una corta hospitalización para evitar que se meta en problemas.

decisiones simples, siempre está cansada, intranquila e irritable. Es posible que tenga pensamientos suicidas. Muchas personas que presentan estos síntomas, especialmente si son leves o si se consideran leves, podrán comprobar, con frecuencia, que el problema desaparece por sí sólo. Pero si los síntomas duran más de cuatro semanas, será necesario buscar ayuda. Por lo general, ésta implica tomar antidepresivos como Prozac durante unas seis semanas.

La fase maniaca es totalmente distinta. Es una reversión y una exageración de los otros síntomas. En esta fase la persona se siente increíblemente feliz y emocionada. Tiende a irritarse cuando los demás no comparten su optimismo, se siente llena de energía y no puede dormir debido a la euforia. Todo se ve como más importante de lo normal. Es posible que presente un comportamiento irresponsable, que la lleve a tomar decisiones apresuradas. Y, sin lugar a dudas, presenta una conducta sexual menos inhibida. Si estos síntomas persisten, será necesario administrar medicamentos antipsicóticos.

Después de que se le haya diagnosticado enfermedad maniacodepresiva, una vez que haya tomado los medicamentos y después de recibir seguimiento y asesoría o psicoterapia, deberá plantearse un par de interrogantes: "¿Qué aprendí de esta experiencia? ¿Qué me llevó a ese estado?" Es frecuente que al pensarlo, se descubra por qué se llegó al mismo. Una vez que se hayan identificado los factores que produjeron ese estado emocional, se puede decir, "Bien, ahora haré algo al respecto."

Una de las cosas que puede hacer es combatir el estrés. Si tiene tendencia a la maniacodepresión o si tiene la enfermedad, debe resolver el problema del estrés. Evite las situaciones de estrés y adopte un estilo de vida que le permita evitarlo. Equilibre la forma como distribuye su trabajo y otras actividades en su vida para ayudarle a reducir el estrés. Podrá lograrlo con la ayuda de un psicólogo o practicando yoga, meditación, T'ai Chi (una forma de yoga y meditación combinados), o haciendo ejercicio regularmente. Además, evalúe cómo son sus relaciones con los demás. Las relaciones son un aspecto complejo, ya se trate de un amigo o una amiga, del cónyuge o algún miembro de la familia. Analice atentamente sus relaciones y pregúntese si le están haciendo daño, en último término, porque, una vez más, necesitará el apoyo de quienes lo rodean para ayudarle a resolver su problema de salud mental.

Estreeés

El estrés es la capacidad que tiene nuestro cuerpo de responder a su entorno—la forma como reaccionamos a nuestra familia, nuestro trabajo y los acontecimientos de nuestras vidas. El estrés es normal. Todos estamos bajo algún tipo de estrés—cada día. Pero hay dos tipos de estrés: uno bueno y uno malo. El estrés bueno puede ser, por ejemplo, obtener un nuevo trabajo o comprar nuestra primera casa. El estrés malo puede ser desde una situación financiera difícil hasta una enfermedad en la familia o perder un avión o sufrir un pinchazo de un neumático en medio de un aguacero.

El estrés de corta duración rara vez tiene un efecto nocivo en nuestra salud a largo plazo. Sin embargo, el estrés se convierte en un problema cuando se torna crónico y difícil de identificar. El estrés se manifiesta en sensaciones de tristeza, ansiedad, ira, frustración, complejo de culpa o entusiasmo. Sus estados de ánimo comienzan a fluctuar. Algunos beben o fuman, otros optan por vías de escape más sanas como jogging. Otros simplemente van de compras. Eventualmente, el cuerpo comienza a doler aquí y allá, primero son dolores menores, luego aumentan más y más. Pueden parecer "dolores fantasma" al comienzo, pero con el tiempo pueden convertirse en una verdadera amenaza física para la salud. Si no se trata, en último término el estrés puede producir oscilaciones en la presión arterial y debilitar su sistema inmune, lo que aumenta su susceptibilidad a enfermedades que de otra forma, en circunstancias normales, su organismo podría combatir. Eventual-

Signos de Estrés

- ¿Tiende a correr todo el día, haciéndolo todo personalmente, y fijándose metas poco realistas?
- ¿Convierte todo en un problema enorme, se sulfura fácilmente y se enloquece cuando tiene que esperar?
- ¿Suele descuidar su dieta, dejar de hacer ejercicio y no dormir lo suficiente?
- ¿Carece de personas que le brinden apoyo fuera de los miembros de su familia?
- ¿Le sucede que con frecuencia no encuentra el humor en las situaciones que a otros les parecen divertidas?
- ¿Ignora los síntomas del estrés y no tiene tiempo para cosas como esa?

Si respondió "sí" a la mayoría de estas preguntas, lo más probable es que SU NIVEL DE ESTRÉS ESTÉ EN EL MAYOR DE LOS LÍMITES. Haga algo al respecto.

mente, puede llegar a morir por los efectos del estrés porque, en último término, tendrá más problemas de enfermedades cardiacas, de diabetes, de obesidad y más problemas gástricos, como úlceras, que alguien que esté relativamente libre de estrés.

Una de las categorías más severas de estrés se conoce como Trastorno de Estrés Postraumático (PTSD, por su sigla en inglés). Es un trastorno que se presenta después de una experiencia extremadamente estresante o como consecuencia de haber presenciado un hecho que representara peligro de muerte, como un ataque terrorista, un asalto personal violento o un desastre natural. Quienes sufren de este tipo de estrés presentan síntomas que incluyen la impresión de vivir de nuevo la situación ya experimentada, lo que en inglés se conoce con el término de "flashback," problemas para conciliar el sueño, cambios de estado de ánimo, depresión e incapacidad de hacer frente a la vida diaria. No se trata de dementes que deambulan sin rumbo en andrajos y sucios, hablando solos y conversando con amigos imaginarios. Son personas plenamente funcionales como usted y como yo, el estrés puede ser el producto de los recordatorios diarios a través de las noticias sobre niños secuestrados, asesinos en serie y abusos sexuales. Con frecuencia son personas que ni siquiera saben que padecen este trastorno.

Es importante tomar en serio el estrés y aprender a manejarlo. En primer lugar, hay que reconocer sus signos y aceptarlos. En segundo lugar, es necesario preguntarse: ¿Llevo un estilo de vida sano, hago ejercicio, no fumo ni tomo drogas y no abuso del alcohol? De no ser así, tendrá que hacer algunos cambios en su estilo de vida. Con frecuencia, la solución está frente a usted, pero, por lo general, si no reconoce los síntomas del estrés como algo que existe y que hay que saber manejar de forma adecuada, el estrés tendrá graves efectos en su salud. El estrés sólo requiere ayuda profesional cuando se ignora permitiendo que se convierta en un estado crónico e incontrolable.

La Asesina Silenciosa

La hipertensión se conoce como la asesina silenciosa, y con razón. Hay aproximadamente 50 millones de norteamericanos hipertensos y una tercera parte de ellos no lo saben, a pesar de que es algo muy fácil de diagnosticar. La hipertensión mata aproximadamente cuarenta mil norteamericanos al año, y otros doscientos mil mueren cada año por alguna enfermedad relacionada con la hipertensión. Los hipertensos tienen una probabilidad siete veces mayor de sufrir un accidente cerebrovascular, son seis veces más propensos a presentar insuficiencia cardiaca congestiva y su riesgo de infarto es tres veces mayor. En último término, la tasa anual de mortalidad por hipertensión en los Estados Unidos es mayor que la del cáncer. Estas cifras son doblemente tristes: por una parte, son demasiado altas y por otra podrían ser mucho menores. Más del 50 por ciento de los hipertensos no reciben tratamiento alguno y una cuarta parte de ellos reciben tratamiento inadecuado. Sólo aproximadamente una quinta parte recibe el tratamiento adecuado para el control de la hipertensión.

Hay dos tipos de hipertensión. Más del 90 por ciento de los casos de tensión arterial elevada se relacionan con lo que se conoce como hipertensión esencial, una presión arterial alta sin causa definida. El resto, menos del 10 por ciento de los casos, tienen una causa conocida y se conoce como hipertensión orgánica, o secundaria; es la que se produce como el resultado de una enfermedad, por ejemplo un tumor renal, una enfermedad vascular o una enfermedad hormonal.

Cuando hablamos de presión arterial nos referimos a una comparación de la presión sanguínea cuando el corazón bombea versus la presión sanguínea cuando el corazón está en reposo. La lectura de la presión sanguínea se representa como la presión sistólica (o la presión durante el bombeo) sobre la presión diastólica (o la presión en reposo). Una presión arterial normal oscila entre cualquier presión inferior a 120 sobre 80. Pero si su presión es 140 sobre 90 o más, tiene hipertensión. Cualquier cosa entre estos dos grupos de cifras se considera prehipertensión.

¿Cómo saber si la presión arterial es demasiado alta? Sin lugar a dudas, esto no se podrá saber con base en los síntomas, dado que la mayoría de los hipertensos no presentan ningún síntoma. Pero cualquier profesional de la salud debidamente calificado podrá tomar su presión arterial en forma no invasiva, utilizando un tensiómetro. Claro está que, si su presión arterial es demasiado alta, tendrá síntomas como hemorragia nasal, frecuencia cardiaca irregular, dolor de cabeza y mareos.

La hipertensión es más frecuenta en los hombres que en las mujeres y su incidencia es mayor en los negros y latinos que en los blancos. Entre las características del estilo de vida que pueden hacer que usted esté en riesgo de desarrollar hipertensión se cuentan la obesidad, la falta de ejercicio, y una dieta con alto contenido de sodio, así como el consumo excesivo de alcohol. Los fumadores también presentan riesgo de hipertensión. Puede haber factores genéticos involucrados dado que algunos tienen antecedentes familiares de hipertensión. A veces en las mujeres jóvenes la hipertensión se asocia con el uso de anticonceptivos. Otros medicamentos que pueden producir hipertensión son algunos antiinflamatorios no esteroideos, remedios para el resfriado, los descongestionantes y los supresores del apetito.

La dieta desempeña un papel muy significativo en la presión arterial. Los alimentos ricos en colesterol espesan la sangre por la grasa, obligando al corazón a bombear con más fuerza y aumentando así la presión arterial. Entre más esfuerzo tiene que hacer el corazón para impulsar la sangre, éste se va agrandando porque tiene que expandirse para acumular el volumen de sangre necesario que le permita sacarla de sus cámaras. Si el corazón tiene que bombear más fuerte, tanto éste como las arterias tienen que soportar tremendas presiones y un gran nivel de estrés, lo que, naturalmente, debilita el corazón. Significa también que otros órganos como los riñones, los ojos y el hígado no reciben suficiente sangre oxigenada, esto lleva al daño celular y por último, al daño de estos órganos.

La alta ingesta de sal también hace que se retenga más líquido en el sistema vascular, otro factor que incrementa el nivel de la presión arterial. Para reducir el riesgo de hipertensión, la Asociación Americana del Corazón (American Heart Association) sugiere ingerir un máximo de 2,400 miligramos de sal al día. Esto equivale a aproximadamente un cuarto de cucharadita de sal al día; y se va acumulando más rápido de lo que se pudiera creer, dado que muchos alimentos, sobre todo los alimentos procesados, contienen grandes cantidades de sodio. Además, también hay que tener en cuenta la sal que le agregamos a los alimentos que consumimos.

El sobrepeso es otro factor significativo para el desarrollo de la hipertensión. Por otra parte, la pérdida de peso es una de las medidas esenciales para mejorar el nivel de la presión arterial. La falta de ejercicio y la inactividad física es otro factor de riesgo de la enfermedad cardiaca. Esto significa que hacer ejercicio mejorará su desempeño cardiaco al hacer que su corazón funcione mejor, lo que, a su vez, reducirá su presión arterial. El estrés se ha relacionado con la hipertensión: estrecha los vasos sanguíneos y hace que la presión arterial aumente, por lo tanto, es vital que las personas hipertensas aprendan a controlar el estrés.

El tratamiento de la hipertensión incluye cambios en la dieta, pérdida de peso, disminución del nivel de colesterol, técnicas de relajación y meditación, ejercicio físico y cambios en el estilo de vida. Si esto no da resultado, hay medicamentos específicamente dirigidos al tipo de hipertensión que usted presente.

Entonces, ¿cómo evitar la hipertensión? En primer lugar, controle su peso. Si tiene un peso un 30 por ciento mayor a su peso corporal ideal, debe reconocer que tiene un problema y que probablemente desarrollará hipertensión. Si bebe en exceso más de tres bebidas alcohólicas con alto contenido de alcohol al día, este es otro problema. Además, debe prestar atención a su ingesta de sal, reduzca el consumo de alimentos procesados. Si sale a comer, pregunte si pueden reducir la cantidad de sal en el plato que ordene. Consuma una dieta balanceada. Consuma alimentos que puedan ayudar a reducir su nivel de colesterol, como vegetales y granos. No fume; la nicotina es uno de los mayores vasoconstrictores. Haga ejercicio regularmente, procure realizar treinta minutos diarios de actividades aeróbicas, cuatro veces por semana.

En pocas palabras, en cuanto a lo que se refiere a la hipertensión, lo mejor es prevenirla. Si esto no es posible, será necesario detectarla y tratarla. Haga lo que haga, no se convierta en una estadística como tantos otros norteamericanos.

Análisis y Más Análisis

Muchos evitan ir al médico a menos que no les quede otra alternativa. Pero a partir de los cuarenta años, muchos comenzamos a sentir algo por aquí, un poquito de debilidad por allá y al menos empezaremos a pensar en que tenemos que hacer una consulta médica. Hágalo. Es buena idea. De hecho, entre los cuarenta y los cincuenta años será necesario hacerse un examen físico completo en intervalos que varían entre uno y cinco años. El colesterol debe revisarse cada cinco años. El nivel de azúcar en la sangre debe revisarse cada tres a cada cinco años. Compruebe su presión arterial cada dos años para reducir el riesgo de accidente cerebrovascular, enfermedad cardiaca y daño renal. Debe hacerse un examen oftalmológico cada dos años y debe hacerse revisar el estado de su piel y de sus dientes una vez al año. Además, a intervalos de aproximadamente un año las mujeres deben hacerse una citología, una mamografía y un examen pélvico.

A menos que haya un avance revolucionario de la medicina en el futuro, lo más probable es que para este momento, usted haya ingresado ya a la segunda mitad de su vida. Nuestros cuerpos son esencialmente dispositivos mecánicos, como los automóviles. Las cosas se dañan, es inevitable. Por lo tanto, es mejor someterse a revisiones periódicas y permitir que las cosas se arreglen que dejar que se dañen y lo dejen a la deriva en la mitad de un desierto.

El Gran Día: Los Cincuenta Años

A la vuelta del camino encontraremos un gran obstáculo, principalmente de carácter psicológico. Es posible que no tenga otro cumpleaños más deprimente que el de sus cincuenta años. Pero no se deje afectar. Permita que le sirva de recordatorio, debe prestar un poco más de atención a su salud de lo que le ha prestado en el pasado. Y si esa cifra no lo mueve a actuar, es posible que su cuerpo lo obligue a hacerlo, dado que estará pasando por algunos cambios sutiles y tal vez otros no tan sutiles en los próximos diez años. Tal vez intente ignorarlos, pero lo mejor será ocuparse de ellos. Le daré algunos consejos acerca de la mejor forma de cómo recorrer esta siguiente década de la vida como un automóvil híbrido en medio de una crisis petrolera.

Lista de Salud para Esta Década

Controlar el IMC
Refuerzo de la Vacuna contra el Tétanos
Examen Ginecológico (anual)
Limpieza Dental (anual)
Control de Colesterol (cada cinco años, también para las mujeres a partir de los cuarenta y cinco)
Control de la Presión Arterial (cada dos años)
Autoexamen de Mamas (mensual)
Prueba de Densidad Ósea
Mamografía (cada año o cada dos años)
Control de Piel (cada tres meses)
Examen físico completo (de uno a cinco años)
Control del nivel de azúcar en la sangre (de tres a cinco años)
Control oftalmológico (cada dos años)
Exámenes para la Detección de Enfermedades de Transmisión Sexual/VIH
Pruebas de Detección de Salud Mental (para depresión, si fuese necesario)

Mantener el Nivel de Vida

(La Sexta Década: De los 50 a los 59 Años)

6

**Todo cambia, todo cambia,
dice la canción popular.
Y, de hecho, esta década trae consigo algunos
cambios tanto para las mujeres como para los
hombres, algunos nos llegan sin que nos demos
cuenta, otros aparecen de pronto, mientras
avanzamos por la vida. Luchamos, claro está,
contra esos cambios, compramos un automóvil
deportivo o nos hacemos unas pequeñas cirugías
plásticas. Pero lo que importa no es
mantenernos a la moda y mantener el estilo de
vida, lo importante son las hormonas.**

Esta década de la vida es un tiempo de transformación. Para las mujeres, los cambios suelen resumirse en una sola palabra: menopausia. Aparentemente los hombres también tienen una "pausia" en esta década, aunque no es tan súbita ni tan evidente como en las mujeres. Los cambios que se producen en el cuerpo y la mente como resultado del envejecimiento son ahora más obvios que en la década anterior, aparecen las canas, hay más arrugas y es posible que se presente una que otra brecha de memoria. Sin embargo, la actividad física o intelectual de las personas saludables a los cincuenta años no es nada despreciable. Vale la pena tener en cuenta que la mayoría de quienes han sido elegidos presidentes de los Estados Unidos han llegado a este cargo durante su sexta década. Y además, el hecho de aspirar a la presidencia no es el mejor ejemplo del deseo de querer hacerlo todo, característico de las personas de esta edad, tanto de hombres como de mujeres.

Si existe una palabra distintiva para esta década, esa palabra es hormona. Las hormonas ejercen una profunda influencia en nuestras vidas, aunque sólo cuando, a partir de los cincuenta, comienzan las mujeres a perder su estrógeno, y los hombres su testosterona, nos damos cuenta de su importancia para nuestra salud y bienestar. Las hormonas que producen nuestros cuerpos no sólo son responsables de la reproducción, el desarrollo y el comportamiento normal sino del mantenimiento de nuestros procesos orgánicos normales.

Los Cambios

Cuando se piensa en la menopausia, suele venir a la mente el antiguo cliché—"el cambio." Sin embargo, la menopausia no es un simple evento sino una transición que comienza después de los cuarenta y se prolonga hasta los cincuenta y los sesenta. años. Por definición, una mujer menopáusica es aquella que no ha tenido una menstruación en doce meses consecutivos, sin embargo, la menopausia es un proceso biológico normal, constituido por cambios hormonales que son el resultado de cambios tanto físicos como psicológicos. No es una enfermedad ni es tampoco el final de su sexualidad ni su juventud. De hecho, las mujeres menopáusicas sienten que es realmente en la menopausia cuando comienzan a vivir.

La primera indicación de que se aproxima la menopausia se tiene cuando la menstruación comienza a ser irregular. Es posible que se interrumpa por un par de meses y que luego sea más leve, hasta que, eventualmente, cesa por completo. Esto va naturalmente acompañado de una disminución en la fertilidad, la ovulación comienza a fluctuar y, por último se detiene, aunque hasta no haber cumplido un año de haber dejado de menstruar, aún podrá quedar embarazada. A medida que descienden los niveles de estrógeno producido por sus ovarios, se producen cambios vaginales; los tejidos que recubren la vagina y la uretra se adelgazan y se secan lo que puede producir sensación de ardor y picazón y un mayor riesgo de infecciones de la vejiga y la vagina.

Tres de cuatro mujeres informan haber tenido síntomas molestos durante la menopausia, aunque su severidad y frecuencia varía de una a otra. Muchas experimentan calores cuando sus niveles de estrógeno comienza a descender, lo que hace que los vasos sanguíneos se expandan rápidamente y aumente la temperatura de la piel. El clima húmedo, los espacios cerrados, los alimentos con condimentos picantes y la cafeína o las bebidas alcohólicas son todos factores que pueden desencadenar los calores. Algunas mujeres que comienzan la menopausia empiezan a experimentar trastornos de sueño, al menos parciales, debido a los calores o sudores nocturnos. Eventualmente, la falta de sueño puede afectar tanto su estado de ánimo como su estado general de salud.

La menopausia también puede producir un cambio en la apariencia.

Algunas mujeres aumentan de peso cuando llegan a la menopausia, por lo general el aumento es de más o menos cinco libras. También el cabello se puede caer, aparecen más arrugas y se pierde la redondez de los senos. Con la disminución en los niveles de estrógeno, la pequeña cantidad de testosterona que el organismo sigue produciendo puede llevar al desarrollo de un poco de vello facial, al igual que a la aparición de vello en el tórax y el abdomen.

Conviene consultar al médico cuando se inicia la menopausia, para comenzar a controlar los niveles de hormonas. Esta medida es conveniente por varias razones. En primer lugar, la menopausia y la disminución de estrógeno que implica representa un mayor riesgo de enfermedad cardiovascular. Esto significa que hay que controlar más cuidadosamente la presión arterial, dejar el cigarrillo y consumir alimentos bajos en colesterol para asegurarse de que el proceso de envejecimiento natural no aumente el riesgo de enfermedad cardiaca. Otra razón es que se producirá una cierta cantidad de pérdida de masa ósea. Especialmente en los primeros dos años de la menopausia. Esto hace que las mujeres menopáusicas sean más susceptibles a las fracturas de cadera y a otras fracturas, por lo que es importante asegurarse de tomar las cantidades adecuadas de calcio. Se requerirán aproximadamente 1,500 miligramos de calcio de 400 a 800 miligramos de vitamina D por día de aquí en adelante. Además, debe hacer ejercicio para mejorar la fortaleza de los ligamentos y los músculos que rodean los huesos a fin de compensar la pérdida de densidad ósea. Por otra parte, debido a que la mucosa de la vagina se adelgaza por la pérdida de estrógeno, la vejiga tiende a extenderse hacia la pared vaginal y muchas mujeres empezarán a presentar síntomas de disfunción vesical.

Hay muchas cosas que se pueden hacer para adaptarse mejor a la menopausia. Para las molestias y el desecamiento vaginal se deben utilizar lubricantes como el gel KY y los humectantes. Para optimizar el sueño, será necesario evitar el consumo excesivo de café y de otras fuentes de cafeína, sobre todo en los primeros años de la menopausia, porque el organismo está cambiando en muchos aspectos. Es muy importante desarrollar técnicas de relajación para controlar el estrés. Hacer ejercicio con regularidad y hacer también los ejercicios de Kegel para mejorar los músculos de la vagina. Se debe tener cuidado con los alimentos, hay que controlar la ingesta calórica y tomar vitamina D y suplementos de calcio, según sea necesario. Además, si fuma, deberá dejar de fumar.

Los síntomas serios de la menopausia pueden requerir medicamentos,

No Tome Hormonas

No hace mucho tiempo, la práctica médica corriente era administrar Terapia de Reemplazo Hormonal (TRH). Este tratamiento corresponde a la práctica médica estándar de restaurar lo que el organismo no produce por sí sólo. Así como reemplazamos la insulina cuando el organismo no produce suficiente de esta sustancia, parecía lógico que debía reemplazarse el estrógeno cuando el organismo femenino ya no producía una cantidad suficiente de esas hormonas.

Entonces, Women's Health Initiative publicó un estudio en el que demostraba que la terapia de estrógeno produce un incremento en el riesgo del cáncer de mama y otras enfermedades. Por lo tanto, aunque la terapia de estrógeno había ayudado a evitar la pérdida ósea, estaba aumentando también el número de cánceres de mama y accidentes cerebrovasculares en las mujeres. El estrógeno en la TRH provenía de la orina de caballo y el problema con esto era que, al sintetizarse en el hígado humano, se descomponían dos tipos de estrógeno, el estrógeno bueno que la mujer requiere y un estrógeno malo que representa un riesgo para la salud. Con base en razones bien fundadas, millones de mujeres dejaron de tomar la TRH.

Desde el 2002, muchas mujeres norteamericanas y sus médicos han encontrado un tratamiento alternativo que se conoce como el enfoque de hormonas bioidénticas. A diferencia del tratamiento hormonal tradicional, las hormonas bioidénticas son una réplica exacta de las hormonas producidas naturalmente por el organismo femenino. No sólo pueden ser creadas modificando las hormonas de la soya o de la Discorea (ya no más orina de caballo), lo que cualquier molécula que no esté presente en la contraparte de la hormona humana es eliminada. Aunque aún se requieren más estudios sobre las terapias de hormonas bioidénticas, existe considerable evidencia que señala las ventajas potenciales de este enfoque de hormonas bioidénticas en el futuro.

sin embargo, lo que solía ser la terapia de reemplazo de hormonas estándar ya no se recomienda (véase " No Tome Hormonas," página 218). Los antidepresivos como Zoloft o Prozac, pueden ser muy efectivos para controlar los cambios de estado de ánimo. Las mujeres que sufren de calores muy severos tal vez requieran una droga como la Clonidina, un medicamento para la presión arterial, que viene en píldoras o en parche, para controlar el problema. Ahora se prescriben normalmente medicamentos no hormonales como Fosamax y Actonel para tratar la osteoporosis o la pérdida ósea. Estos medicamentos, cuyo principal efecto secundario es el dolor gastrointestinal, han reemplazado básicamente al estrógeno como el primer mecanismo para ayudar a las mujeres controlar la osteoporosis en la menopausia. También hay estrógenos específicos para la vagina, que se administran localmente en forma de anillos, tabletas o cremas, para reducir significativamente el desecamiento vaginal.

Algunos medicamentos complementarios se consideran muy efectivos para aliviar los síntomas de la menopausia. Los estrógenos naturales, conocidos como *isoflavona,* pueden encontrarse en ciertos alimentos como la soya, los garbanzos y otras leguminosas, mientras que los que se conocen como *lignanos,* se encuentran en los granos enteros, las nueces, las semillas y los fríjoles. Los chinos, que consumen una dieta con alto contenido de este tipo de alimentos, presentan menos signos y síntomas menopaúsicos, aunque no hay estudios clínicos que respalden estas afirmaciones. También se dice que la vitamina E alivia hasta cierto punto los calores. Una hierba muy popular en Europa para tratar los calores de la menopausia, conocida como cohosh negro o Cimicifuga racemosa, está adquiriendo popularidad en los Estados Unidos, aunque tampoco en este caso se cuenta con estudios científicos importantes para respaldar estos informes. Otros productos, como el orozuz, el aceite de onagra *(Oenothera biennis),* y el camote o ñame silvestre *(Discorea biliosa)* (Wild yam, en inglés), se dice que son benéficas para aliviar los síntomas de la menopausia. Sin embargo, como con todos los demás tratamientos herbáceos o suplementos dietéticos, es necesario contar con la aprobación de su médico porque muchos de estos productos pueden desencadenar reacciones alérgicas o pueden tener reacciones cruzadas con medicamentos de prescripción que usted pueda estar tomando.

"Machopausia"

Las mujeres no son las únicas en soportar los efectos del cambio de hormonas. También se puede presentar en los hombres. La andropausia, como se conoce, es la versión masculina de la menopausia. Así como el estrógeno es vital para las mujeres, la testosterona es vital para el desarrollo y el funcionamiento normal de los hombres.

Si un hombre es saludable, su producción de hormonas puede permanecer normal hasta la vejez y tal vez pueda producir esperma hasta los ochenta años o más. Por otra parte, a medida que los hombres envejecen, empezando generalmente alrededor de los cuarenta y cinco o los cincuenta años, se pueden producir cambios sutiles en la función testicular y una reducción dramática en su nivel de testosterona, que disminuye más rápidamente en unos hombres que en otros. Por lo general, esta reducción de la testosterona masculina produce síntomas de depresión, cansancio y falta de energía. En algunos hombres, puede reducir su deseo sexual. Una reducción del nivel de testosterona también puede representar un riesgo de enfermedad cardiaca y osteoporosis.

La andropausia es más gradual que la menopausia. También puede estar acompañada de una variedad de efectos psicológicos conocidos como la crisis de la edad madura, estos se manifiestan en actitudes como, por ejemplo, la compra de un automóvil deportivo, o dejar a la familia a irse a buscar una mujer más joven. Sin embargo, este comportamiento no puede explicarse en su totalidad por una disminución en el nivel de testosterona—por lo general, hay también otros factores en juego.

Aunque la andropausia en los hombres no ha sido descrita con la misma profundidad que la menopausia en las mujeres, es un hecho real y es evidente que los hombres la experimenten. Sin embargo, dado que los

síntomas de cansancio y depresión o fatiga se han atribuido tradicionalmente al proceso de envejecimiento, la andropausia no ha sido reconocida
como un problema clínico y sigue siendo tema de debate. Por lo tanto, no
se encontrarán muchos hombres que vayan a consultar a su médico para
decirle: "Creo que estoy pasando por la menopausia masculina."

Hay ahora pruebas diagnósticas que pueden medir la cantidad de testosterona libre biodisponible en su organismo. Se podría creer que la terapia de reemplazo hormonal sería la solución más fácil del problema, pero
no es así. La testosterona es una hormona muy fuerte y los altos niveles de
testosterona se han relacionado con enfermedad cardiaca y cáncer de
próstata, por lo que en el manejo de la andropausia, conviene considerar
los factores que pueden influir en el nivel natural de testosterona del individuo sin necesidad de tomar testosterona adicional.

Uno de esos factores es la obesidad. Si tiene un exceso de sobrepeso, la
grasa va a interferir con su producción de testosterona, en especial si el
aumento de peso se debe a lo que me gusta denominar Dieta Blanca, compuesta de pan blanco, harina, azúcar y carbohidratos refinados. Al perder
peso y reducir la grasa corporal no solamente reducirá su estrógeno natural (sí, los hombres tienen en su organismo la hormona femenina así
como las mujeres tienen la testosterona u hormona masculina), sino aumentará también su nivel natural de testosterona. En muchas ocasiones es
todo lo que hay que hacer para mejorar este estado.

La terapia hormonal masculina *es* una opción para incrementar los
niveles de testosterona, pero debe ser cuidadosamente controlada por un
endocrinólogo que sepa cómo administrarla: no es solamente cuestión de
saber *qué tipo* de testosterona administrar sino *cuánta* prescribir. Se han
ensayado otros medicamentos con cierto éxito como el Clomifeno, un medicamento que se ha administrado comúnmente a las mujeres para mejorar la ovulación. En los hombres, el Clomifeno mejora los niveles naturales
de testosterona masculina al reducir su nivel natural de estrógeno.

La mejor forma de controlar los cambios producidos por la andropausia es aliviar el estrés, consumir una dieta nutritiva, baja en grasa y alta

en fibra, dormir lo suficiente, hacer ejercicio regularmente y limitar el consumo de alcohol.

Un Metabolismo Saludable

Crear un metabolismo saludable es la clave para evitar el desequilibrio hormonal, en especial cuando llegamos a los cincuenta. De hecho, algunos médicos creen que muchos de los síntomas de la menopausia pueden deberse, en gran parte, a una dieta inadecuada, a un estilo de vida no sano, y a la contaminación ambiental. Para respaldar estas afirmaciones, está el hecho de que en los países no industrializados la menopausia en las mujeres suele ser un proceso gradual, que pasa prácticamente inadvertido, mientras que los síntomas del desequilibrio hormonal en las culturas occidentales suelen ser más significativos y epidémicos.

Claro está que la dieta desempeña un papel importante en nuestro metabolismo. Es indispensable para una producción normal de hormonas y para su debido mantenimiento, que la dieta sea rica en granos enteros, en vegetales verdes y en otras verduras y frutas. Si su dieta es una variedad de comidas rápidas y ácidos grasos trans, no estará obteniendo los antioxidantes, vitaminas y minerales que necesita a fin de neutralizar los efectos de algunas de las hormonas ambientales nocivas a las que está expuesto y de los subproductos dañinos de nuestro propio metabolismo. En la vida diaria estamos expuestos a toda una gama de hormonas ambientales, desde el pegante para las alfombras hasta los plásticos, los vapores de los tubos de desfogue de los automóviles y la espuma de poliuretano, las absorbemos y son causantes de nocivos efectos secundarios para nuestro organismo.

También el ejercicio mejora la funcionalidad y el metabolismo de las hormonas. Un estilo de vida sedentario retarda nuestra tasa metabólica, lo que significa que retenemos más grasa, lo que a su vez reduce los niveles de estrógeno y testosterona en nuestros organismos. El estrés crónico es una de las principales causas de desequilibrio hormonal, lo que impide que nuestras glándulas suprarrenales cumplan su trabajo de mantenimiento normal porque el estrés las mantiene en constante estado de alerta. Por último, dormir el tiempo adecuado es indispensable para mantener el metabolismo bien equilibrado y las hormonas controladas.

El sueño es el tiempo vital, durante el cual el organismo se sana de manera natural. Si le falta sueño, si no duerme ocho horas por día, estará forzando de forma peligrosa su producción de hormonas y la forma como su organismo se repara. Algunos médicos llegan a decir que el 90 por ciento de nuestra salud mientras estamos despiertos depende de nuestro sueño.

De modo que es importante cuando llegue a esta década, hacerse una prueba de nivel de hormonas cuando vaya a someterse a su examen físico de rutina. No es más que un simple examen de sangre. De manera que no deje de hacérselo.

> **El Metabolismo** es un término derivado de la palabra griega que quiere decir "cambio." Cuando nos referimos al metabolismo hablamos de los distintos procesos que utiliza nuestro organismo para convertir los alimentos en energía y en otros productos que nuestro cuerpo necesita para mantenerse, para reparar los daños, sanar las lesiones y eliminar las toxinas.

La Bolsa de Almacenamiento (La Vesícula Biliar)

A diferencia del corazón y los pulmones, la vesícula biliar es uno de esos órganos de los que, por lo general, la gente sabe muy poco. No es de sorprender, la vesícula biliar es poco más que una bolsa de almacenamiento. Lo que almacena esta pequeña bolsa es bilis, una sustancia producida por el hígado. Pero, ¿qué es exactamente? La bilis es una sustancia que contiene las enzimas necesarias para ayudar a descomponer la grasa que ingerimos con los alimentos. Cuando digerimos lo que comemos, la vesícula biliar excreta bilis a través de las vías biliares y hacia el intestino que conduce al estómago, donde ayuda a metabolizar la grasa.

La vesícula biliar es uno de esos órganos que, muy probablemente, le ocasionarán problemas. Hay una época en nuestras vidas, generalmente al llegar a los cuarenta, en la que los cambios que se han producido en nuestro organismo—ya sea aumentar de peso o perder peso, o haber tenido un embarazo—pueden afectar la vesícula. Su ubicación es crítica para entender por qué puede producir problemas. Se encuentra a la derecha del abdomen, justo debajo del hígado y cerca de los intestinos y el páncreas. Por lo tanto, está anatómicamente predispuesta a sufrir presión causada por otros órganos.

El trastorno más común de la vesícula biliar y de las vías biliares es los cálculos biliares, una afección que se conoce también como *colelitiasis*. Se presenta cuando el hígado comienza a secretar bilis con un contenido excesivo de colesterol, que luego se cristaliza y forma cálculos en la vesícula biliar y las vías biliares. Estos cálculos también pueden ser ocasionados por un bajo nivel de ácidos biliares. La mayoría de los cálculos biliares son de colesterol.

No se sabe a ciencia cierta cómo se forman los cálculos biliares, aunque suponemos que su formación tiene algo que ver con la forma en que nuestras dietas alteran la cantidad o la calidad de bilis que producimos. Otra posibilidad es que dado que la vesícula biliar no sólo almacena sino que concentra la bilis, puede eliminar demasiada agua de la bilis, lo que hace que algunos de sus componentes se solidifiquen y formen los cálculos.

Cada año, más de 20 millones de norteamericanos presentan cálculos biliares y se diagnostican anualmente cerca de un millón de casos nuevos. Las personas de más de sesenta años son más propensas que las jóvenes a desarrollar estos cálculos y esa propensión es dos veces mayor en las mujeres que en los hombres. Sin embargo, la mayoría lleva una vida normal con dichos cálculos sin saber jamás que los tiene. A veces se detectan por casualidad en una radiografía.

Cuando alguien se queja de dolor de la vesícula biliar, suele ser por los cálculos o por la inflamación de la irritación que estos producen. El dolor proviene de la presión que ejercen los cálculos dentro de la vesícula cuando ésta se contrae. Por lo tanto, podría compararse con el hecho de sostener en la mano unas cuantas canicas; al apretar el puño, se siente la presión y hay cierto dolor. Por lo general, el dolor de la vesícula biliar se manifiesta al lado derecho del abdomen, justo debajo de la caja torácica, aunque a veces se irradia a la espalda. Es fácil comprender por qué las personas suelen quejarse de dolor vesicular después de haber ingerido una comida con alto contenido de grasa. Esto se produce porque el cuerpo exige la eliminación de la bilis para procesar los alimentos grasos, lo que conduce a molestias cuando la vesícula biliar que tiene cálculos en su interior se contrae para excretar la bilis.

Es posible que el dolor producido por un problema de la vesícula biliar pueda desaparecer y luego reaparecer en un patrón cíclico. Esto puede ocurrir cuando un cálculo se aloja en el sistema de las vías biliares y obstruye el flujo de la bilis, sin embargo, al término de unas horas, vuelve a caer dentro de la vesícula o es eliminado a través de los intestinos. Sin embargo, en ocasiones, el dolor de la vesícula puede ser agudo; es un dolor que se presenta de forma repentina, es de carácter constante y no desaparece. Esto ocurre muy probablemente cuando un cálculo se atasca en una vía biliar y crea una obstrucción mayor, con dolor agudo y un ligero aumento en la temperatura, acompañado de náusea y vómito. Produce una obstrucción mayor en la principal de las vías biliares, puede haber una acumulación aguda de bilis que se devuelve hacia el hígado y entra en la circulación, causando una ligera ictericia o pigmentación amarilla de la piel.

¿Qué hacer? Si el problema es por cálculos biliares, será necesario eliminarlos. En la actualidad, la solución más común es extraer los cálculos biliares operando la vesícula, extrayendo la vesícula biliar y los cálculos a través de una cirugía mínimamente invasiva, conocida como *laparoscopia,* en la que se inserta un instrumento similar a un telescopio que corta la vesícula biliar y la extrae por una incisión mínima. La extirpación convencional de la vesícula biliar, o *colecistectomía,* es una operación mayor que requiere una incisión de tamaño considerable en el abdomen, lo que aumenta el riesgo de complicaciones por infección y sangrado.

Si el paciente no cumple los requisitos para ser tratado quirúrgicamente, hay varias otras opciones disponibles. Hay medicamentos, como el ácido quenodexoxicólico que se puede tomar por vía oral en un esfuerzo por romper los cálculos; el medicamento se elimina luego hacia la bilis y ayuda a disolver los cálculos. Sin embargo, estos medicamentos no son 100 por ciento efectivos, y cuando dejan de tomarse, los cálculos tienden a volverse a formar. Otra alternativa es la litotripsia, una técnica en la que se utilizan ondas de choque externas para bombardear y desintegrar los cálculos; el mismo método se utiliza para eliminar los cálculos renales, por lo general con mayor éxito que en los cálculos biliares. Otro sistema adicional consiste en inyectar soluciones fuertes directamente en la vesícula para disolver los cálculos, en especial los de colesterol; pero, una vez más, esta técnica no ha demostrado ser totalmente exitosa.

A propósito, en caso de que surja esta interrogante, no hay ninguna consecuencia médica ni de salud como resultado de extirpar la vesícula biliar. Este órgano es básicamente un recipiente. Al extirpar la vesícula, el hígado seguirá produciendo bilis y éstas irán fluyendo por las vías normales hacia los intestinos y el estómago. La única diferencia es que la digestión de las grasas será un poco menos eficiente porque la bilis no se habrá concentrado en la vesícula, por lo que si le han extirpado la vesícula biliar, tendrá que ser muy cuidadoso en cuanto a mantener una dieta sana.

La Salud de la Próstata (Solo para Hombres)

Considero que hay una gran confusión sobre lo que es la próstata. La próstata es parte de los órganos sexuales masculinos. Su tamaño es aproximadamente el de una nuez de nogal y se encuentra alrededor de un conducto que recibe el nombre de uretra, y que conecta la vejiga con el pene. La uretra no sólo transporta la orina sino también el semen, durante la eyaculación. El semen es una combinación de esperma y líquido adicionado por la próstata.

El problema más común de la próstata en los hombres menores de cincuenta es la *prostatitis*. Consiste, simplemente, en una próstata inflamada que produce síntomas similares a los de una infección de la vejiga: ardor, frecuencia para orinar y tal vez algún dolor. La inflamación suele deberse a la presencia de bacterias en la orina. Un simple análisis de orina bajo el microscopio suele bastar para hacer el diagnóstico y el tratamiento consiste en tomar antibióticos.

Para los mayores de cincuenta años, el problema más común es el agrandamiento de la próstata, conocido como Hiperplasia Prostática Benigna o HPB. Uno de los síntomas más comunes de la HPB es la dificultad para orinar. ¿Por qué? Porque cuando la próstata se agranda, presiona la uretra, estrechando el orificio por el que pasa la orina y haciendo que sea difícil evacuar la vejiga. Por lo tanto, es posible que note la urgencia de ir al baño varias veces durante la noche para evacuar la vejiga. Puede tener dificultad para iniciar el chorro urinario. En algunos casos, puede encontrar inclusive una pequeña cantidad de sangre en la orina. Pero, no se preocupe, el hecho de tener HPB no necesariamente significa que tenga cáncer, aunque a veces, los síntomas pueden ser similares. La consecuencia más grave de una hiperplasia de la próstata es que puede terminar con una oclusión total de la orina y retención urinaria.

La HPB puede diagnosticarse mediante un tacto rectal para lo cual el médico simplemente inserta un dedo en el ano para palpar la próstata a través de la pared rectal y detectar cualquier agrandamiento. Una ecografía puede ser también útil para diagnosticar una hiperplasia prostática. Muchos médicos realizan una prueba de PSA, que busca un antígeno específico de la próstata en la sangre. Sin embargo, los niveles de PSA no sólo aparecen elevados en la HPB sino también en los casos de cáncer de próstata, por lo que no existe un análisis definitivo que permita diferenciar entre estas dos afecciones. Es posible que otros médicos deseen observar específicamente la calidad del flujo urinario para estudiarlo y examinar la presión que se requiere para vaciar la vejiga, así como mirar el interior de la uretra para detectar cualquier señal de estrechamiento.

Los casos leves de HPB se mantienen simplemente bajo observación, sin ningún tratamiento. Con frecuencia, los síntomas no empeoran; la próstata se agranda hasta un punto en el que realmente no interfiere con su vida diaria. Los casos más severos pueden tratarse con medicamentos que ayudan a relajar la próstata y a veces inclusive la achican. También hay técnicas quirúrgicas que comprenden principalmente en eliminar algo del exceso de tejido prostático para dilatar significativamente la uretra. También se cuenta con procedimientos no quirúrgicos que consisten en quemar el exceso de tejido prostático con ondas radiales. Sólo en casos excepcionales es necesario extirpar toda la próstata practicando una *prostatectomía* para tratar la HPB. Un potencial efecto secundario de cualquier tratamiento para la HPB es la pérdida de función sexual, pero en la mayoría de los hombres, en el término de aproximadamente un año, recuperan su función sexual normal.

Como es evidente, la peor amenaza para próstata no es la HPB sino el cáncer. Es la forma más común de cáncer entre los hombres de los Estados Unidos, superado sólo por el cáncer de piel y es bastante común entre los afroamericanos y los latinos. Es raro que se presenten síntomas de cáncer de próstata antes de los cincuenta años. El cáncer de próstata tiende a difundirse lentamente, en comparación con otros cánceres; de hecho, los cambios celulares en la próstata pueden comenzar de diez a treinta años antes de que el tumor sea lo suficientemente grande como para producir síntomas. A medida que el cáncer progresa, es posible que se experimente dificultad para orinar, ardor, sangre en la orina, dolor pélvico, dolor de espalda o eyaculación dolorosa. Para los ochenta, más del 50 por ciento de los norteamericanos tienen algún grado de cáncer de próstata, aunque en la mayoría de los casos, estos cánceres no son nunca una grave amenaza para la salud. Sólo el 3 por ciento de quienes presentan el cáncer de próstata mueren por esta enfermedad.

Para el cáncer de próstata, al igual que para todos los cánceres, lo esencial para un mejor resultado es una detección y un diagnóstico tempranos y, si fuere necesario, un tratamiento temprano. Los hombres deben estar conscientes de que a medida que envejecen, después de los cuarenta o los cincuenta, deben estar atentos a detectar ciertos síntomas—cambios al orinar, ardor, o dolor en la parte baja de la espalda—que indican que deben realizarse un examen de la próstata lo antes posible. El médico realizará un examen físico, un tacto rectal, tal vez una ecografía y un examen para determinar el nivel de PSA. Recuerde que su PSA podría estar elevado por enfermedad benigna *o* por un cáncer. Para diferenciar entre las dos, suele ser necesaria una biopsia. Para este procedimiento, se extrae una muestra de próstata y se envía al laboratorio para confirmar la presencia o ausencia de tejido canceroso.

La elección del tratamiento para el cáncer de próstata depende de la etapa de desarrollo en la que se encuentre, si afecta la próstata en forma parcial o total y si se ha diseminado a cualquier otra parte del cuerpo. Si el cáncer se desarrolla en forma lenta y no ocasiona problemas, se puede posponer el tratamiento; esta suele ser la alternativa que eligen los hombres mayores que tienen además otros problemas médicos. El tratamiento más común es una cirugía que se conoce como *prostatectomía radical,* en la que el cirujano extirpa no solamente la próstata sino los tejidos y los ganglios linfáticos circundantes. Aunque anteriormente los efectos secundarios de esta cirugía incluían impotencia e incontinencia, los adelantos quirúrgicos han minimizado estos problemas.

Otra opción es la radioterapia, de la que hay dos clases. Una implica un abordaje externo en el que se aplica un haz de radiación para eliminar las células cancerosas. La otra implica la implantación de "semillas" radioactivas en la próstata misma. Es importante saber que la radioterapia puede producir problemas de impotencia y dolor rectal. Si el cáncer de la próstata es avanzado o si hay probabilidades de que recurra, algunos pacientes reciben terapia hormonal, lo que puede producir calores, y la pérdida del deseo y la función sexual.

Hay gran controversia en cuanto a las pruebas de PSA, en especial porque esta prueba puede detectar cánceres que nunca se habrían desarrollado ni difundido y que realmente no requieren tratamiento. Sin embargo, es la mejor prueba con la que contamos. Aunque un resultado alto de PSA no necesariamente significa que haya cáncer de próstata, la determinación del PSA es un excelente medio de detección. Si presenta cualquier síntoma, si hay antecedentes de cáncer de próstata en su familia, o si tiene otros factores de riesgo para desarrollar cáncer—como fumar, beber en exceso, o ser obeso—asegúrese de someterse a un examen de próstata ahora mismo.

Pregúntele al Dr. Manny

¿SOLUCIONES SUPLEMENTARIAS?

"Dr. Manny, tengo cincuenta y tres años y mi padre tuvo cáncer de próstata a los setenta y cinco. ¿Hay algo que pueda hacer para reducir el riesgo de cáncer de próstata?"

Hay varias cosas que puede intentar, pero antes de tomar cualquier suplemento, asegúrese de consultar a su médico. Muchos hombres con hiperplasia de la próstata han ensayado tomar el extracto de palma enana americana (saw palmetto), remedio herbal utilizado por los nativos norteamericanos durante siglos para problemas genitales y urinarios que ha recibido la aprobación de muchos médicos que practican la medicina tradicional. Algunos estudios sugieren que también el té verde puede ayudar a evitar la diseminación del cáncer de próstata y, al menos un estudio, descubrió que los hombres que ingerían diez o más porciones de tomate o productos que contengan tomate a la semana presentaban una disminución del riesgo de cáncer de próstata. También la vitamina E puede brindar alguna protección, y muchos estudios mencionan la importancia del mineral antioxidante selenio. Sin embargo, al igual que con todos los suplementos, aún no se han realizado estudios científicos que establezcan más allá de cualquier duda si se puede evitar o reducir el cáncer de próstata al consumir suplementos con selenio y consumir más productos de mar, granos y vegetales con alto contenido de selenio.

Cáncer de la Sangre

La leucemia es un cáncer de la médula ósea y la sangre. La médula ósea, el material blando que se encuentra en el centro de la mayoría de los huesos, produce los glóbulos rojos que llevan oxígeno a los tejidos de todo el organismo, glóbulos blancos que combaten las infecciones y las plaquetas que ayudan a la coagulación de la sangre y al control de la hemorragia. Sin embargo, en la leucemia, por lo general, la médula ósea produce menos glóbulos blancos de lo normal, incrementando así el riesgo de infecciones, así como un número exagerado de glóbulos blancos anormales. El resultado es una disminución de glóbulos rojos que produce anemia y un menor número de plaquetas que hace que se formen fácilmente moretones y se produzca sangrado excesivo.

En la actualidad, hay aproximadamente doscientas mil personas con leucemia en los Estados Unidos, Más del 10 por ciento de ellas morirán anualmente por la enfermedad y se diagnosticarán treinta y cinco mil nuevos casos de leucemia. Cualquiera puede presentar leucemia a cualquier edad, pero se presenta en adultos en nueve de cada diez casos, con un dramático incremento de casos en las personas mayores de cincuenta. (Véase también "Leucemia Infantil," página 24). La incidencia en los hombres es ligeramente mayor que en las mujeres, y entre los grupos étnicos, la incidencia de leucemia es mayor entre los caucásicos y menor entre los nativos de Alaska.

La leucemia no es una sola enfermedad sino que se divide en cuatro tipos básicos. Es la primera enfermedad clasificada por el tipo de célula involucrada, ya sea como *leucemia mielógena*—relacionada con la médula ósea, o *leucemia linfocítica*—relacionada con las células linfáticas. Después de esta caracterización, se determina si es aguda—de progresión rápida o *crónica*—es decir, si progresa lentamente. La mayoría de los casos de leucemia, nueve de cada diez son del tipo crónico. Una tercera parte de los casos de leucemia en adultos es leucemia mielógena aguda (LMA), la leucemia linfocítica crónica (LLC) representa un poco menos de un tercio de los casos de leucemia en adultos, mientras que el resto de los casos se reparte en partes aproximadamente iguales entre leucemia mielógena crónica (LMC) y leucemia linfocítica aguda (LLA), los demás casos corresponden a formas de leucemia no clasificadas.

Los síntomas de la leucemia crónica, que por lo general suelen ser leves al comienzo y van aumentando en intensidad, incluyen propensión a presentar moretones o sangrado, infecciones frecuentes, ganglios linfáticos inflamados, cansancio, dolor de cabeza, pérdida de peso y fiebre. Sin embargo, estos síntomas no son exlusivos de la leucemia y pueden ser ocasionados por infecciones o por otros problemas. Los signos de leucemia aguda incluyen vómito, confusión, pérdida de control muscular y crisis convulsivas. La leucemia puede afectar también los testículos, los riñones, los pulmones y las vías digestivas.

Un médico puede diagnosticar la leucemia después de un examen físico exhaustivo, en el que se busca inflamación de los ganglios linfáticos, del bazo y del hígado, e incluye análisis de sangre y, si fuere necesaria, una biopsia. La leucemia produce un nivel muy alto de glóbulos blancos y un bajo nivel de plaquetas. Una biopsia, tomada generalmente de uno de los huesos de las caderas, es la única forma segura de confirmar una leucemia en la médula ósea.

Se desconoce la causa de la leucemia, aunque algunos casos se han atribuido a una exposición crónica al benceno y a otros productos petroquímicos o a la exposición de altas dosis de radiación. Fuera de evitar la exposición a este tipo de elementos, es imposible recomendar medidas preventivas, pero las buenas noticias son que el tratamiento de la leucemia está dirigido a curar y no simplemente a tratar los síntomas de la enfermedad. Algunos pacientes pueden recibir quimioterapia, otros pueden recibir terapia biológica, radioterapia, un transplante de médula ósea, o tal vez inclusive una combinación de tratamientos, según el tipo y la gravedad de la enfermedad.

Quienes presentan leucemia aguda requieran de un tratamiento de inmediato, mientras que quienes presentan leucemia crónica suelen mantenerse en observación sin tratamiento, hasta cuando los síntomas empeoren, sin embargo, aunque reciban tratamiento, rara vez mejoran. Se considera que los pacientes de leucemia que sobreviven cinco o más años después del tratamiento, están curados. La tasa de sobrevida de la leucemia varía desde un alto porcentaje de 74 por ciento para la leucemia linfocítica crónica hasta un porcentaje bajo de apenas 20 por ciento para la leucemia mielógena aguda, en adultos. La tasa global de sobrevida para la leucemia en la actualidad es de aproximadamente un 50 por ciento, lo que representa el triple de lo que era hace cincuenta años. Se están desarrollando nuevas drogas y nuevos tratamientos para la leucemia que ofrecen grandes promesas para el futuro.

Un Cáncer del Sistema Defensivo

El linfoma conocido como Non-Hodgkin es el sexto tipo de cáncer más frecuente y uno cuya incidencia ha aumentado más rápidamente que cualquier otro tipo de cáncer en los Estados Unidos, ha llegado a alcanzar cifras de más del doble de la incidencia que tenía en la década de los setenta. Cada año se diagnostican más de cincuenta mil de estos casos en los Estados Unidos, y las muertes anuales por esta enfermedad representan aproximadamente veinte mil. La posibilidad de desarrollar un linfoma Non-Hodgkin es de una en cincuenta. Hay más de veintinueve tipos de linfomas Non-Hodgkin, todos ligeramente distintos entre sí, pero, en términos generales, mucho más frecuentes que los casos de linfomas de Hodgkin, otra categoría diferente y muy poco frecuente de cáncer linfático.

El linfoma Non-Hodgkin es un actor especialmente malo dado que es un cáncer que afecta las células del sistema inmune, es decir, precisamente las células que deberían ser las encargadas de protegernos contra la enfermedad. Ataca específicamente los tejidos del sistema linfático, y es parte de nuestro sistema inmune. Los ganglios linfáticos producen y almacenan los linfocitos, los glóbulos blancos responsables de defender el organismo contra las infecciones y otros invasores extraños. Los ganglios están conectados por todo el cuerpo a través de una serie de conductos similares a los vasos sanguíneos que transportan un líquido incoloro que contiene los linfocitos de varias partes del cuerpo para llevarlos al torrente sanguíneo. Debido a que el tejido linfático está distribuido por todo el cuerpo, este cáncer puede comenzar en prácticamente cualquier sitio y difundirse, ya sea lenta o rápidamente, al hígado y a otros órganos.

En la mayoría de los casos, se desconoce la causa de este cáncer. Una persona blanca y de edad avanzada es más propensa a presentar un linfoma non-Hodgkin que cualquier otra persona del resto de la población. Otros factores de riesgo incluyen el tener una enfermedad autoinmune, antecedentes de infecciones por *H. Pylori,* estar expuesto a plaguicidas y consumir una dieta de carnes y grasa. Hay muchos signos de posible linfoma non-Hodgkin, entre ellos fiebre, transpiración, fatiga y pérdida de peso, aunque otras afecciones también pueden producir estos síntomas.

Al igual que con otros cánceres, entre más pronto se tenga el diagnóstico, mayor será la probabilidad de un tratamiento exitoso. Por lo general, el linfoma Non-Hodgkin se trata con radioterapia, quimioterapia o mediante una "cuidadosa observación," que implica observar continuamente el estado físico del paciente sin administrar tratamiento, hasta que los síntomas parezcan empeorar. Constantemente se practican estudios clínicos para desarrollar nuevos tratamientos para esta enfermedad.

"La Tembladera"

Cuando vemos a alguien que tiembla y camina arrastrando los pies, suponemos, por lo general, que tiene enfermedad de Parkinson. Ahora, lo más probable es que estemos en lo cierto. Estos síntomas se presentan cuando las células nerviosas de buena parte del cerebro, conocida como *substantia nigra* comienza a fallar y deja de producir suficiente dopamina, una sustancia química vital que se requiere para el movimiento coordinado de la musculatura de nuestro cuerpo. La enfermedad de Parkinson produce toda una serie de limitaciones motoras que incluyen una expresión facial rígida, una postura encorvada, un lenguaje enredado y, en algunos casos, una total incapacidad de moverse. La enfermedad afecta también el estado de ánimo del paciente y puede ocasionar depresión, ataques de pánico, apatía, demencia y pérdida de la función sexual. Los síntomas exactos y el avance de la enfermedad en sí misma varían considerablemente de una persona a otra.

En los Estados Unidos la incidencia de enfermedad de Parkinson es mayor que en cualquier otro país del mundo. En la actualidad hay millón y medio de norteamericanos con esta enfermedad y cada año se diagnostican sesenta mil casos nuevos. La enfermedad de Parkinson es la enfermedad cerebral más frecuente después del Alzheimer, es raro que se presente en personas menores de treinta años y, en términos generales, los síntomas aparecen por primera vez entre los cincuenta y cinco y los sesenta años. En cualquier caso, el riesgo de desarrollar enfermedad de Parkinson aumenta con la edad. Es también más común en personas de descendencia europea que en las personas de descendencia africana, es más común en áreas rurales que en áreas urbanas y su incidencia es ligeramente mayor en los hombres que en las mujeres.

En la mayoría de los casos de Parkinson se desconoce la causa de la enfermedad. Dicho esto, hay que señalar que quienes han sufrido una lesión craneana tienen un riesgo cuatro veces mayor de presentar la enfermedad que quienes nunca han tenido ese tipo de lesiones. La incidencia aumenta considerablemente a ocho veces más riesgo si se requirió hospitalización para la lesión craneana, y a once veces si la lesión tratada fue considerada como grave. Los medicamentos antipsicóticos utilizados para tratar la esquizofrenia y la psicosis, pueden inducir los síntomas de la enfermedad de Parkinson. Aunque se han descubierto varias mutaciones genéticas que causan la enfermedad de Parkinson, y alguien que haya tenido enfermedad de Parkinson tiene más probabilidad de tener parientes que también hayan presentado la enfermedad, no se ha establecido aún una relación genética.

No se cuenta con ningún examen simple para confirmar el diagnóstico de enfermedad de Parkinson y tampoco hay cura para esta enfermedad. Un médico puede basarse en pruebas sanguíneas y tomografías del cerebro para descartar otras enfermedades que presentan síntomas similares, pero el diagnóstico sólo se puede hacer después de un exhaustivo examen del paciente. El tratamiento está orientado a aliviar los síntomas de la enfermedad. Dado que la mayoría de los síntomas son producidos por la falta de dopamina, los medicamentos para los pacientes con Parkinson procuran reemplazar o simular esta sustancia química natural del cerebro con el fin de reducir los temblores y otros síntomas asociados con la enfermedad. La droga más común para tratar la enfermedad de Parkinson es la levodopa o L-dopa, aunque sólo un pequeño porcentaje de la dopamina que produce llega realmente a las vías cerebrales que regulan el movimiento; además, la droga tiende a reducir aún más la producción autógena de dopamina del organismo. Otras drogas administradas a los pacientes con Parkinson actúan simulando receptores de dopamina al cerebro, pero también éstas son apenas moderadamente efectivas porque, después de un tiempo, los receptores se tornan menos sensibles, lo que produce un incremento en los síntomas.

Cuando los medicamentos fallan, algunos pacientes de Parkinson recurren a la cirugía. Pero al igual que con los medicamentos, cualquier cirugía que se practique en pacientes con Parkinson sólo puede ayudar a aliviar los síntomas. La técnica quirúrgica más utilizada en estos pacientes es una estimulación profunda en el cerebro en la que un dispositivo que funciona con baterías, conocido como *neuroestimulador* se implanta en el cerebro para bloquear las señales nerviosas anormales que producen los temblores y otros síntomas y que activa eléctricamente las áreas del cerebro que controlan el movimiento. En el futuro, los médicos esperan poder implantar células genéticamente diseñadas para producir dopamina (o células madre que se transformen en células productoras de dopamina) en los cerebros de los pacientes de Parkinson.

El tratamiento para el Parkinson suele incluir ejercicio físico y suplementos nutricionales. El ejercicio físico como el yoga, el T'ai Chi y la danza pueden ayudar a mejorar el equilibrio, la movilidad y la flexibilidad del paciente. Dos suplementos nutricionales ampliamente utilizados por los pacientes con enfermedad de Parkinson—la L-tirosina y el hierro férrico—parecen aliviar los síntomas en un considerable número de pacientes. Además, los pacientes de Parkinson reciben por lo general altas dosis de vitamina C y vitamina E así como la coenzima Q10 para disminuir el daño celular que produce la enfermedad.

Los pacientes de Parkinson corren el riesgo de morir a causa de una neumonía por aspiración (véase "Neumonía," página 306). Esto se produce generalmente por las dificultades de deglución que hacen que el ácido gástrico, los alimentos y las bacterias de las vías digestivas sean aspirados a los pulmones. La rigidez de los músculos respiratorios puede aumentar también la propensión a la infección. El Papa Juan Pablo II, el campeón de peso pesado Muhammad Ali y el actor Michael J. Fox son algunos de los personajes famosos que han padecido esta enfermedad.

De Nuevo la Diabetes

Las estadísticas para esta enfermedad son abrumadoras. En los Estados Unidos hay aproximadamente veinte millones de personas con diabetes Tipo 2, una afección de alto nivel de azúcar producida por una mala nutrición, por el exceso de peso y por la falta de ejercicio—todos factores que, en su mayoría, pueden prevenirse. Aproximadamente dos terceras partes de los diabéticos Tipo 2 han sido diagnosticados, lo que deja aproximadamente 6 millones de personas que andan por ahí con una diabetes no diagnosticada. Es una cifra enorme de personas que padecen una enfermedad muy grave y no lo saben. Por esto, al igual que la hipertensión, la diabetes Tipo 2 es otra asesina silenciosa.

A diferencia de la diabetes Tipo 1 (vease Diabetes, página 83) la diabetes Tipo 2 no es una insuficiencia pancreática sino una incapacidad de producir cantidades de insulina adecuadas para un organismo que se encuentra fuera de control. Además, la insulina que se produce no actúa como debiera, esta situación se conoce como resistencia insulínica y se presenta cuando la insulina ya no puede estimular a las células para que procesen el azúcar en la sangre. Por consiguiente, el azúcar se acumula en el torrente sanguíneo y termina por lesionar el corazón, los ojos, los riñones y producir una enfermedad de los vasos sanguíneos pequeños. La diabetes Tipo 2 se ha convertido en una epidemia y, a menos que se contrarreste en esta generación, será probablemente responsable de la mayoría de los accidentes cerebrovasculares, casos de hipertensión y enfermedad cardiovascular que se presenten para cuando tengamos sesenta o setenta años. La diabetes Tipo 2 es especialmente frecuente entre los afroamericanos, los latinos, los nativos norteamericanos y algunas poblaciones asiáticas.

La mayoría desarrolla diabetes Tipo 2 como resultado del sobrepeso. Básicamente, el organismo hace dos cosas: ingiere calorías y las quema. En condiciones en las que se consumen más calorías de las que se queman, esas calorías adicionales se convierten en grasa. Inicialmente, la grasa se almacena en el abdomen y en los intestinos para luego comenzar a infiltrar la masa muscular de nuestro cuerpo. Lo que ocurre es que terminamos con una apariencia muy similar a la de un steak marmolizado, como los que vemos en la carnicería. Esa marmolización es uno de los distintivos de las personas con diabetes Tipo 2. Seguir acumulando calorías adicionales, el páncreas, cuya función empieza a hacerse más lenta, de todas formas, a medida que envejecemos, no puede suplir la demanda de las grandes cantidades de insulina necesarias para metabolizar todo el azúcar en la sangre.

Sin embargo, si podemos perder una gran cantidad de peso, esa diabetes Tipo 2 podrá desaparecer casi de la noche a la mañana. Es así de sencillo. Personalmente, fui diabético. Llegué a tener niveles muy altos de azúcar. Tenía sobrepeso, soportaba un estrés excesivo y nunca hacía ejercicio. Presentaba un caso muy claro, en blanco y negro, de diabetes Tipo 2, por lo tanto, bajé 50 libras y ahora hago ejercicio tres veces por semana y no he vuelto a engordar. En la actualidad, ya no soy diabético, y si usted, como yo, hace tiempo que no tiene diabetes Tipo 2, no terminará con ningún daño permanente en sus órganos, siempre que logre superarla con una simple pérdida de peso.

Si puede tomar una decisión al respecto, la diabetes será un camino por el que no querrá transitar. Sólo para darle una idea, presento a continuación algunas cifras:

- La enfermedad cardiaca producida por la diabetes representa el 65 por ciento de las muertes en los diabéticos.
- El riesgo de accidente cerebrovascular es de dos a cuatro veces mayor en los diabéticos que en los no diabéticos.
- Un 33 por ciento de los adultos diabéticos son hipertensos.
- La retinopatía diabética, un daño que se produce en los vasos de la retina, es la causa de veinticuatro mil casos de ceguera en los Estados Unidos cada año.
- La diabetes es la principal causa de insuficiencia renal.
- Una tercera parte de los diabéticos tienen enfermedad de las encías.
- Aproximadamente el 10 por ciento de las mujeres embarazadas diabéticas pueden sufrir un aborto espontáneo o pueden tener hijos con defectos de nacimiento significativos, incluyendo espina bífida.
- El año pasado cerca de ochenta y dos mil personas perdieron un pie o una pierna debido a la diabetes.

La lista de daños que la diabetes ocasiona en el organismo es prácticamente interminable. Si tiene diabetes, debe aprender a evitar las complicaciones y a mantenerse un paso adelante en el juego. Ser diabético es un trabajo de tiempo completo, y hay varias medidas que se pueden adoptar para asegurarse de mantener su salud bajo control. Tendrá que vigilar constantemente su estado cardiovascular, controlando su presión arterial y manteniéndola bajo control. Tendrá que controlar también sus niveles de colesterol. Deberá ir al oftalmólogo regularmente para asegurarse de no desarrollar retinopatía. Además, deberá cuidar minuciosamente su dentadura y sus pies. Sin embargo, lo que es más importante, tendrá que vigilar y controlar sus niveles de azúcar. Deberá medir varias veces al día sus niveles de glucosa ya sea con el sistema de Accu-Chek o una punción en su dedo. Controlará su nivel de azúcar matinal y lo volverá a medir dos o tres horas después de haber ingerido algún alimento. Lo ideal será que su azúcar matinal esté en menos de 100 miligramos por decilitro y los valores postprandiales, es decir, después de comer, medidos generalmente a las dos horas después de una comida, deben ser de 120 a 130 miligramos por decilitro.

Si sus niveles de azúcar son altos, tendrá que inyectarse insulina o tomar un hipoglicémico oral. Este modelo de oferta y demanda puede en poco tiempo dar lugar a métodos más convenientes, gracias a las investigaciones sobre la diabetes. Se están desarrollando dispositivos en los que un sensor controla permanentemente los niveles de azúcar y activa una pequeña bomba cuando los niveles de azúcar sanguíneo están elevados, para liberar pequeñas dosis de insulina, según las requiera. Otra nueva investigación se centra en la posibilidad de transplantar las células pancreáticas llamadas células islotes en quienes las necesitan, con la esperanza de reestimular la producción de insulina dentro del organismo y minimizar la cantidad de insulina inyectada que se requiere. Se espera que la investigación encuentre algún día una cura para hacer que el organismo vuelva a producir insulina normalmente. Pero, por el momento, la diabetes no se cura, se trata.

La diabetes puede controlarse. Por último, si nos referimos a la diabetes juvenil y el problema empieza a tratarse desde muy temprano, después de un diagnóstico y de la instauración de un tratamiento efectivo, lo más probable es que tenga una expectativa de vida normal, aunque es un tipo de vida muy dedicada a cuidar la enfermedad. Si está ya en los cuarenta años y desarrolla diabetes Tipo 2 y continúa por una o más décadas sin ningún tratamiento, lo más probable es que no llegue a los setenta ni a los ochenta. Simplemente no le quedará tiempo. Significa que si está en los cuarenta y tiene un sobrepeso de cincuenta libras o más, niveles de azúcar y de colesterol muy alto, no hace suficiente ejercicio y no controla su dieta, verá los efectos muy rápidamente, de aquí a diez o quince años. Para cuando tenga sesenta, probablemente será hipertenso, sufrirá un accidente cerebrovascular y padecerá de enfermedad cardiaca. No permita que eso ocurra.

Las Maravillas de la Cirugía Plástica

La percepción y el envejecimiento siempre han ido hombro con hombro. Pero el envejecimiento no es únicamente la aparición de las patas de gallina alrededor de los ojos, ni de las canas, ni de la necesidad de usar zapatos cómodos y pantalones de franela. La edad tiene que ver con la experiencia que se adquiere con el tiempo. Es cerrar el círculo. Pienso que es algo hermoso. Nada más elegante que ver que las personas aprecian su edad y adaptan su comportamiento para sacarle lo mejor a sus vidas.

Sin embargo, muchos de nosotros estamos fuertemente motivados por la percepción—por como queremos que los otros nos vean. A veces se cuida más la apariencia que la salud. He visto a hombres maduros llorar por un rayón en la tapa del motor de su automóvil, pero no vacilan en prender un cigarrillo. Lo mismo se aplica a algunas mujeres; encuentran tiempo para salir de compras, pero no encuentran el tiempo para hacerse una mamografía.

Creo que muchos hemos perdido de vista lo que realmente importa en la vida. Comienza con esas cifras que ponemos a nuestra edad, hasta que un buen día recibimos una especie de mensaje cósmico: "¡Mírate… tienes

Pregúntele al Dr. Manny

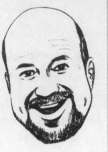

PREGUNTAS DULCES

"Soy una mujer de cincuenta y cinco años, con dos hijas casadas. A todos los miembros de la familia nos encanta el dulce y me preocupa que podamos volvernos diabéticos. ¿Quienes comen demasiado dulce pueden volverse diabéticos?"

No. Si hacen ejercicio y en general mantienen una dieta balanceada, pueden deleitarse con los dulces sin volverse diabéticos.

"¿Pueden los diabéticos comer dulces?"

Si la persona diabética lleva un estilo de vida sano, que incluya una buena dieta y ejercicio, puede comer dulces.

"¿Puede uno contagiarse de diabetes?"

No, aunque algunos piensan que sí. Probablemente la diabetes es más que todo de origen genético en lo que se refiere a la diabetes Tipo 1, se debe a factores relacionados con el estilo de vida cuando se trata de la diabetes Tipo 2.

"¿Son más propensos los diabéticos a contraer resfriados y otras enfermedades?"

No. El sistema inmune no se ve afectado cuando se es diabético. Sin embargo, los diabéticos deben vacunarse regularmente contra la influenza porque cualquier infección puede interferir con el control del nivel de azúcar sanguíneo.

cincuenta años!" Esa cifra, para algunos, puede ser como una patada en el estómago, entonces, ¿qué hace la gente? Muchos recurren a una reparación rápida: la cirugía plástica o alguna forma de este procedimiento. Senos más grandes, pantorrillas mejor definidas, caderas más angostas, labios como los de Angelina Jolie, una nariz como la de Nicole Kidman, extensiones para el pelo, lo que sea. Pero la cirugía no es algo sin importancia, cualquier cosa que tenga que ver con someterse al bisturí no debe tomarse a la ligera.

Claro está que nadie estaría dispuesto a negar la necesidad de una cirugía plástica cuando se trata de una cirugía reconstructiva después de un cáncer de mama, cuando se practica una rinoplastia, una cirugía plástica de la nariz, porque la anatomía de la nariz interfiere con la respiración normal, ni cuando una mujer que sufre un dolor de espalda severo debido a unas mamas muy grandes se somete a una reducción. Estos son ejemplos muy buenos de cirugía plástica reconstructiva. Sin embargo, normalmente, cuando se habla de cirugía plástica, se habla de cirugía cosmética, que se hace para mejorar la apariencia y la autoestima de una persona.

No hay duda de que vivimos en una época de auge de la cirugía cosmética. Inspiradas por los programas de reconstrucción del cuerpo humanos que vemos hoy en día en la televisión, son cada vez más las personas que se apresuran a acudir al cirujano plástico para un recorte aquí y un relleno allá, para eliminar todas esas molestas "imperfecciones." La mayoría de los incrementos en estos procedimientos se relacionan en la actualidad con operaciones mínimamente invasivas, como los tratamientos con botox para eliminar las arrugas y las líneas de expresión, las inyecciones de colágeno para agrandar los labios y como tratamiento adicional para las arrugas, procedimientos químicos abrasivos para mejorar la apariencia de la piel y la eliminación del vello facial con láser. Pero nadie ignora tampoco las largas listas de espera para otros procedimientos, el aumento de tamaño de las mamas, las cirugías de los

Mitos sobre la Cirugía Plástica

¿Interfieren los implantes de mama con la lactancia?

¿Interfieren los implantes de mama con los exámenes de detección del cáncer de mama?

¿Sirven los implantes de mama para arreglar las mamas caídas?

¿Es siempre mejor la liposucción que el pliegue abdominal?

¿Es indolora y permanente la depilación con láser?

¿Pueden las estrías y la celulitis eliminarse con láser?

No, no, no, no, no, no.

párpados, las cirugías plásticas para mejorar la apariencia del rostro, las liposucciones y los cambios de forma de la nariz. Además, no piense ni por un minuto que la cirugía cosmética es algo que sólo se aplica a las mujeres, aunque tienden a ser sus mayores usuarias. Es evidente que en la actualidad los hombres también recurren a la cirugía cosmética para mejorar su apariencia y sentirse más jóvenes. Por ejemplo, transplantes de pelo que implican transplantar el pelo de una parte del cuerpo a otra, son procedimientos muy populares entre los hombres que tienen una calvicie prematura.

La liposucción es una técnica que ha sido útil para que tanto los hombres como las mujeres eliminen la grasa de distintas partes del cuerpo. La liposucción reduce el número de células grasas en áreas que son resistentes al adelgazamiento; pero no es la respuesta a la obesidad. No es la cura de los malos hábitos alimenticios acompañados de inactividad y, de hecho, cuando se retiran grandes cantidades de grasa excesiva, se producen importantes cambios metabólicos en el organismo que pueden llegar a tener graves efectos en la salud. La más reciente modificación de la liposucción es la escultura corporal en la que se retira grasa en una parte del cuerpo para inyectarla en otra de manera que su cuerpo se remodele en la forma deseada, por ejemplo, en el tórax y los músculos pectorales.

La colocación de implantes en las mamas es el tercer procedimiento más comúnmente practicado en la cirugía cosmética en los Estados Unidos. Aunque algunas mujeres se preocupan por que los implantes de silicona puedan producir cáncer de mama, no se ha establecido una relación clara entre estos dos factores. Sin embargo, el uso de la silicona se desaconseja y se ha cambiado por el de implantes de solución salina. Por lo general, el implante se inserta directamente dentro de la mama, aunque es posible colocar el implante sobre el músculo pectoral. Otro abordaje es por el ombligo, pero se requiere mucha destreza para colocar un implante por esta vía y llevarlo hasta la mama sin dejar un rastro permanente del paso del instrumento por el cuerpo. También es muy popular entre muchas mujeres lo que se conoce como el pliegue abdominal, anteriormente llamado abdominoplastia. Suele practicarse en mujeres que, como resultado de los embarazos tienen músculos abdominales muy flojos y piel sobrante. De nuevo, se tata de una cirugía mayor en la que se elimina todo el exceso de piel y grasa y luego se sutura.

La cirugía plástica más popular es la cirugía cosmética del rostro, esta cirugía, conocida como ritidoplastia, viene en variedad de sabores, todos ellos orientados a eliminar la flacidez de la piel del rostro y a reducir las pequeñas líneas y arrugas. También hay ahora ritidoplastias llamadas "drive-thru" como los cajeros o los restaurantes de comida rápida, donde los clientes pueden realizar sus transacciones y hacer sus pedidos desde el automóvil, que consisten en pequeñas alteraciones cosméticas que se hacen colocando suturas en distintas partes del rostro para mantener la piel en una posición más rígida. Estas tecnologías rápidas tienen una duración transitoria y no ofrecen los resultados que podrían esperarse de un procedimiento cosmético que implique una cirugía mayor. Los procedimientos fáciles parciales incluyen *blefaroplastia*, un procedimiento quirúrgico para eliminar el exceso de piel de los párpados. Es algo que se practica comúnmente porque la piel de los párpados es la más delgada de todo el rostro y por lo general es la primera característica facial que muestra los signos del envejecimiento. La cirugía de suspensión del cuello y el mentón se hace retirando el exceso de piel o colocando suturas bajo la piel a fin de mantenerla templada. Todos estos procedimientos se practican generalmente como cirugías ambulatorias y las complicaciones típicas incluyen pérdida de sangre, infección y daño a los nervios, que se produce en casos excepcionales, aunque entre más detallada sea la reconstrucción facial, mayor será la probabilidad de este daño nervioso.

Si está pensando someterse a una cirugía plástica mayor, asegúrese de hacerlo por las razones correctas. Cuáles sean esas razones es algo que usted tendrá que sopesar cuidadosamente. Si ha decidido someterse a la cirugía, prepárese para soportar la fase de recuperación, que puede ser

¿Qué Te Pasó?

Todos hemos oído historias sobre la cirugía plástica. Hay que evitar ser protagonistas de una de esas historias de horror. Los siguientes son algunos consejos que hay que tener en cuenta al elegir un cirujano plástico:

- Asegurarse de que sea un cirujano que tenga certificación de la junta.
- Comparar varios cirujanos.
- Estudiar sus credenciales.
- Ver los trabajos que han realizado.
- Comparar sus tasas de complicaciones.
- ¿Se especializa el cirujano en la parte del cuerpo que a usted le interesa?
- Asegurarse de que operen en un centro de salud bien acreditado.

difícil emocionalmente. Como es natural, la recuperación variará según el tipo de cirugía que se le practique. Si se hace una ritidoplastia total, va a tener la cara inflamada, con importantes decoloraciones y moretones y el proceso de cicatrización requerirá varios meses. Tiene que programar de antemano la forma como manejará su recuperación. ¿Podrá ausentarse por algún tiempo de su trabajo? ¿El doctor que practicará la operación cuenta con los recursos para prestarle el seguimiento postoperatorio que requiere?

Más del 90 por ciento de quienes se someten a una cirugía plástica piensan que la mejoría ha sido significativa y su actitud hacia la cirugía es positiva. Sin embargo, un 10 por ciento lamenta haberse sometido a este procedimiento: ¿Por qué lo hice? Se preguntan. Algunos se deprimen, y esta depresión puede ser transitoria o puede ser muy nociva si no se identifica y se trata de forma efectiva. Pero, afortunadamente, en la mayoría de los casos, las cirugías plásticas dejan muy satisfechos a quienes se someten al bisturí por el bien de su apariencia, aunque los efectos sólo sean transitorios.

Continúan los Exámenes Médicos

Los exámenes médicos que eran poco frecuentes o inexistentes durante los primeros cincuenta años de vida son ahora absolutamente necesarios y, en algunos casos, inclusive urgentes, en esta década de su vida. Demorarnos y esperar que nada ande mal no va a solucionar cualquier cosa que necesite ser reparada. Recuerde que el riesgo de cáncer aumenta con la edad. A partir de esta década, se recomienda hacerse un examen físico *anual* que debe incluir un tacto rectal para detectar masas precancerosas (y un examen de la próstata en los hombres), así como un examen para detectar sangre en las heces y signos de cáncer de colon. Ahora, las mujeres deben hacerse una mamografía anual. Y tanto los hombres como las mujeres deben comenzar a hacerse una colonoscopia cada cinco años. La detección temprana significa que se descubrirá el cáncer cuando hay más probabilidad de tratarlo.

Recoger los Frutos

Durante décadas, ha venido trabajando muy duro—tal vez ha tenido una vida difícil. En los próximos años, tendrá la oportunidad de recoger los frutos de los árboles que plantó—del seguro social, de los planes de pensión, de la cancelación de la hipoteca de su casa y—¡ojalá!—una mente y un cuerpo sanos. Cuanto más haya pensado por adelantado—ya sea en aspectos de finanzas, salud u otros, mejor será su vida de aquí en adelante.

Lista de Salud para Esta Década

Examen físico (anual)
Examen para detectar cáncer de colon
■ Examen para detectar sangre oculta en las heces (anual)
■ Colonoscopia (cada cinco años)
Examen de detección de cáncer de próstata (para los hombres)
Vacuna contra la Influenza (anual)
Refuerzo del Tétano
Examen Ginecológico (anual)
Limpieza Dental (anual)
Examen de densidad ósea
Control de la Presión Arterial (cada dos años)
Mamografía (cada año o cada dos años)
Prueba para la detección de la diabetes
Control de Piel (cada tres meses)
Autoexamen de Mamas (mensual)
Control de Índice de Masa Corporal (IMC)
Prueba de Colesterol (cada cinco años)
Control del nivel de azúcar en la sangre (de tres a cinco años)
Control de agudeza visual (cada dos años)
Control de Salud Mental (para la depresión, si fuese necesario)
Control Hormonal (para las mujeres en la menopausia)

Apenas Comenzamos

7

(La Séptima Década: De los 60 a los 69 Años)

Es la década de la jubilación.
¿Quién, yo?
Bien, lo es para la mayoría,
y eventualmente tendrá que decidir:
¿Qué voy a hacer de 9 a 5?
Mejor será que tenga un pasatiempo y
que haga nuevos amigos.
Conviene permanecer activo,
saludable y prudente.
Supongamos que no ha ignorado su salud
durante los últimos quince años, ¿lo ha hecho?
Si no tiene ninguna razón para llorar,
es hora de disfrutar sus años dorados.

Si se define por lo que hace en la vida, la séptima década es una en la que es posible que tenga que encontrar una nueva definición. El momento de la jubilación suele hacerles eso a las personas. Claro está, que si usted *es* su trabajo, y no lo puede imaginar de otra forma, probablemente elegirá seguir haciéndolo mientras pueda, y nadie lo convencerá de lo contrario. Francamente, eso está muy bien. Lo último que usted querría sería jubilarse y convertirse en una persona totalmente inactiva. Eso no es lo más sano que uno puede hacer. Pero, si sencillamente no tiene intereses ni realiza actividades distintas de aquellas que lo han mantenido en su empleo durante los últimos cuarenta años o más, es la oportunidad de empezar a disfrutar su vida—suponiendo que se encuentre en buen estado de salud.

No olvide que en esta etapa de la vida, sin embargo, su salud depende cada vez más de sus relaciones sociales. Es un hecho que quienes tienen un cónyuge, amigos y/o una mascota, tienden a vivir más tiempo que los que carecen de este apoyo social. La vida es curiosa, ¿no es cierto? Lo cierto es que no sólo vivimos para nosotros mismos sino también para los demás.

La otra parte de la ecuación de la salud es qué

Jubilación Tardía, ¿Larga Vida?

¿Será posible que entre más tarde se jubile más tiempo podrá vivir? Podría ser—al menos, hasta cierto punto. Un estudio publicado en el *British Medical Journal* analizó el estado de salud de los empleados de Shell Oil que se jubilaron a los cincuenta y cinco, a los sesenta y a los sesenta y cinco años. Encontraron que quienes se jubilaron a los cincuenta y cinco, tenían un 89 por ciento más de probabilidad de morir en el término de diez años después de jubilarse, en comparación con los que se jubilaron a los sesenta y cinco. No pudieron atribuir esta diferencia a factores como el sexo, la situación socioeconómica o al año en el que se realizó el estudio. Sin embargo, sí pudieron observar que el peor estado de salud de algunos de los que se jubilaron más temprano pudo haber influido en parte en el resultado. ¿Cuál es la moraleja de este estudio? Si quiere gozar de sus años dorados, será mejor que su vida siga siendo activa.

Los Mejores Lugares Para Vivir

Un estudio reciente realizado por Bankers Life and Casualty Company encontró las mejores ciudades de los Estados Unidos donde los ciudadanos mayores pueden vivir ya sea que estén o no jubilados, que trabajen, que sean activos o no o que estén sanos o no. Y este estudio no se basó solamente en la disponibilidad de campos de golf. Sus criterios incluyeron vivienda, transporte, nivel de criminalidad, medio ambiente, oportunidades sociales y el cuidado de la salud, teniendo en cuenta diversos factores como disponibilidad de médicos en relación con el número de ciudadanos mayores, hospitales per cápita y disponibilidad de centros de atención para adultos mayores, facilidades para obtener ayuda en la vida diaria, facilidades para llevar una vida independiente, casas para personas mayores y comidas para ciudadanos de edad avanzada. La siguiente es una lista de los primeros cincuenta lugares que cumplen estos requisitos:

1. Portland, OR
2. Seattle, WA
3. San Francisco, CA
4. Pittsburgh, PA
5. Milwaukee, WI
6. Philadelphia, PA
7. New York, NY
8. Boston, MA
9. Cincinnati, OH
10. Chicago, IL
11. Cleveland, OH
12. Salt Lake City, UT
13. Detroit, MI
14. New Orleans, LA
15. Indianapolis, IN
16. Kansas City, KS
17. Los Angeles, CA
18. Minneapolis-St. Paul, MN
19. Denver, CO
20. Greensboro-Winston, NC
21. St. Louis, MO
22. Nashville, TN
23. Providence, RI
24. Houston, TX
25. Washington, DC
26. Raleigh-Durham-Chapel Hill, NC
27. Austin, TX
28. Columbus, OH
29. San Antonio, TX
30. Orlando, FL
31. Tampa-St. Petersburg-Clearwater, FL
32. Norfolk-Virginia Beach-Newport News, VA
33. Newark, NJ
34. San Diego, CA
35. Phoenix, AZ
36. Atlanta, GA
37. San Jose, CA
38. Forth Worth-Arlington, TX
39. Baltimore, MD
40. Charlotte, NC
41. Las Vegas, NV
42. Fort Lauderdale, FL
43. Oakland, CA
44. Dallas, TX
45. Sacramento, CA
46. Riverside-San Bernardino, CA
47. Orange Country, CA
48. Nassau-Suffolk, NY
49. Miami, FL
50. Passaic, NJ

tanto se ha cuidado durante las últimas décadas. ¿Cómo está su corazón? ¿Cómo están sus pulmones? ¿Cómo está su colon? ¿Cómo están sus huesos? ¿Cómo está su audición? ¿Cómo está su visión? Ahora, más que nunca, además de su primera década de vida, debe cuidar mejor su cuerpo. Recuerde que lo que a los treinta años era un problema menor, como el estreñimiento, puede ser algo muy grave a los sesenta.

Si no se ha venido cuidando muy bien, esta es la década en la que probablemente tendrá que pagar las consecuencias. ¿Le asusta pensarlo hasta el punto en que finalmente decida a cuidarse? Espero que sí, porque si es un poco precavido, podrá evitar llegar a tener graves problemas.

El Gran Motor (La Enfermedad Cardiaca)

Cierre la mano y forme un puño—ese es, aproximadamente, el tamaño de *su* corazón. Este órgano, ubicado en el centro de su tórax, late aproximadamente cien mil veces por día, para bombear de seis a siete litros de sangre por minuto. Una vez que la sangre recibe oxígeno de los pulmones, el corazón bombea la sangre desde la aorta a través de las arterias y hacia los capilares, que son los vasos sanguíneos más delgados de la red vascular. Luego, una vez que los capilares han llevado oxígeno y nutrientes a todas las células del organismo, la sangre vuelve a depositarse en las venas y desde allí regresa al corazón para empezar de nuevo el ciclo. Por lo tanto, lo que tenemos aquí es esencialmente un sistema de plomería, una bomba inteligente con distintas partes conectoras que hace circular la sangre por todo el cuerpo. El corazón en sí mismo está compuesto de cuatro cámaras—las dos superiores, llamadas aurículas, las dos inferiores, llamadas ventrículos—conectadas por una serie de válvulas. Todo el sistema se activa, o late, gracias a los impulsos eléctricos prevenientes de un pequeño haz de células especializadas ubicado en la aurícula derecha que actúa como el marcapasos natural del corazón, haciendo que el músculo cardiaco se contraiga y se relaje.

Cualquier mal funcionamiento de esta bomba de sangre se conoce como enfermedad cardiaca y una de las más comunes es la enfermedad de las arterias coronarias. Es la principal causa de muerte tanto en hombres como en mujeres en los Estados Unidos. Anualmente muere medio millón de personas, y más de 12 millones presentan la enfermedad. La enfermedad de las arterias coronarias se conoce también como enfermedad cardiaca, consiste en el estrechamiento y obstrucción de las arterias coronarias, que son las responsables de llevar oxígeno y nutrientes al corazón mismo. Ya desde la adolescencia, la grasa comienza a depositarse en algunas de estas arterias y, con el paso del tiempo, estos depósitos de grasa se acumulan hasta crear una obstrucción que comienza a reducir la cantidad de sangre que llegal al corazón causando una inflamación de la arteria como consecuencia de los intentos de ésta por repararse. Con el tiempo, los depósitos de grasa en las arterias comienzan a endurecerse y se van depositando pequeñas plaquetas que empeoran la obstrucción. Todo esto puede llevar no sólo a un estrechamiento significativo de las arterias sino a la formación de un coágulo sanguíneo que puede obstruir la arteria o puede desalojarse y crear otras obstrucciones en otros lugares de la red de plomería.

Una de las consecuencias de este estrechamiento u obstrucción total de las arterias coronarias es la *isquemia,* que se produce cuando hay un aporte insuficiente de sangre oxigenada desde el músculo cardiaco. Cualquier actividad—comer, las emociones fuertes, o los cambios de temperatura— pueden empeorar el problema. Uno de los síntomas más comunes de la isquemia es la *angina,* que consiste en un malestar, pesadez, presión y adormecimiento con sensación de compresión del tórax. Estos síntomas suelen confundirse a veces con indigestión o acidez estomacal. Por lo general se manifiesta en el tórax pero también puede migrar a los brazos, en especial al hombro izquierdo. Otros síntomas incluyen dificultad para respirar, palpitaciones o frecuencia cardiaca irregular, una frecuencia cardiaca demasiado acelerada, náusea y transpiración. De no corregir esta isquemia, si dura más de treinta minutos y no mejora, se puede producir un infarto. En el infarto, el músculo cardiaco empieza a fallar, ya sea a través de estímulos eléctricos extremadamente erráticos, que reciben el nombre de arritmias o por un cese total de pulsaciones. Es importante reconocer estos síntomas puesto que una intervención temprana podría salvarle la vida.

Un médico podrá decirle si tiene enfermedad de las coronarias, analizando los síntomas con usted, en especial la dificultad para respirar, haciendo una historia médica y analizando sus factores de riesgo, en especial el hábito de fumar, los niveles de colesterol, la presión arterial y el nivel de azúcar en la sangre. Hay múltiples pruebas diagnósticas que su médico puede ordenar como un electrocardiograma (ECG o EKG), una prueba de esfuerzo; una tomografía axial computarizada ultrarrápida, que detecta depósitos de calcio en las arterias coronarias y una cardiocateterización, que puede contribuir a determinar el grado de obstrucción de las arterias.

Si se le diagnostica una enfermedad de las arterias coronarias, el tratamiento consta de tres componentes. El primero tiene que ver con cambios en su estilo de vida, como dejar el cigarrillo, hacer ejercicio y consumir una dieta baja en grasa, baja en sodio y baja en colesterol. El segundo componente del tratamiento es la medicación, que puede ser necesaria para que su corazón funcione de forma más eficiente. Le aconsejarán otros medicamentos para reducir el colesterol. El tercer componente del tratamiento tiene que ver con los procedimientos para contribuir a mejorar el flujo sanguíneo por las coronarias. Una posibilidad es la de practicar un angioplastia con balón, un procedimiento en el que se introduce un catéter que lleva un pequeñísimo balón en la punta, dentro de las arterias coronarias y luego inflarlo para destapar la arteria obstruida. Otra posibilidad es la de colocar un pequeño stent (o soporte) metálico dentro de la arteria para mantenerla abierta y mejorar el flujo sanguíneo. Se practica un procedimiento quirúrgico conocido como un bypass coronario cuando se requiere reemplazar totalmente el segmento de coronaria obstruido.

Otro tipo de enfermedad cardiaca no tiene nada que ver con la obstrucción de las coronarias sino con la forma como funciona el sistema eléctrico del corazón. A veces, las células especializadas que producen los estímulos eléctricos para activar el corazón se tornan disfuncionales y se puede presentar una arritmia, en la que los latidos del corazón son demasiado lentos, o demasiado rápidos o están desincronizados. Esta enfermedad puede diagnosticarse con un electrocardiograma y en algunos casos se puede corregir simplemente con la administración de medicamentos.

Otro problema común es la insuficiencia cardiaca. Ésta se presenta cuando el corazón ya no puede bombear eficientemente toda la sangre que recibe. La insuficiencia cardiaca es una afección que se presenta en cerca de 5 millones de norteamericanos y es la principal causa de hospitalización de las personas mayores de sesenta y cinco años. La insuficiencia cardiaca se debe con frecuencia a un daño previo producido por la enfermedad de las arterias coronarias o por las arritmias que pueden haber debilitado el funcionamiento del corazón. En último término, la insuficiencia cardiaca crea una acumulación de presión en los pulmones y quienes la presentan tienden a tener dificultad para respirar. Según la causa de la insuficiencia, se cuenta con distintos medicamentos para tratarla.

Las válvulas del corazón son otra fuente de problemas cardiacos. Las válvulas pueden estar dañadas desde el nacimiento o por causa de infecciones. Las válvulas anormales o infectadas pueden interferir con el flujo normal de la sangre, el funcionamiento del corazón y pueden ocasionar enfermedad cardiaca grave. Es posible que se requiera una cirugía para realizar un reemplazo de válvulas. A veces, el recubrimiento del corazón puede infectarse, esta es una afección que se conoce como *pericarditis*. Si la membrana que recubre el corazón se inflama, éste no puede bombear adecuadamente. Las anormalidades de las válvulas, las arritmias y la insuficiencia cardiaca tienen todas un síntoma común: la falta de aire o la dificultad para respirar. Si se tiene este problema, debe consultarse a un cardiólogo para obtener el diagnóstico y comenzar los tratamientos correctos.

Todos Para Uno y Uno Para Todos

Cuando hablamos de los infartos tendemos a describirlos en una forma que sugiere que hay distintos tipos de infartos. Pero son sólo palabras para describir nuestra experiencia de una misma enfermedad subyacente.

El número uno es el infarto silente. En este caso, no se experimenta un dolor significativo en el tórax, no se siente dolor en el hombro, es posible que haya una ligera palpitación, pero no se siente cansancio ni fatiga ni mareo. Pero cuando el médico realiza el examen físico, se da cuenta de que usted ha sufrido un infarto silente.

En segundo lugar está la angina típica. Se trata de una sensación de presión en el tórax que no desaparece desde el momento en que comienza a experimentarla, tiene treinta minutos para llegar a una sala de urgencias.

En tercer lugar está el infarto repentino. Este se produce cuando se tiene una obstrucción mayor, catastrófica, en una rama principal de la arteria coronaria y un área muy grande del corazón queda instantáneamente privada de suministro sanguíneo.

Aunque los tres tipos de infarto descritos evolucionan de forma diferente, el tema subyacente es el mismo—en todos está implicada la enfermedad de las arterias coronarias. En otras palabras, uno no tiene las arterias coronarias normales un día y un coágulo de grandes proporciones al día siguiente. Así no son las cosas. El infarto puede presentarse de forma diferente en distintas personas, pero la causa es la misma.

El corazón es un órgano sorprendente. Es el núcleo de la vida, su latir es esencial para la supervivencia. Mantenerlo en el mejor estado de funcionamiento es de primordial importancia.

Una Prueba Cardiaca para los Venusinos

Lo que da resultado para los hombres no siempre da resultado para las mujeres. Todos sabemos eso, pero la medicina apenas comienza a entenderlo.

La prueba estándar para la enfermedad cardiaca se conoce como angiograma. En esta prueba, se inyecta una sustancia de contraste en las arterias coronarias y luego se toman placas radiográficas para detectar bloqueos. Esta prueba es muy efectiva para detectar la enfermedad cardiaca en los hombres, pero un nuevo estudio ha descubierto que suele pasar por alto los síntomas de enfermedad cardiaca en las mujeres. Cuando la prueba no revela nada, se les dice a las mujeres que están en buena salud, aunque hasta 3 millones de mujeres podrían estar en riesgo de acumular depósitos grasos que en último término podrían interferir con el flujo sanguíneo que llega al corazón y producir un infarto.

La enfermedad cardiaca oculta puede ser un problema significativo en las mujeres. Parece ser que una causa de este fenómeno es lo que se conoce como "remodelación arterial." Esto significa que la arteria se dilata a medida que se va depositando la placa en el vaso sanguíneo de modo que en las etapas iniciales de la arterioesclerosis o enfermedad de las arterias coronarias, se detecta muy poco estrechamiento en términos generales al practicar un angiograma. Sin embargo, más adelante durante el desarrollo de la enfermedad, los depósitos puede superar la capacidad del organismo de compensar la falta de espacio dentro de la arteria remodelándola y puede producirse un estrechamiento severo o un bloqueo total. Si esto ocurre el resultado puede ser un infarto repentino.

Ahora, el diagnóstico de la enfermedad cardiaca en las mujeres requerirá que los médicos utilicen una nueva generación de tomógrafos computarizados, imágenes de resonancia magnética, que permiten visualizar con mayor detalle los vasos sanguíneos cardiacos. En muchos casos, estos exámenes pueden detectar los problemas antes de que los detecte una prueba de esfuerzo o un angiograma convencional. Los médicos deben ordenar exámenes para detectar la presencia de enfermedad de las arterias coronarias en mujeres que tengan factores de riesgo para enfermedad cardiaca, como diabetes, hipertensión, altos niveles de colesterol, significativos antecedentes familiares de enfermedad cardiaca, accidentes cerebrovasculares, o el hecho de que sean fumadoras.

¿Qué Fruta es Usted?

Por mucho tiempo los investigadores han observado la importancia de la forma del cuerpo para determinar el riesgo de enfermedad cardiaca. Hablan de las manzanas comparadas con las peras. Las manzanas tienden a almacenar su exceso de grasa en el estómago y en el tórax. Las peras lo almacenan debajo de las caderas, en sus muslos y glúteos. Un estudio reciente ha descubierto que la relación entre la cintura y las caderas de una persona es una medida predictora del riesgo cardiovascular aún mejor que el Índice de Masa Corporal—o IMC—la relación entre peso y estatura corporales que suele utilizarse comunmente. Parece ser que una cintura gruesa, que por lo general indica grandes cantidades de grasa abdominal, es más nociva que unas caderas grandes.

Determine su forma corporal y su riesgo de enfermedad cardiovascular calculando la relación entre su cintura y sus caderas. Comience por medir su cintura en su circunferencia más pequeña, luego mida sus caderas en su punto más ancho. A continuación, divida la medida de su cintura por la de sus caderas. Por ejemplo, una persona que tenga treinta y seis pulgadas de cintura y cuarenta pulgadas de caderas tendría una relación cintura a caderas de 0.9. Una relación cintura a caderas de más de 0.85 en las mujeres y de más de 0.9 en los hombres tiene una fuerte asociación con un incremento de riesgo de enfermedad cardiaca.

La moraleja de esta historia es que prestar atención más cuidadosa a las grandes diferencias entre los hombres y las mujeres podría salvar vidas— en este caso, las vidas de mujeres.

Conozca Estos Síntomas (Accidente Cerebrovascular)

Su corazón no es la única víctima potencial de la enfermedad cardiovascular. Su cerebro también puede ser una víctima. El accidente cerebrovascular es una especie de enfermedad cardiovascular que afecta las arterias que llevan al cerebro y las que están en su interior. Se puede producir un accidente cerebrovascular cuando un vaso sanguíneo que lleva sangre oxigenada y nutrientes al cerebro se bloquea por un coágulo o por una ruptura. Esto impide que el cerebro tenga el oxígeno y los nutrientes que requiere y en cuestión de minutos a unas pocas horas, las células cerebrales comienzan a morir. En los Estados Unidos, alguien sufre de un accidente cerebrovascular cada cuarenta y cinco segundos, cada tres minutos alguien muere por esta causa. Eso equivale a aproximadamente setecientos mill accidentes cerebrovasculares por año, de los cuales unos ciento sesenta mil son letales.

No me cansaré de enfatizar la importancia de aprender a reconocer los síntomas del accidente cerebrovascular porque este conocimiento puede salvar tanto su vida como la vida de alguien que usted conozca. El síntoma más característico es un adormecimiento, una debilidad o una parálisis repentina del rostro, del brazo o de la pierna, generalmente de un lado del cuerpo. Otros síntomas incluyen la pérdida del habla o problemas para hablar, visión borrosa, doble visión, disminución de la visión, mareo, pérdida de equilibrio y de coordinación, y un dolor repentino, como un rayo que se produce sin previo aviso y aparentemente sin razón, dolor de cabeza, vómito o alteraciones de la conciencia y desorientación o pérdida de la memoria. Por lo general, estos síntomas se presentan de forma repentina, sin previo aviso.

Es importante reconocer los signos y síntomas de un ataque cerebrovascular porque cada minuto cuenta para la atención de estos pacientes. Entre más tiempo se demore el tratamiento mayor será el daño y la discapacidad potencial. Por lo tanto, si experimenta cualquiera de estos signos y síntomas de accidente cerebrovascular, es importante buscar ayuda de inmediato.

El 80 por ciento de los accidentes cerebrovasculares son *isquémicos,* lo que significa que se deben a una obstrucción por un coágulo de sangre o una partícula de una placa de colesterol que reduce el flujo sanguíneo que va al cerebro. Las células cerebrales mueren en el término de minutos después de que esto ocurre. Hay dos tipos de accidentes cerebrovasculares isquémicos. Los *accidentes cerebrovasculares trombóticos* son producidos por coágulos que se originan en las arterias que abastecen el cerebro, como las arterias del cuello o las arterias que se encuentran dentro de la cabeza. Los *accidentes cerebrovasculares embólicos* son originados por coágulos que se forman lejos del corazón pero que son llevados por el torrente sanguíneo y se alojan en las arterias cerebrales estrechas.

El otro 20 por ciento de accidentes cerebrovasculares son *hemorrágicos* y se producen cuando un vaso sanguíneo del cerebro presenta un escape o se rompe. El factor de riesgo más común para el accidente cerebrovascular hemorrágico es la hipertensión no controlada, aunque este puede ser causado por una debilidad anatómica del vaso mismo, un *aneurisma,* o una conexión anormal entre las arterias y las venas del cerebro.

Son varios los factores de riesgo para el accidente cerebrovascular. Quienes han tenido ataques isquémicos transitorios—una interrupción transitoria del flujo sanguíneo al cerebro—tienen un riesgo nueve veces mayor de presentar un accidente cerebrovascular si son mayores (entre más envejecemos, mayor es la probabilidad de un accidente cerebrovascular), y si son de origen afroamericano, debido parcialmente a la alta prevalencia de hipertensión y diabetes en la comunidad negra. Otros factores incluyen hipertensión, altos niveles de colesterol, fumar, diabetes, obesidad, enfermedad cardiovascular y niveles altos de homocisteína. La homocisteína es un aminoácido que se encuentra en la sangre y quienes tienen niveles elevados de homocisteína tienen un mayor riesgo de accidentes cerebrovasculares. Las mujeres que toman píldoras anticonceptivas o terapia de reemplazo hormonal pueden tener también un mayor riesgo de accidentes cerebrovasculares.

Las buenas noticias son que realmente hay cosas que se pueden hacer para evitar estos ataques. Aunque no se puede hacer nada en cuanto a su raza, sexo, antecedentes familiares o edad, puesto que la enfermedad cardiovascular y los accidentes cerebrovasculares van hombro con hombro, sí puede, sin lugar a dudas, analizar sus factores de riesgo para enfermedad cardiaca e hipertensión y centrarse en pruebas de detección temprana.

Las Otras Víctimas de un Accidente Cerebrovascular

El resultado obvio de un accidente cerebrovascular de grandes proporciones es una devastadora discapacidad—limitaciones del habla, debilidad, dificultad de movimiento del brazo y la pierna y la depresión. Sin embargo, el accidente cerebrovascular puede también afectar indirectamente la salud de la familia y los amigos de la víctima.

Imagine un hombre muy fuerte y vital, que jamás ha estado enfermo en su vida, un excelente marido y proveedor de su hogar, en términos generales un gran padre. Su familia, y en especial su esposa de cuarenta y cinco años, se maravillan por su fortaleza. Siempre fue una persona saludable, que esperaba con ilusión gozar de unos años de jubilación pacíficos y tranquilos. Luego, un día, sufre un accidente cerebrovascular de grandes proporciones que lo deja incapacitado para hablar y caminar. Para la familia la confusión y el shock son enormes. ¿Cómo pudo haber pasado esto?

No es ficción. Fue algo que ocurrió en mi familia. Cuando conocí por primera vez a mi futuro suegro, nunca imaginé que algún día su vida terminaría de semejante forma. Sin embargo, esta misma situación se repite una y otra vez en muchas familias, en todos los Estados Unidos y en el mundo entero. De un momento a otro, las responsabilidades de la víctima del accidente cerebrovascular quedan delegadas a otros miembros de la familia y, en algunos casos, la mayoría de estas responsabilidades recae sobre la esposa. Además de las responsabilidades diarias de hacer las compras o pagar las cuentas, tiene que enfrentar ahora nuevas responsabilidades como las visitas diarias al centro de rehabilitación, alimentar y bañar a su marido y ver que se cumpla el horario de todos los medicamentos mientras tiene que convertirse en una especie de gurú motivacional.

Todo esto puede tener un enorme impacto en la salud de la *persona encargada* de cuidar a la víctima. De un momento a otro, lo que era una vida normal, se convierte en algo extraordinario, una vida cargada de presiones en la que el único alivio es el amor por el miembro de la familia que ahora está enfermo. Como médicos, a veces nos olvidamos de las familias y ese es un gran error. Cuando tratamos a los pacientes que sobreviven a un accidente cerebrovascular es siempre importante centrarnos en la familia. Debemos saber escuchar y servir de apoyo para realizar los cambios que se requieren, controlar el estrés y el efecto que todo esto tiene en las personas encargadas de cuidar a quien ha sobrevivido a uno de estos ataques.

Los miembros de la familia se cuidan entre sí, se convierten en los pilares de la atención de salud en el hogar y mejoran los resultados de cualquier terapia que se administre en el hospital. Recuerdo la expresión de la cara de mi suegra mientras hacía frente a las discapacidades de su esposo, era una mirada de amor, de deber y compasión. Pero es necesario asegurarse de que, al cuidar a otros, nos cuidemos también nosotros. Si uno no se cuida, es posible que acabe por no poder cuidar a la persona que ama. Por lo tanto, hay que mantenerse en buena salud, no por nada decimos "en la salud y en la enfermedad."

Debe controlar su presión arterial; entender qué es su Índice de Masa Corporal, que tiene mucho que ver con la diabetes y el sobrepeso; y revisar sus niveles de colesterol y glucosa cada dos a cinco años. Hacer ejercicio, controlar su estrés, limitar su consumo de alcohol, dejar de fumar y evitar los alimentos que contengan grasas saturadas. Tomar complejo de vitamina B como B_6, B_{12} y ácido fólico, que son esenciales para reducir los niveles de homocisteínas en el organismo. No utilice drogas ilícitas como la cocaína, que pueden desencadenar un accidente cerebrovascular. Quienes presentan factores de riesgo para accidentes cerebrovasculares deben considerar la adopción de una dieta saludable para el cerebro que incluye varias porciones diarias de frutas y vegetales con nutrientes que tengan altos niveles de potasio, fólato y antioxidantes. Se deben consumir alimentos con alto contenido de fibra soluble, como avena, para ayudar a reducir los niveles de colesterol y alimentos con altos niveles de calcio y soya que ayudan a reducir el colesterol malo y a elevar el bueno. Los alimentos que contienen altos niveles de ácidos grasos omega-3, que incluyen, naturalmente, los aceites vegetales, el salmón y otros pescados de agua fría como el atún, son buenos como armas para contrarrestar los riesgos de un accidente cerebrovascular.

Cuando se trata de tratar un accidente cerebrovascular, algunos hospitales han instalado salas de emergencia especializadas en estos casos, dotadas de equipos multidisciplinarios de especialistas en el diagnóstico y tratamiento de estas infecciones. Quien quiera que sea el médico, ya sea hombre o mujer, deberá determinar en primer lugar el tipo de accidente cerebrovascular y su ubicación antes de tratarlo. Los médicos disponen de una variedad de pruebas diagnósticas, pero todas corresponden a una de tres categorías. Ya sea imágenes diagnósticas—que ofrecen una mejor visualización del cerebro que los rayos X, pruebas eléctricas—que registran los impulsos cerebrales, o pruebas de flujo sanguíneo—que muestran cualquier problema que pueda estar produciendo cambios en el flujo de sangre al cerebro. Esencialmente, todos los médicos que trabajan en las salas de urgencia procurarán mejorar y restaurar el flujo sanguíneo al cerebro en una víctima de un accidente cerebrovascular. Una forma de lograrlo es inyectar una droga para deshacer el coágulo, o un agente *tombolítico,* que ayudará a disolverlo. Otras técnicas incluyen procedimientos quirúrgicos como una *entarterectomía carotidea* en el que el cirujano abre las arterias carótidas y retira la placa adherida a su interior, o una angioplastia, en la que un catéter con un balón en el extremo, dilata las arterias para mejorar el flujo sanguíneo.

Cuando se ha diagnosticado y tratado un accidente cerebrovascular, la mayoría de los pacientes reciben medicamentos preventivos para minimizar la recurrencia de otro accidente similar. Algunos pueden recibir medicamentos antiplaquetarios que hacen que las plaquetas de la sangre tengan menos tendencia a aglutinarse y a formar coágulos, o anticoagulantes que evitan que la sangre se coagule. En casos de accidentes cerebrovasculares hemorrágicos, producidos por la ruptura de un vaso sanguíneo, se requiere una intervención quirúrgica para minimizar cualquier sangrado adicional ya sea colocando un clip, o cauterizando o extirpando el coágulo y cualquier vaso que esté sangrando en forma activa.

Quienes sobreviven a uno de estos accidentes cerebrovasculares tienen que hacer frente a una experiencia que cambiará por completo su vida. Suelen quedar con discapacidades significativas y, como resultado, necesitan un sólido sistema de apoyo. Por lo general, este sistema de apoyo se compone de un equipo de especialistas en rehabilitación que puede incluir un psiquiatra, una dietista, un terapeuta ocupacional, un fisioterapeuta, un terapeuta del lenguaje y trabajadores sociales. La víctima de un accidente cerebrovascular tiene que enfrentarse a una limitación de movimientos que afecta su capacidad de caminar, de mantener el equilibrio, de hablar, de deglutir, de respirar, de controlar la vejiga y el intestino y una disminución del impulso sexual, así como los aspectos emocionales originados por esos problemas. La familia de una víctima de un accidente cerebrovascular se ve también profundamente afectada porque ahora tendrá que formar parte del equipo que atiende a dicha persona (véase "Las Otras Víctimas de un Accidente Cerebrovascular," página 262). Un accidente cerebrovascular puede cambiarle totalmente la vida, por lo tanto, aprenda a reconocerlo y a tratarlo con urgencia para minimizar las terribles discapacidades que puede producir en sus víctimas.

Hasta el Último Aliento (Cáncer de Pulmón)

Anualmente mueren más de ciento sesenta mil norteamericanos por cáncer de pulmón, lo que equivale a una tasa de mortalidad mayor que la de los cánceres de mama, colon y próstata combinados. Ocho de cada diez casos de cánceres de pulmón se deben al cigarrillo o a la exposición indirecta al humo del tabaco; los demás casos se deben a exposición a sustancias químicas industriales como asbesto, arsénico e hidrocarburos poli cíclicos, o a gases radioactivos naturales como el radón. Algunos no tienen causa conocida (véase "Un Incendio Sin Humo," página 266) Hay estudios que demuestran que las mujeres que fuman tienen una mayor incidencia de cáncer de pulmón en comparación con los hombres, además, la tasa de mortalidad por cáncer de pulmón en las mujeres es mayor que en los hombres.

Si bien es evidente que entre más tiempo fume, mayores serán sus probabilidades de desarrollar cáncer, no todos los fumadores sufren cáncer de pulmón. Esto ha llevado a los investigadores a pensar que puede haber un componente hereditario que influye en si fumar produce o no produce cáncer de pulmón. La mayoría de los casos de cáncer de pulmón se presenta en personas de sesenta años o más; aunque, para cuando se diagnostica, lleva ya décadas desarrollándose. Hay una gran variedad de síntomas de cáncer de pulmón, desde dificultad para respirar y tos con expectoración de sangre, hasta pérdida del apetito, pérdida de peso y cansancio. Pero algunos cánceres de pulmón no presentan síntomas sino

Un Incendio Sin Humo

Para todos fue muy triste la noticia de la muerte de Dana Reeve, en el 2006. ¿Quién podría no admirar la forma como permaneció siempre al lado de su esposo Christopher "Superman" Reeve, durante toda la tragedia de su parálisis? Dana Reeve murió de cáncer de pulmón a los cuarenta y cuatro años. Nunca en su vida fumó. Muchos se preguntaban cómo pudo suceder esto, convencidos de que, en la actualidad, este cáncer sólo se presenta en quienes han sido fumadores por largo tiempo.

Sin embargo, se puede tener cáncer de pulmón aunque nunca se haya fumado. De hecho, de un 10 a un 15 por ciento de quienes desarrollan cáncer de pulmón nunca han fumado. Sin embargo, no se conoce la causa del cáncer pulmonar en estas personas aunque se cree que puede ser una combinación de factores genéticos y ambientales. Es evidente que hay más riesgo de desarrollar un cáncer de pulmón, sin ser fumador, si alguien de la familia ha tenido esta enfermedad. Además, es de anotar que estos cánceres de pulmón no relacionados con el cigarrillo se encuentran con más frecuencia en las mujeres que en los hombres, sin que se conozca la razón.

hasta cuando ya están muy avanzados, para cuando, por lo general, ya se han diseminado a otras partes del cuerpo.

Los cánceres de pulmón pueden ser de células pequeñas o de células no tan pequeñas. El cáncer de pulmón de células pequeñas representa el 15 por ciento de todos los cánceres de pulmón y es más prevalente entre los fumadores. Es un cáncer agresivo que se extiende rápidamente y responde mejor a la quimioterapia. Los otros tres tipos de cánceres pulmonares son de la variedad de células no pequeñas. El más común de estos es el *adenocarcinoma* que representa el 40 por ciento de los cánceres de pulmón, es más frecuente en las mujeres y se ha relacionado con los cigarrillos con bajo contenido de brea. El *carcinoma de células escamosas* es un cáncer de desarrollo lento que representa el 30 por ciento de todos los cánceres de pulmón y, por lo general, responde bien a la cirugía. El tercer tipo, *carcinoma de células grandes,* es el menos común de los cánceres de pulmón y representa un 15 por ciento de los casos, la cirugía es el tratamiento de primera línea para este tipo de cáncer pulmonar.

Muchos casos de cáncer de pulmón se diagnostican por casualidad, al detectarse en una radiografía de tórax rutinaria. Por lo general, para cuando el cáncer de pulmón se detecta en esta forma, está ya muy avanzado. Por otra parte, el método primario para diagnosticar el cáncer de pulmón es la *broncoscopia,* un examen que consiste en la inserción de un tubo dentro de la vía aérea, hasta las cámaras pulmonares, donde el médico puede ver o tomar una biopsia de un tejido específico y hacer un diagnóstico. Las tomografías óseas, las tomografías axiales computarizadas (TACs) y las imágenes de resonancia magnética (MRI, por su sigla en inglés) se utilizan para determinar el grado de cáncer de pulmón y ver si se ha diseminado a otras partes del cuerpo como el hígado, el cerebro o los huesos.

Cuando se ha diagnosticado un cáncer de pulmón, hay varias opciones de tratamiento disponibles, incluyendo cirugía, quimioterapia y radiación, según el estadío y el tipo de cáncer. Todos estos tratamientos tienen efectos secundarios, que incluyen cansancio, pérdida del pelo, diarrea, náusca, vómito y anemia. El tiempo de supervivencia de un paciente con cáncer de pulmón depende del tipo celular, del tamaño del tumor, de su ubicación y de si se ha diseminado o no. Sólo un paciente de cada veinte continúa con vida cinco años después del diagnóstico.

En la actualidad, no se cuenta con una detección rutinaria para el cáncer de pulmón. Sin embargo, dado que el cáncer de pulmón es tan común, y el diagnóstico suele hacerse cuando ya la enfermedad está avanzada, ¿por qué la comunidad médica no es más agresiva en cuanto a los programas de detección? Hay ahora una iniciativa nacional para iniciar este tipo de programas. El primer paso consistiría en hacer pruebas de detección a quienes presenten factores de riesgo para cáncer pulmonar. ¿Fuma? ¿Tiene antecedentes de cáncer en la familia? El siguiente paso aún no se ha definido, tiene que ver con el tipo de instrumento de detección para realizar este programa. ¿Un TAC? ¿Una broncoscopia? ¿Algún otro método? ¿Cuál es mejor? ¿Cuál tiene la mejor relación costo/eficiencia? Espero que algún día, en un futuro no muy lejano, podamos contar con un programa nacional de detección de cáncer de pulmón. Pienso que la diferencia sería enorme.

Cáncer de la Vesícula Biliar

Además de los cálculos (véase la página 223) otro problema importante que se puede presentar en la vesícula biliar, o en nuestra bolsa de almacenamiento, es el cáncer. Es común en los hispanos y en algunos nativos estadounidenses y más probable en personas que han tenido cálculos biliares. Anualmente se diagnostican unos ocho mil casos nuevos, con una alta tasa de incidencia en Nuevo México, donde el cáncer de vesícula biliar representa casi el 10 por ciento de todos los cánceres en ese estado. En las etapas iniciales no hay síntomas, aunque, eventualmente, puede haber dolor abdominal, náusea y vómito. No es frecuente que el cáncer de la vesícula biliar se presente antes de los sesenta o setenta años y, en algunos casos, se encuentra por casualidad, después de una *colecistectomía*, la cirugía para extirpar la vesícula biliar, que revela la presencia de un foco de cáncer. La obesidad es uno de los factores de riesgo del cáncer de la vesícula biliar cuya incidencia es dos veces mayor en las mujeres que en los hombres, probablemente debido al efecto estimulador de la hormona de estrógeno femenina.

Si presenta síntomas, un examen de sangre podrá determinar si tiene cáncer de la vesícula biliar. Hay un marcador tumoral específico llamado CA19-9 que se ha encontrado en el colédoco de pacientes con cáncer. Si se sospecha cáncer de la vesícula biliar, una biopsia con aguja fina tomará una mínima cantidad de tejido para que un patólogo determine la presencia o ausencia de cáncer.

El tratamiento depende de la ubicación del cáncer. Si el cáncer no se ha extendido más allá de las paredes de la vesícula biliar, se puede extraer toda la vesícula y eliminar así el cáncer. Si éste se ha extendido más allá de la vesícula hacia los tejidos linfáticos y los órganos circundantes, como el estómago, el páncreas y los intestinos, el tratamiento será más complicado y requerirá quimioterapia y radioterapia después de la extracción de la vesícula biliar.

¿Se pueden disminuir los riesgos de presentar cáncer de la vesícula biliar o de las vías biliares? Sin duda, ¡consumiendo una dieta rica en frutas y vegetales! Esa es la dieta que le permitirá tener una vesícula biliar sana. ¿Por qué? Porque para eso está diseñada la vesícula biliar—para procesar todas las frutas y vegetales de la dieta con la que subsistían nuestros antepasados. Conviene mantener un peso saludable: si necesita perder peso, hágalo lentamente no más de una o dos libras por semana. También puede disminuir su riesgo de presentar cáncer de la vesícula evitando sustancias químicas tóxicas como la dioxina, un subproducto de la producción de plásticos y plaguicidas clorados, y dejando de fumar. El humo del cigarrillo contiene carcinógenos que dañan el ADN encargado de regular el desarrollo celular. De eso se trata el cáncer: de un crecimiento celular descontrolado.

Huesos Frágiles (Osteoporosis)

El término osteoporosis significa hueso poroso. El hueso poroso es un hueso con una menor densidad y, por lo tanto, más frágil y más susceptible a las fracturas. Aproximadamente 44 milliones de norteamericanos tienen osteoporosis, lo que representa un importante problema de salud pública. Además, se presenta tanto en hombres como en mujeres. Una de cada dos mujeres y uno de cada cuatro hombres mayores de cincuenta años sufrirán fracturas de cadera, vértebras o muñecas, durante su vida, relacionadas con la osteoporosis.

Algunos de los factores de riesgo asociados con el desarrollo de la osteoporosis son inevitables. El género es uno de ellos. La pérdida de masa ósea suele ser más acelerada en las mujeres que en los hombres, debido a los efectos de las hormonas femeninas. La edad es otro factor acerca del cual nada podemos hacer. A mayor edad, mayor será la propensión a perder masa ósea. La talla también es otro factor. Las personas de estructura más pequeña con huesos delgados tienen mayor tendencia a la osteoporosis. Las mujeres blancas o asiáticas corresponden a una de las categorías de mayor riesgo; los hispanos o los negros tienen un riesgo significativamente menor. Además, si en su familia hay antecedentes de osteoporosis, especialmente si su madre la tuvo, usted tendrá también un mayor riesgo.

Sin embargo, hay ciertos factores de riesgo acerca de los cuales sí se puede hacer algo, con la ayuda de su médico. Estos incluyen anormalidades del ciclo menstrual—ya sea la ausencia de menstruación, conocida como *amenorrea*, bajos niveles de estrógeno, o menopausia prematura— que implica un mayor riesgo de osteoporosis. Lo mismo se aplica para los hombres que tienen bajos niveles de testosterona antes de los cuarenta años, o en combinación con la obesidad. Quienes presentan trastornos alimentarios, como anorexia o bulimia, pueden tener razones metabólicas para desarrollar osteoporosis. Una dieta vitalicia baja en contenido de vitamina D y calcio incrementa el riesgo. Tomar por largo tiempo medicamentos como esteroides, anticonvulsivantes y anticoagulantes, puede también afectar su densidad ósea. El cigarillo, el abuso del alcohol y la vida sedentaria aumentan el riesgo de padecer de osteoporosis.

Estos factores de riesgo sugieren lo que se puede hacer para evitar la osteoporosis. En primer lugar, hay que incluir calcio en la dieta. Hay muchas fuentes de calcio, claro está, desde los productos lácteos hasta los vegetales de hoja verde, el brócoli, la col crespa, la espinaca, las sardinas y otros pescados ricos en calcio (véase Extra! Extra! Calcio," página 272). La mayoría de la vitamina D se elabora a través de la piel por exposición a la luz solar, pero, con la edad, la producción de vitamina D se reduce de forma significativa; por lo tanto, las personas mayores de 60 o 70 años deben tomar suplementos de vitamina D. También es necesario hacer ejercicio para fortalecer las partes de su cuerpo encargadas de soportar peso (las piernas y las caderas), a fin de mantener un flujo vascular saludable en los huesos.

Los síntomas de la osteoporosis son silenciosos. Es una enfermedad que no produce síntomas. No produce dolor. Pero en algunas personas, antes de que se produzca una fractura, se empieza a observar una reducción de estatura. Si hay pérdida ósea en la columna o las vértebras, podemos *ver* cierto encurvamiento de la espalda. Esto hace que la estatura de la persona se reduzca, produce deformidades en la columna y puede inclusive causar dolor de espalda. La osteoporosis se diagnostica mediante un examen físico y tal vez una prueba de densidad mineral ósea, que debe realizarse cada dos o tres años. Este examen es similar a una radiografía y puede detectar la baja densidad ósea antes de que se produzca una fractura. Puede predecir los riesgos de sufrir fracturas en el futuro, e indicar el grado de fortaleza o debilidad de los huesos. Además, ayuda a determinar la tasa de pérdida ósea y a controlar la efectividad del tratamiento.

El tratamiento de la osteoporosis implica una adecuada nutrición, una variedad de vitaminas y minerales y ejercicio. Si alguien tiene osteoporosis, es importante que haga ejercicio. La única diferencia es que los ejercicios deben ser específicamente diseñados para personas con huesos débiles. Quienes tienen osteoporosis no deben hacer ningún tipo de esfuerzo, ni aeróbicos de alto impacto. Ahora ya no se usa la terapia de reemplazo de estrógeno, en cambio, los médicos aconsejan biofosfinatos, como Fosamax y Actonel, medicamentos que ayudan a aumentar la masa ósea y a reducir la incidencia de fracturas de la columna, la cadera u otros huesos, sin los efectos secundarios de las hormonas que incrementan el riesgo de cáncer de mama. Los efectos secundarios más comunes de los bisfosfonatos son el malestar estomacal y, según informes recientes, parecen estar relacionados con la osteonecrosis del mentón, que se produce cuando el hueso no sana después de un trabajo dental. Por lo tanto, todos los odontólogos se abstienen de realizar trabajos dentales mayores en personas que toman estas drogas. Otra droga que se prescribe para la osteoporosis es el raloxifeno, un modelador selectivo de los receptores de estrógeno. El raloxifeno se utiliza ahora para el tratamiento del cáncer de mama. Se han ensayado también varias hormonas de calcio para el tratamiento de la osteoporosis. Una de ellas es la calcitonina, una hormona natural del organismo que participa en la regulación del calcio y el metabolismo óseo. Otra es la teriparatida, una forma inyectable de hormona paratiroidea humana, que regula el metabolismo del calcio, y que ha sido aprobada también para mujeres posmenopáusicas, así como para los hombres.

Pregúntele al Dr. Manny

"Dr. Manny, las noticias médicas me pueden enloquecer. Un día nos dicen que todos deberíamos estar tomando suplemento de calcio. Al día siguiente nos dicen que éste no tiene efecto alguno y que, por el contrario, puede ser nocivo. ¿Qué debo hacer?"

Lo que dice es cierto. Las noticias médicas pueden ser confusas y una de las razones de que esto sea así es que entre más estudiamos algo, más aprendemos al respecto y, a veces, lo que aprendemos contradice algo que pensábamos que sabíamos. Durante la última década, años más, años menos, los médicos han recomendado que las mujeres tomen suplemento de calcio y vitamina D para contrarrestar los efectos de la osteoporosis y evitar las fracturas. Sin embargo, un estudio reciente de mujeres sanas mayores de cincuenta años no encontró mayor beneficio como resultado de esta medida para prevenir las fracturas. De hecho, el estudio demostró que un exceso de consumo de calcio podía llevar a un aumento de la producción de cálculos renales. Sin embargo, es importante entender que este estudio sí respaldó las recomendaciones originales para un grupo de mujeres: aquellas mayores de sesenta años que tomaron el suplemento de calcio sí mostraron mejoría en su densidad ósea. El estudio demostró también que las que seguían fielmente el régimen de suplemento de calcio durante siete años, se beneficiaban más. Si piensa que este informe todavía plantea más interrogantes que respuestas, debe consultar con su médico para determinar qué es lo mejor para usted. Entre tanto, no olvide las otras medidas para garantizar huesos sanos: hacer ejercicios para las articulaciones que soportan peso, disminuir el número de cigarrillos que fuma y la cantidad de alcohol que consume por día, y consumir una dieta balanceada, rica en vitaminas y minerales naturales.

Un aspecto que debe tenerse en cuenta en presencia de una osteoporosis severa, es la necesidad de prevenir y procurar evitar las fracturas de cadera y columna. Si la persona tiene osteoporosis y tiene dificultad para desplazarse, será necesario realizar cambios específicos en su entorno. Estos pueden incluir la instalación de barandas en la cama, pasamanos en las paredes y minimizar el uso de escaleras. Claro está, la paciente puede utilizar un bastón, zapatos con suela de caucho para mejor tracción, caminar sobre la grama en vez de sobre el pavimento y tener mucho cuidado al caminar por la calle en invierno, también dentro de la casa, asegurándose que no haya muebles que obstaculicen el paso, que los pisos no sean lisos y que las alfombras y tapetes tengan bases antideslizantes. Además, estas personas nunca deben caminar en medias ni en pantuflas y deben asegurarse de utilizar un tapete de caucho en la ducha o la tina.

¿Qué Dijo? (Pérdida Auditiva)

La mayoría de la pérdida auditiva requiere veinticinco a treinta años para producirse. Uno de cada diez estadounidenses presenta pérdida auditiva, incluyendo muchas personas relativamente jóvenes, sin embargo, la incidencia del problema aumenta a una de cada tres personas mayores de sesenta. El proceso de envejecimiento afecta todo el sistema auditivo. El tímpano pierde su elasticidad, las articulaciones de los huesos del oído medio se vuelven rígidas y varias células sensoriales de la cóclea del oído interno, que contiene terminales nerviosas esenciales para la audición, disminuyen en número. Como consecuencia, su capacidad de captar sonidos a bajo nivel disminuye, igual que su capacidad de entender conversaciones a un volumen normal.

La pérdida auditiva ocupa el tercer lugar después de la artritis y la hipertensión, entre las afecciones incapacitantes más frecuentes, aunque tratables, en este grupo de edad. Sin embargo, sólo aproximadamente un 25 por ciento de aquellos que podrían beneficiarse de un audífono, realmente lo utilizan. ¿Por qué? El problema, en realidad, consta de dos partes. Por un lado, los médicos no se interesan lo suficiente por detectar la pérdida auditiva, menos de un 25 por ciento de los doctores realizan pruebas auditivas rutinarias durante un examen físico. Y en segundo lugar, quienes están afectados por esta deficiencia, suelen no ser conscientes de su problema o se niegan a buscar ayuda. (Véase "Padece Usted de Pérdida Auditiva?," en esta página.)

No rechace la ayuda. Ya sea que no se reconozca o que no se acepte, la

¿Padece Usted de Pérdida Auditiva?

Por lo general, la pérdida auditiva es tan gradual que quienes la presentan ni siquiera se percatan del problema. Hágase el siguiente autoexamen para determinar la posibilidad de tener o no un problema de pérdida auditiva.

1. ¿Tiene que subir el volumen de la televisión o tiene problemas para oír las conversaciones telefónicas (exceptuando los teléfonos celulares)?
2. ¿Es frecuente que tenga que pedir que le repitan lo que le han dicho?
3. ¿Tiene problemas para entender una conversación que se desarrolle en grupos o en lugares ruidosos?
4. ¿Es su lenguaje enredado o poco claro?
5. ¿Tiene problemas para entender lo que dicen las mujeres o los niños pequeños?
6. ¿Tiene problemas para saber de dónde provienen los sonidos?
7. ¿Suele malinterpretar lo que dicen los demás y responder de forma inadecuada?
8. ¿Le han dicho los demás que usted aparentemente no los oye?
9. ¿Algunos sonidos le parecen demasiado fuertes?
10. ¿Siente ruidos o zumbidos en los oídos?

Puntaje: Si respondió "Sí," a tres o más preguntas, es posible que tenga problemas de audición y debe ir donde un médico que examine sus oídos.

pérdida auditiva suele tener un impacto importante en su salud psicológica. Puede experimentar mayor irritabilidad, negativismo, ira, cansancio, tensión, estrés, depresión, tendencia a evitar las situaciones sociales, limitaciones de memoria y menor desempeño laboral. Si tiene pérdida auditiva, es posible que le repitan las cosas frecuentemente, que le resulte difícil seguir una conversación en la que participan dos o más personas y oír en lugares ruidosos como restaurantes o centros comerciales y, normalmente, pondrá el volumen del radio y la televisión demasiado alto. Es posible que también responda en forma inadecuada a las conversaciones y que experimente zumbidos en los oídos (véase "¿Le Zumban los Oídos?," pagina 275?)

Son varios los factores de riesgo para la pérdida auditiva. Un riesgo significativo son los antecedentes familiares de problemas de audición. Hay medicamentos que pueden afectar el sistema auditivo. Las enfermedades crónicas como la diabetes, la enfermedad cardiaca y los problemas de la tiroides, que son afecciones crónicas comunes en este grupo de edad, pueden ocasionar problemas de audición. Además, es evidente que quienes han estado expuestos a ruidos fuertes por largo tiempo pueden presentar también pérdida auditiva.

Hay tres tipos de pérdida auditiva, cada una con sus propias causas, efectos y pronósticos. La *pérdida auditiva de conducción* es producida por cualquier afección que bloquee el paso del sonido por el oído medio. Esto resulta en una disminución de volumen y puede ser causado por un bloqueo de cera o por un tímpano perforado, por un defecto de nacimiento, por una infección del oído o por causas hereditarias. El tratamiento de la pérdida auditiva de conducción generalmente resuelve por completo el problema de audición. La *pérdida auditiva sensorial* implica daños del oído interno o del nervio auditivo, como resultado del envejecimiento, de problemas congénitos, de infecciones virales o bacterianas, de una lesión, de exposición a ruidos fuertes, de una retención de líquido dentro del oído, de factores hereditarios o de un tumor benigno del oído interno.

Esta produce también una disminución de la intensidad del sonido, aunque puede manifestarse como una pérdida de claridad, sobre todo en relación con el lenguaje. En general, este tipo de pérdida auditiva es irreversible y permanente. Un audífono suele ser un tratamiento efectivo para la pérdida auditiva neurosensorial. El tercer tipo de pérdida auditiva es una mezcla de pérdida de conducción y pérdida neurosensorial de la audición porque afecta tanto el oído medio como el oído interno y se conoce como *pérdida auditiva mixta*.

Un examen auditivo realizado por un otorrinolaringólogo o un audiólogo puede detectar la causa de la pérdida auditiva para administrar el

Pregúntele al Dr. Manny

¿LE ZUMBAN LOS OÍDOS?

"Dr. Manny, un día mi oído izquierdo comenzó a zumbar repentinamente. Suena como si estuviera escuchando una radio mal sintonizada entre dos emisoras. Hay días en que este ruido es peor que en otros. ¿Qué me ocurre? ¿Estaré enloqueciendo?"

No está enloqueciendo en absoluto. Está experimentado un problema auditivo muy común llamado *tinnitus*. Es, básicamente, un zumbido o un pito en el oído que no proviene de ninguna fuente externa. La mayoría de las veces, estos ruidos son de origen desconocido pero son muy debilitantes. El tinnitus crónico puede ser algo psicológicamente enervante y puede producir mucha tensión nerviosa y cansancio. Los tratamientos son muy variados, desde sedantes, antihistamínicos y técnicas de retroalimentación hasta dispositivos que enmascaran el zumbido mediante la producción de otro sonido. Aunque no hay cura para el tinnitus, es posible que estas técnicas ofrezcan un gran alivio para un problema extraordinariamente molesto. Pida una cita donde un audiólogo hoy mismo y vea qué puede hacer el médico para ayudarle.

tratamiento adecuado. Si se trata de una acumulación de cera, ésta, simplemente... se extrae. La pérdida auditiva debida a infecciones del oído requiere antibióticos. El tratamiento de una enfermedad crónica subyacente, como hipertensión y diabetes, puede tener un efecto directo en la mejoría de la capacidad auditiva. Aproximadamente un 10 por ciento de los casos requieren cirugía para reparar una deformación o una lesión del oído.

Pero la mayoría de los casos de pérdida auditiva se trata con un dispositivo de audición de uno u otro tipo. Hay más de mil tipos de modelos de audífonos. Aunque difieren en tamaño, diseño, circuitos eléctricos y grado de amplificación, todos tienen los componentes estándar. Un micrófono para insumo de sonido, un amplificador para incrementar el volumen del sonido y un receptor que lleva el sonido amplificado al oído, además de baterías para su funcionamiento. En caso de requerir un audífono, no vacile en ir donde un especialista que se lo adapte. Obtendrá resultados maravillosos que mejorarán su calidad de vida—y las vidas de todos aquellos que se relacionen en una u otra forma con usted.

¿Oiga, Puede Ver? (Problemas de Visión)

Nuestro principal medio de relacionarnos con el mundo que nos rodea es a través de la vista. De hecho, más del 80 por ciento de la información que recibimos nos llega a través de los ojos. Por lo tanto, la pérdida de visión que experimentamos con la edad puede ser algo especialmente preocupante. Los ojos—al igual que los demás órganos de nuestro cuerpo—se van deteriorando con la edad. Por lo tanto, así como la función renal empieza a disminuir después de los setenta años, la visión empieza a disminuir después de los cuarenta y va disminuyendo cada vez más a medida que pasan los años. Es algo simplemente progresivo y natural y generalmente se resuelve con el uso de gafas. Sin embargo, hay algunos problemas más graves.

El Glaucoma

Dos millones de norteamericanos presentan glaucoma y la mitad de ellos ni siquiera saben que padecen esta enfermedad que, en la mayoría de las personas, no produce síntomas iniciales. El glaucoma se asocia con una presión intraocular elevada o una hipertensión del globo ocular y se caracteriza por daño al nervio óptico que puede llevar a la pérdida de la visión. Aproximadamente entre 5 y 10 millones de norteamericanos tienen presión intraocular elevada, lo que hace que estén en riesgo de presentar glaucoma, aunque esta enfermedad puede progresar aun en presencia de una presión intraocular "normal." En las etapas tardías de la enfermedad, se presentan los problemas visuales que incluyen pérdida de la visión periférica.

El glaucoma crónico es más común a medida que pasa el tiempo. No suele estar presente en personas menores de cuarenta y luego va en aumento hasta afectar a un 5 por ciento de los mayores de sesenta y cinco. Los afroamericanos tienen una propensión cinco veces mayor a presentar esta enfermedad en comparación con la población promedio.

El glaucoma no consiste en una sola enfermedad sino en múltiples enfermedades con un factor común—una lesión del nervio óptico. El tipo más común de glaucoma se conoce como *glaucoma primario de ángulo abierto,* otros tipos de glaucoma incluyen *glaucoma normotenso,* glaucoma relacionado con diabetes y *glaucoma congénito.* El tratamiento del glaucoma debe comenzar con el tratamiento de cualquier enfermedad subyacentes, como la diabetes y luego depende de los factores de riesgo subyacentes, como los antecedentes familiares, la edad avanzada, antecedentes de infartos o accidentes cerebrovasculares, diabetes, hipertensión, miopía y migraña. Todos los tratamientos para el glaucoma, ya sean tópicos u orales, o un tratamiento en el que se utiliza un procedimiento de láser, están diseñados para controlar la presión intraocular y evitar el daño al nervio óptico. Quienes presentan glaucoma deben someterse a una observación constante por parte de su oftalmólogo porque se trata de una enfermedad progresiva; aunque es crónica, puede controlarse, como se puede controlar la hipertensión.

El Síndrome de Ojo Seco

El ojo está rodeado por una película delgada conocida como *película lacrimal.* Esta película está compuesta de tres capas. La capa más próxima a la superficie del ojo es la capa mucosa, la capa intermedia es la acuosa y la capa externa es aceitosa. Si hay un problema en cualquiera de estas tres capas, se pueden presentar uno o más síntomas de ojo seco, que incluyen irritación y ardor, visión borrosa y sensibilidad a las luces brillantes. Aproximadamente 60 millones de norteamericanos tienen el síndrome de ojo seco. Se puede presentar a cualquier edad pero es más frecuente en las personas mayores. La incidencia de casos de ojo seco aumenta de aproximadamente siete por cada cien personas de cincuenta años a cerca de quince de cada cien personas de setenta años y afecta más a las mujeres que a los hombres, sobre todo después de la menopausia.

No se conocen muy bien las causas del síndrome de ojo seco, aunque esencialmente hay un desequilibrio entre la producción de lágrimas y el volumen de drenaje de las mimas, una de cuyas causas más comunes es el proceso normal de envejecimiento. Los factores de riesgo incluyen otras enfermedades como artritis reumatoide y lupus, así como el uso de medicamentos como los antihistamínicos. El diagnóstico se basa en la presencia de puntos secos en la cornea y el tratamiento casi siempre comprende el uso de lágrimas artifiales que se aplican en los ojos a intervalos regulares, con una frecuencia de hasta cuatro veces por día. Un humidificador en la alcoba también puede ayudar.

Las Cataratas

Así como el lente sucio de una cámara de fotografía dañará las fotografías que tome, las cataratas dañan su visión produciendo halos, destellos, colores opacos y visión borrosa. Una catarata es una opacidad o nubosidad en el cristalino. Afecta a 20 millones de norteamericanos y es la principal causa de ceguera en el mundo entero. El desarrollo de una catarata se relaciona con la edad, la exposición a la luz solar, el cigarrillo, una mala nutrición, lesiones oculares, enfermedades como diabetes e hipertensión y el uso de algunos medicamentos como los esteroides. Aproximadamente la mitad de la población entre los sesenta y cinco y los setenta y cinco años tiene cataratas.

El tratamiento de elección para las cataratas es la cirugía, que es uno de los procedimientos más comunes y seguro de la medicina en la actualidad. En este procedimiento ambulatorio de tres pasos, el cirujano practica una pequeña incisión en el ojo, extrae el cristalino opaco con el uso de una solución o de ultrasonido y luego implanta un lente intraocular en el interior del ojo. Esto no produce ninguna molestia. El médico prescribirá un colirio para proteger su ojo contra las infecciones y promover la cicatrización. Por los progresos alcanzados en la técnica de la cirugía de cataratas, los médicos recomiendan que esta cirugía se practique al comienzo de la enfermedad en lugar de esperar a que el cristalino esté demasiado opaco.

El Cuidado de los Ojos

La reducción de la visión que viene con la edad no es totalmente inevitable. Hay muchas cosas que puede hacer para ayudar a que sus ojos mantengan su juventud y flexibilidad. Para mantener una óptima salud, sus ojos requieren vitaminas, minerales y antioxidantes específicos. Si no está obteniendo zinc de las semillas de girasol, del queso ricotta, de las espinacas y de otros vegetales de hoja, si no obtiene selenio de los langostinos, los huevos, el ajo y las nueces del Brasil, su vitamina A de la zanahorias, de las batatas y de la calabaza blanca, su vitamina C de las frutas cítricas y el melón cantaloupe, y su vitamina E del maní, de los huevos, el cohombro y el aceite de maíz, entonces, por lo que más quiera, tome estos minerales y vitaminas en forma de suplementos. Además, debe proteger sus ojos de los rayos solares, debe utilizar gafas de sol adecuadas. No olvide aliviar la tensión y el estrés haciendo pausas en su trabajo, especialmente si se trata de tareas que exijan esfuerzo visual. Use iluminación adecuada para leer o ver televisión. Utilice gafas protectoras cuando esté utilizando herramientas eléctricas o practicando algún deporte. Y esté siempre atento a detectar los signos de problemas visuales como dolores de cabeza frecuentes, cansancio o ardor ocular, visión borrosa y dificultad para ver los objetos a distancia o de cerca. Si presenta cualquiera de estos problemas, consulte de inmediato un médico.

El Cáncer de Páncreas

Atrás, en la parte baja de su estómago se encuentra un órgano llamado páncreas. Tiene aproximadamente seis pulgadas de largo y conduce enzimas y jugos digestivos que ayudan a descomponer los alimentos para que puedan ser digeridos por el intestino delgado. Contiene además pequeños "islotes" o células que secretan la hormona insulina que regula la forma en que su organismo metaboliza la glucosa. Cuando se produce un cáncer de páncreas, éste aparece por lo general en las células que producen la enzima digestiva o en las células del conducto pancreático que conduce al intestino delgado. Éstas son las células que se afectan en el 95 por ciento de todos los cánceres pancreáticos.

El cáncer de páncreas es la quinta causa más común de muerte por cáncer después del cáncer de mama, el cáncer de pulmón, el cáncer de colon y el cáncer de próstata. Cada año unas veintisiete mil personas son diagnosticadas con cáncer de páncreas y aproximadamente el mismo número muere cada año por esta enfermedad. Sólo un 4 por ciento de quienes presentan un cáncer pancreático se espera que continúe con vida a los cinco años. Este aterrador pronóstico se debe a que el cáncer pancreático es muy agresivo y su diagnóstico precoz es difícil.

El riesgo de desarrollar cáncer de páncreas antes de los cuarenta años es bajo. La mayoría de las personas que presentan este tipo de cáncer son diagnosticadas entre los sesenta y ochenta años. Desafortunadamente, en la mayoría de los casos, cuando aparecen los síntomas ya la enfermedad se ha extendido más allá del páncreas. Los problemas digestivos, la pérdida de apetito y la pérdida de peso no intencional son algunos de los signos iniciales de este tipo de cáncer. También se presenta dolor en la parte superior del abdomen que se irradia al centro de la parte alta de la espalda, aunque otras afecciones pueden también producir dolor abdominal. Aproximadamente el 50 por ciento de quienes presentan cáncer pancreático desarrollarán ictericia, una coloración amarillenta de la piel y de la parte blanca de los ojos. En las etapas avanzadas, los síntomas pueden incluir picazón severa, náusea y vómito. Si experimenta cualquiera de estos síntomas consulte de inmediato a su médico.

Se desconocen las causas de la mayoría de los casos de cáncer pancreático. Sin embargo, se considera que hasta un 10 por ciento de los casos puede ser el resultado de una predisposición genética. Esto ocurre cuando alguien tiene un pariente cercano que haya presentado cáncer de páncreas. También se tiene un mayor riesgo si alguien de la familia ha tenido cáncer de mama, de colon u otros tipos de cánceres. Se cree que la mayoría de los cánceres pancreáticos se desarrollan por factores ambientales o relacionados con el estilo de vida. Los hombres tienen mayor riesgo de presentar cáncer de páncreas que las mujeres, en hombres y mujeres de raza negra el riesgo es mayor que en otras razas; y los fumadores son de dos a tres veces más propensos a desarrollar la enfermedad. Los factores de mayor riesgo incluyen la diabetes, la obesidad, una dieta alta en contenido de grasas animales y baja en contenido de frutas y verduras, así como quienes trabajan con compuestos a base de petróleo.

En la actualidad, no se dispone de pruebas de detección para esta enfermedad, pero si su médico sospecha un cáncer de páncreas, hay varias opciones disponibles para obtener imágenes de este órgano, que constituyen el único medio de hacer un diagnóstico definitivo, y se puede utilizar una laparoscopia para determinar el grado de diseminación del cáncer.

El tratamiento de este tipo de cáncer depende de qué tan avanzado se encuentre. La cirugía más común para esta enfermedad es el procedimiento de Whipple, que consiste en extirpar no sólo el extremo ancho del páncreas sino parte del intestino delgado, la vesícula biliar y el colédoco y, tal vez, también una parte del estómago. El tratamiento de radioterapia podrá utilizarse antes o después de la cirugía, tal vez en combinación con quimioterapia. Si el cáncer no puede tratarse quirúrgicamente, suele utilizarse una combinación de radioterapia y quimioterapia. Se ofrecen ahora nuevas formas de tratamiento en etapa de pruebas clínicas para el cáncer pancreático, una opción que vale la pena tener en cuenta si el cáncer se encuentra en una etapa avanzada. Aunque no hay garantía, el paciente podrá beneficiarse si estas nuevas opciones resultan efectivas; el tratamiento que se ofrece podría llegar a ser la nueva norma para tratar esta devastadora enfermedad.

El Cáncer de Colon

No hay límite para las cosas que pueden funcionar mal en el cuerpo humano. Y, naturalmente, esto incluye el colon, el basurero del organismo. El colon es esa parte del tracto digestivo donde se almacena el material de desecho hasta que eventualmente se expulsa por el recto y sale por el ano. El colon, que también se conoce como intestino grueso, está en riesgo de desarrollar tumores o crecimientos de tejido conocidos como pólipos. Estos pólipos suelen ser benignos y no representan ningún peligro para la supervivencia del paciente, pero si estas proliferaciones de tejido colónico no se detectan y se extirpan, pueden volverse malignas. Con el tiempo, células cancerosas del colon pueden desprenderse y diseminarse a través del sistema linfático a otras partes del organismo como el hígado o los pulmones, donde se pueden desarrollar nuevos tumores. El cáncer de colon o colorrectal es la tercera causa más frecuente de cáncer en los hombres y la cuarta causa más frecuente en las mujeres en los Estados Unidos.

Una dieta con alto contenido de grasa y antecedentes familiares de la enfermedad son factores de riesgo para el desarrollo de cáncer de colon. La asociación entre la dieta y el cáncer de colon se basa en el hecho de que los parientes de primer grado de pacientes con cáncer de colon tienen un riesgo tres veces mayor de desarrollar este tipo de cáncer que aquellos cuyos parientes nunca han presentado la enfermedad. Por lo tanto, si su padre, su madre o sus hermanos han tenido cáncer de colon, usted está en riesgo de presentarlo también. Sin embargo, la mayoría de los casos de cáncer de colon, una cifra tan significativa como el 80 por ciento, son esporádicos o espontáneos y el mayor porciento se debe a los pólipos.

El cáncer de colon puede estar presente por varios años antes de que aparezcan los síntomas. Sin embargo, estos síntomas no son bien específicos y se asemejan a los síntomas que presentan otras enfermedades no cancerosas como el síndrome de intestino irritable, colitis ulcerativa o enfermedad de Crohn o úlcera péptica. Estos síntomas incluyen cansancio, debilidad, cambios en los hábitos de evacuación intestinal, heces delgadas, diarrea o estreñimiento, heces con sangre roja u oscura, pérdida de peso, dolor abdominal y cólicos o flatulencia. Es frecuente que estos síntomas varíen según la localización del tumor. Si está al lado derecho del colon, donde éste es más grande, el tumor puede crecer hasta un tamaño considerable antes de que se presenten los síntomas. El colon izquierdo es un poco más estrecho, por lo que los cánceres de esta parte del colon tienden a producir obstrucciones intestinales más tempranas. El sangrado rectal puede indicar que el tumor se encuentra cerca del orificio anal.

Hay varios exámenes para detectar el cáncer de colon. Uno de ellos es una serie de estudios del tracto gastrointestinal bajo, o una radiografía de contraste de bario por enema. Una colonoscopia, en la que el médico inserta un tubo flexible con un visor dentro del recto para inspeccionar la luz o el interior del colon, puede detectar un pólipo, tomar una biopsia del mismo o extirparlo por completo. El diagnóstico lo realiza un patólogo que examina las células del pólipo. Si se diagnostica cáncer de colon con base en la colonoscopia, se obtiene una placa radiográfica o un TAC de los pulmones, el hígado y el abdomen para determinar si se ha diseminado o no el cáncer. Un examen de sangre conocido como ACE o Antígeno Carcino-Embriónico, puede detectar una sustancia producida por las células del cáncer de colon, por lo general el ACE está elevado en los pacientes con cáncer de colon, sobre todo si la enfermedad se ha diseminado. El tratamiento del cáncer de colon varía según su ubicación, el tamaño del tumor y el grado de desarrollo de la enfermedad. Sin embargo, se trata generalmente con cirugía, extirpando una porción del intestino para luego, en algunos casos, aplicar quimioterapia o radioterapia.

La prevención del cáncer de colon comprende principalmente su detección temprana y la extirpación de las lesiones precancerosas, como los pólipos del colon. Sin embargo, durante los exámenes físicos, debe practicarse un tacto rectal y un examen coprológico para detectar sangre oculta en las heces. Luego, a partir de los cincuenta años, deberá hacerse una colonoscopia o un procedimiento similar cada tres a cinco años. Cualesquiera pólipos presentes deben extirparse para erradicar la posibilidad de cáncer de colon. Si tiene importantes antecedentes familiares de cáncer de colon o colitis ulcerativa, las colonoscopias deberán hacerse a partir de los cuarenta años. Ahora hay algunos análisis de sangre genéticos que pueden determinar el carácter hereditario de los síndromes de cáncer de colon.

Uno de los distintivos del cáncer de colon es la dieta. Al reducir su ingesta de grasa y aumentar el contenido de fibra en la dieta, podrá mejorar su salud intestinal evitando que los carcinógenos que pueden estar presentes en las heces reaccionen con el recubrimiento interno del intestino. Algunos informes sostienen que el uso de distintos suplementos como calcio, selenio, vitaminas A, C, y E, así como aspirina y algunos antiinflamatorios son benéficos. Sin embargo, se requieren estudios adicionales para poder recomendar el uso generalizado de estos suplementos y medicamentos para prevenir el cáncer de colon.

Mantenga el Ritmo de Actividad

El simple hecho de estar en su séptima década no le da derecho a bajar la guardia. Tiene que mantener en forma su cuerpo y su mente, con un poquito de ayuda aquí y allá, de ser necesario.

Siga haciendo ejercicio. Si aún no ha empezado, todavía no es demasiado tarde para hacerlo. Al menos treinta minutos, de tres a cuatro veces por semana, es todo lo que se requiere. Caminar es muy bueno. Dar diez mil pasos por día es un buen método para mantenerse en forma. La natación es un ejercicio excelente, pero en cambio, a esta edad, hacer jogging y correr ya no son actividades físicas recomendables. El ejercicio en esta época de la vida, puede ayudarlo a controlar su peso, a mejorar su fuerza y a mantener su flexibilidad, además, es bueno para los pulmones. De hecho, muchos atletas profesionales tienen mejor rendimiento a los sesenta que un hombre sedentario a los treinta. Es posible que esa no sea su meta, pero es un buen ejemplo de cómo se puede ser capaz de hacer cualquier cosa que se desee, a cualquier edad, si la mente está dispuesta y el cuerpo está preparado.

No olvide tampoco el ejercicio mental. Su cerebro necesita ejercitarse tanto como su corazón y sus pulmones. Lea un buen libro. Juegue juegos de memoria. Haga los crucigramas del periódico cada día. Ensaye el sudoku. Propóngase metas.

Ahora que está en los sesenta, es posible que su sistema inmune necesite un poco de ayuda para seguir protegiéndolo de invasores extraños. En otras palabras, es tiempo para algunas vacunas. Asegúrese de vacunarse contra la influenza en octubre o noviembre cada año y, sí, vale la pena vacunarse si ha esperado hasta el invierno, ya que la protección tardía es mejor que no estar protegido en absoluto. Después de los sesenta y cinco, se recomienda, además, vacunarse contra la neumonía y la meningitis cada cinco a diez años. Debe hacer cuanto esté a su alcance por mantenerse sano y fuerte a fin de continuar llevando una vida saludable hasta bien entrados los sesenta y más allá.

Lista de Salud para Esta Década

Examen físico (anual)
Examen para detectar cáncer de colon
■ Examen para detectar sangre oculta en las heces (FOBT, por su sigla en inglés) (anual)
■ Colonoscopia (cada cinco años)
Examen para la detección de cáncer de próstata (anual)
Vacuna contra la Influenza (anual)
Refuerzo del Tétano
Examen Ginecológico (anual)
Limpieza Dental (anual)
Control de la Presión Arterial y función de la glándula tiroides (anual)
Mamografía (cada año o cada dos años)
Control de Piel (cada tres meses)
Autoexamen de Mamas (mensual)
Prueba de Colesterol (cada cinco años)
Control del nivel de azúcar en la sangre (cada tres a cinco años)
Exámenes oftalmológicos (cada dos años)
Exámenes del nivel de audición (cada dos años)
Control de Salud Mental (para depresión, si fuese necesario)
Vacunas contra el neumococo y la meningitis (a los sesenta y cinco años y cada cinco a diez años)
Vacuna contra la influenza (anual)
Radiografía de tórax (para fumadores y personas con antecedentes de cáncer pulmonar)

La Belleza de la Edad Madura

(La Octava Década y Más Allá: De los 70 a los 100 Años)

**Felicitaciones,
por haber llegado a la octava década.
Sin duda, la suerte desempeña un papel
en este hecho, pero está saludable,
tiene mucha vida aún por delante.
Pero recuerde:
La juventud está en la mente.
Se puede ser viejo a los treinta,
se puede ser joven
a los setenta—y más allá.**

8

Somos Afortunados

Tenemos suerte de poder llegar a viejos. La mayoría de las otras criaturas de la tierra mueren por inanición, por la acción de los predadores, por enfermedades infecciosas o por las inclemencias ambientales, mucho antes de que comiencen a presentar signos de envejecimiento. Sólo los humanos—y los perros, los gatos y otras mascotas que nosotros decidamos proteger—llegan a mostrar signos de envejecimiento. E incluso eso es un fenómeno reciente. Hace un siglo, la mayoría de las personas morían de enfermedades infecciosas antes de llegar a una edad en donde pudieran apreciarse realmente los efectos del envejecimiento.

En 1900, la expectativa de vida promedio era de apenas cuarenta y siete años. Ahora, podemos esperar vivir hasta los 77.9 años y tenemos una posibilidad de mostrar con orgullo nuestra edad (véase "Expectativa de Vida," página 292). Las enfermedades infecciosas ya no son la principal causa de muerte; ahora morimos principalmente por otras causas, incluyendo las enfermedades de la vejez. Las razones son bastante obvias: tenemos un mejor abastecimiento de alimentos, una mejor higiene y mejor atención medica de la que teníamos hace un siglo. Claro está que setenta y ocho años de expectativa de vida no han impedido que millones de personas vivan bastante más de lo esperado. De hecho, hay actualmente en los Estados Unidos 5.1 millones de personas de ochenta y cinco años o más. Y es mayor el número de personas que vive más de cien años. Ahora, los americanos mayores de cien años alcanzan un total de setenta y un mil. La oficina del censo pronostica que para el 2010 habrá ciento catorce mil personas de cien años y casi un cuarto de millón de personas de cien años para el año 2020. La mayoría, sin embargo, no desea vivir tanto tiempo, sólo una cuarta parte de los norteamericanos quiere vivir más de cien años, según una encuesta reciente. La mayoría dice que le gustaría vivir hasta los ochenta y siete años.

Pero una cosa es ser viejo y otra viejo *y gozar de buena salud.* Mientras que algunos están como nuevos a los setenta y a los ochenta, otros permanecen en cama y padecen enfermedades graves, mientras que otros más están en un estado intermedio entre estos dos grupos. Eventualmente, todos llegaremos a un punto en el que ya no podremos resistir el deterioro progresivo de nuestros cuerpos. Sin embargo, muchos logramos llevar una vida bastante satisfactoria hasta muchos años después de que se cumpla el período de garantía.

¡La Botella Está Aún Más de la Mitad Llena!

Dudo que alguien de setenta años no quisiera estar de nuevo en los treinta—al menos en cuanto a su estado físico (nadie quiere renunciar a la sabiduría que se adquiere con los años). No cabe duda de que una persona de setenta años o más es muy distinta de la persona adulta de treinta años. Hay una inevitable pérdida de estructura y función corporal, a medida que envejecemos. El cuerpo llega a su punto máximo de rendimiento aproximadamente a los treinta años y de ahí en adelante empieza a deteriorarse. La siguiente gráfica supone que la función de un hombre promedio de treinta años es 100 por ciento y muestra el porcentaje de función que resta en un hombre promedio de setenta y cinco años.

- Peso corporal: 88 por ciento
- Peso cerebral: 56 por ciento
- Suministro sanguíneo al cerebro: 80 por ciento
- Sangre bombeada por el corazón en reposo: 70 por ciento
- Tasa de filtración de la sangre renal: 69 por ciento
- Número de papilas gustativas: 36 por ciento
- Capacidad pulmonar: 56 por ciento
- Fuerza de la prensión de la mano: 55 por ciento
- Captación máxima de ejercicio durante el ejercicio: 40 por ciento
- Velocidad de los impulsos nerviosos: 90 por ciento

Así, los riñones, los pulmones, los vasos sanguíneos y prácticamente todo lo demás funciona a un nivel distinto cuando se está en la octava década en comparación a como funcionaba cuatro décadas antes. Además, es un hecho que para cuando llegamos a los setenta lo más probable es que tengamos algo de hipertensión, algo de diabetes, algo de enfermedad coronaria, algo de enfermedad pulmonar, algo de una cierta cantidad de enfermedades. Nadie será capaz por sí sólo de ponernos de rodillas—o algo aún peor. Sin embargo, es muy importante mantener la vitalidad, de lo contrario, uno o más de esos "algos" podrá vencernos. Las buenas noticias son que si nos mantenemos sanos hasta los setenta, significará que la botella todavía está llena más de la mitad. Las malas noticias son que es mejor observar cuidadosamente la otra mitad de la botella si queremos seguir teniendo los atardeceres frente a nosotros y no a la espalda.

La Degeneración Macular

Los ojos son lo más importante en nuestra cultura, de modo que si cualquier cosa amenaza la visión, puede significar un considerable obstáculo

El Factor Hereditario

Nueva investigación científica sugiere que los genes pueden desempeñar un papel significativo en el desarrollo de la degeneración macular. Los científicos han identificado dos genes que parecen estar fuertemente asociados con el riesgo de desarrollo de DME en una determinada persona. Tres de cada cuatro personas con DME tienen variantes de los genes Factor H y Factor B, como se les conoce; estos genes son responsables de las proteínas que ayudan a controlar la inflamación en la parte del sistema inmune que ataca las células enfermas y dañadas. Los científicos también han identificado un gen en el cromosoma 10, conocido como PLEKHA1, que se asocia también con el riesgo de desarrollar DME. Parece que también está involucrado en el proceso inflamatorio. Se están estudiando varios otros genes candidatos para determinar el papel que pueden desempeñar en el desarrollo de esta devastadora enfermedad ocular. Sin embargo, hasta el momento, no hay un medio clínico para detectar el déficit de este gen o conocer su tipo de patrón hereditario.

en nuestras vidas. Aunque el cuidado de los ojos debe comenzar antes de la octava década de la vida, muchos problemas oculares se presentan a esta edad, incluyendo la degeneración macular relacionada con la edad, o DME, para abreviar. Esta devastadora enfermedad ocular afecta a aproximadamente una tercera parte de la población caucásica de setenta y cinco años o más. La DME es la principal causa de ceguera legal entre los caucásicos, aunque, curiosamente, su incidencia es rara en otras razas.

La degeneración macular daña la zona central de la retina, el tejido que convierte las imágenes ópticas en impulsos eléctricos que luego llegan al cerebro a través del nervio óptico. Dado que esta condición degenerativa afecta únicamente la visión central, deja intacta la visión periférica por lo que no causa ceguera total (o "de bastón"). Para tener una idea de lo que queda de visión, sostenga sus pulgares en posición vertical frente y muy cerca de sus ojos. Eso es todo lo que podrá ver. No podrá ver alrededor de sus pulgares, dado que la afección lo sigue cuando mueve la cabeza. En otras palabras, es una enfermedad bastante debilitante.

Se desconoce la causa de esta enfermedad, pero se cree que depósitos metabólicos similares a la placa, llamados *drusen,* que comienzan a formarse bajo la retina a medida que envejecemos, terminan por dañar las células sensoras de luz que mueren gradualmente, la visión en el centro de nuestro campo visual comienza a hacerse más tenue. Hay en realidad dos tipos de DME, la "seca" y la "hú-

Mastique Esto

Es posible que algunas sustancias vegetales puedan revertir la degeneración de la DME en algunas personas. Dos sustancias vegetales carotenoides, específicamente la luteína y la zeaxantina, presentes en el pigmento de melanina de la mácula, aparentemente previenen la degeneración macular y pueden inclusive mejorar la enfermedad ya presente—al absorber la luz azul y actuar como antioxidantes para eliminar los radicales libres. A continuación presento una lista del contenido de gluteína.

Vegetal/Fruta	microgramos/ 100g	Vegetal/Fruta	microgramos/ 100g
Col rizada	21,900	Lechuga de hoja	1,800
Berzas	16,300	Arveja verde	1,700
Espinaca (cocida, escurrida)	12,600	Ahuyama	1,500
Espinacas (crudas)	10,200	Repollitos de Bruselas	1,300
Perejil (no seco)	10,200	Calabacín	1,200
Hojas de mostaza	9,900	Maíz (amarillo)	790
Eneldo (no seco)	6,700	Pimentón amarillo (crudo)	770
Apio	3,600	Habas verdes	740
Cebolleta (cruda)	2,100	Pimentón verde	700
Cebolla puerro (cruda)	1,900	Pepino cohombro	510
Brócoli (crudo)	1,900	Aceitunas verdes	510
Brócoli (cocido)	1,800		

meda." La "seca" representa el 90 por ciento de los casos y por lo general no produce pérdida total de la visión de lectura. No hay tratamiento para la DME "seca," pero quienes la padecen requieren un estrecho seguimiento de su enfermedad puesto que puede deteriorarse hasta convertirse en una DME "húmeda," que sí produce ceguera y se presenta cuando se desarrollan pequeñísimos vasos sanguíneos anormales bajo la retina, produciendo inflamación o hemorragias al romperse.

El desarrollo del tratamiento de la DME "húmeda" continúa en desarrollo. Se han utilizado tratamientos con láser para quemar estos vasos anormales, aunque sin mucho éxito. La terapia fotodinámica tiene más éxito para evitar que progrese el deterioro de la visión. El procedimiento comprende la inyección intravenosa de un colorante fotosensibilizante que se acumula en los neovasos anormales; luego, un láser rojo destruye estos neovasos. Sin embargo, el tratamiento es costoso y requiere un láser rojo; además, debe repetirse a intervalos de unos pocos meses. Un nuevo medicamento está disponible desde hace poco en el mercado, conocido como Macugen, que parece muy prometedor. Básicamente, cuando se inyecta en el ojo, interfiere con el desarrollo de los neovasos sanguíneos. El único problema es que su efecto es transitorio y debe ser readministrado cada seis semanas. Aunque sirve para evitar la pérdida adicional de visión, sólo pocas personas han informado una mejoría verdadera en su agudeza visual.

Si bien la degeneración macular es un tema de conversación candente entre quienes se encuentran en la octava década de la vida, tendemos a olvidar que hay algunas cosas que podemos hacer para evitarla.

En primer lugar, debemos proteger desde muy temprano el daño que producen los rayos ultravioleta en los ojos con el uso de gafas para el sol. Además, la nutrición desempeña también un papel muy importante, por lo cual he insistido una y otra vez en la necesidad de tener una dieta sana durante toda la vida. Los estudios demuestran que las personas que consumen la mayor cantidad de vegetales ricos en carotenoides, como la espinaca, la col crespa y otros, tienen un riesgo cincuenta veces menor de presentar degeneración macular en la vejez que quienes no consumen estos alimentos. (Véase "Mastique Esto," página 295). El cigarrillo es otro importante factor de riesgo para el desarrollo de la degeneración macular; de hecho, fumar puede duplicar los riesgos de DME. Una última advertencia: si quiere evitar la degeneración macular, recuerde que debe mantener una presión arterial normal.

La Gran Confrontación

El proceso de envejecimiento no sólo debilita la vista y el oído sino que también disminuye el sentido del gusto y, a su vez, esto influye en el tipo de alimentos que elegimos cuando somos mayores. Muchas personas de la tercera edad eligen alimentos más condimentados, lo que puede llevar a producir acidez. Otros adicionan sal a las comidas, esto puede llevar a la retención de líquidos y a un aumento de la presión arterial. Algunas personas mayores parecen perder totalmente el gusto por la comida y simplemente se olvidan de comer. La depresión y la soledad pueden empeorar este problema. Sin duda se trata de una pendiente resbalosa, dado que los malos hábitos alimenticios contribuyen a incrementar los achaques de la vejez.

El problema del envejecimiento es que aunque se requieren menos calorías que cuando se tienen treinta años, la cantidad necesaria de nutrientes sigue siendo igual. Eso no es algo fácil de resolver y resulta aún más difícil debido a que el proceso de envejecimiento altera la capacidad de digerir, absorber, metabolizar y utilizar los nutrientes en los alimentos que consumimos. Las personas mayores pueden tener mala dentadura, o menos dientes, lo que puede reducir su capacidad de masticar los alimentos que contienen nutrientes vitales (véase "Sonrisas Mayores," página 298). Algunas personas mayores pierden su capacidad de producir ácidos estomacales o producen una cantidad inadecuada de estos jugos gástricos, lo que reduce su capacidad de digerir adecuadamente las proteínas que interfieren con la absorción de algunos nutrientes como la vitamina B_{12} y el ácido fólico. Además, en las personas mayores disminuye la producción de saliva, que contiene enzimas digestivas. Esto resulta en una disminución de la actividad enzimática en el tracto gastrointestinal, que hace aún más difícil comer ciertos alimentos. Para compensar esta situación, las personas mayores, en primer lugar, deben evitar consumir alimentos procesados y refinados, que tienen menor valor nutricional y concentrarse en consumir comidas basadas en menús saludables, bien balanceados, con un mínimo de alimentos procesados, bajas en colesterol, bajas en azúcar, con alto contenido de fibra, que incluyen los tres principales grupos de alimentos—frutas, vegetales, pan y cereales; leche y queso; carne, pollo y pescado—y tomar suplementos para superar cualquier problema de digestión y absorción relacionado con la edad.

A medida que envejecemos, todo se va haciendo más lento, incluyendo la tasa de metabolismo basal (TMB). Es la tasa a la cual nuestro cuerpo consume energía en reposo. Después de los veinte años, nuestra TMB se reduce al 2 por ciento por cada década, de modo que para cuando llegamos a los setenta, nuestra TMS habrá disminuido 10 por ciento. A esta disminución le sumamos la reducción natural de actividad que viene con la edad cuando nuestro cuerpo quema muchas menos calorías, significa que no podemos continuar con nuestros antiguos hábitos alimenticios sin aumentar de peso. Sin embargo, esta disminución en la tasa de metabolismo basal puede completarse con un programa de ejercicio regular, que puede también ayudar a contrarrestar la pérdida de masa del músculo magro, que es otro problema relacionado con la edad. Hay que mantener los músculos en buen estado dado que el músculo es mucho más activo metabólicamente que la grasa, lo que significa que entre más masa de músculo magro tengamos, mayor será nuestra tasa de metabolismo basal.

También las medicinas que tomamos a medida que nos vamos haciendo viejos pueden afectar nuestro apetito y la forma como absorbemos los nutrientes. Pero otro aspecto, tal vez más impor-

Sonrisas Mayores

A excepción de los niños, quienes tienen un mayor riesgo de presentar caries dentales son los hombres y mujeres de sesenta años o más. El tipo y grado de daño dental que experimentan los mayores es distinto del que afecta a los niños. En los mayores, las caries suelen presentarse al borde de las calzas y coronas, o en las superficies de las raíces de los dientes que quedan expuestas por el retroceso de las encías. Además, los dientes faltantes, las encías dolorosas y las prótesis dentales mal adaptadas pueden dificultar la masticación y contribuir a problemas digestivos y deficiencias nutricionales. Por lo tanto, asegúrese de que su prótesis dental esté bien adaptada, y visite al dentista regularmente.

tante, es el de que debido a los cambios que se han producido en nuestro organismo, los medicamentos que tomamos durante el proceso de envejecimiento pueden afectarnos de manera diferente. Así como no se le daría a un bebé una dosis de una medicina que se le administraría a un adulto, las personas mayores no deben recibir las mismas dosis de un adulto—por varias razones. En primer lugar, tanto nuestro cerebro como nuestro sistema nervioso son más sensibles a ciertos medicamentos a medida que envejecemos. Además, nuestro hígado es menos eficiente para descomponer los medicamentos. Como si fuera poco, los riñones también son menos eficientes para eliminarlos. En pocas palabras, esto significa que se requieren dosis más bajas de medicamentos cuando se llega a la tercera edad que las dosis adultas, para evitar sobredosis y potenciales efectos secundarios. Esto se aplica también para todo tipo de medicamentos de venta libre, como el Robitussin que tomamos para la tos o una dosis de penicilina que su médico le indique para una infección. No quiere decir que las personas mayores deben recibir sus medicamentos en dosis para niños. Será necesario consultar con su médico para determinar las dosis correctas, que dependerán, en gran medida, de su función renal y hepática—en otras palabras, de qué tan bueno sea su estado de salud.

Cuatro de cada cinco personas de setenta y cinco años o más toman al menos un medicamento diario y 36 por ciento de ellas toman cuatro o más medicamentos al día. Múltiples enfermedades significan múltiples medicamentos, lo que incrementa el riesgo de interacciones medicamentosas y la posibilidad de que se presenten efectos secundarios. Será necesario asegurarse de que sus médicos estén enterados de todos los medicamentos que toma y asegurarse de tomarlos correctamente. Las deficiencias visuales hacen que sea más difícil leer la letra pequeña en las etiquetas de los frascos y empaques de los alimentos, la artritis hace que sea difícil abrir los frascos con tapas de seguridad diseñados para evitar que los niños los abran. Y las fallas de memoria hacen que sea difícil recordar qué hay que tomar y cuándo. Conviene poner por escrito los nombres de las medicinas que debe tomar en sus respectivos horarios, al igual que el tiempo por el cual las debe tomar. Debe mantener un calendario con los medicamentos, tachar cada día y cada hora cuando ya los haya tomado. Para evitar equivocaciones, lea la etiqueta del medicamento que está tomando, compruebe la fecha de vencimiento y nunca tome un medicamento en la oscuridad. No vacile en pedir ayuda. Deberá saber lo que debe hacer si por error omite una dosis o toma demasiado de un mismo medicamento, y si cualquier efecto secundario le está preocupando consulte de inmediato a su médico o al farmacéutico.

Además, ya sea que tome medicamentos o no, recuerdo que debe beber abundante agua. A medida que envejecemos, no es frecuente que nuestro organismo nos indique que debemos beber agua porque no sentimos sed. Nuestros cuerpos necesitan de seis a diez vasos de ocho onzas por día. Por lo tanto no deje de empinar el codo todos los días para beber unos cuantos vasos de ese líquido puro y cristalino tan benéfico para su salud. Además, esta regla se aplica siempre, cualquiera que sea su edad.

La Enfermedad de Alzheimer

La siguiente es una frase que se escucha frecuentemente entre las personas de setenta años o más: ¿De qué sirve estar en buen estado físico si se pierde el cerebro? Uno de los grandes temores al envejecer es la demencia, el deterioro progresivo—más allá de lo que podría esperarse por el envejecimiento normal—en la función cognoscitiva debido al daño o enfermedad cerebral. Para los setenta, sólo cerca del 10 por ciento de esta población sufre de significativos problemas de pérdida de memoria, pero, para los ochenta y cinco años, aproximadamente el 50 por ciento presenta algún tipo de demencia. Además, la causa más común de demencia es la enfermedad de Alzheimer.

El Alzheimer es una afección cerebral irreversible, que no tiene cura y que afecta a 4.5 millones de norteamericanos. En pocas palabras, es una degeneración progresiva de las células nerviosas o neuronas del cerebro. Por razones desconocidas, las conexiones entre las neuronas se rompen y éstas terminan por morir. Con el tiempo, esta terrible afección lleva a la pérdida de la memoria, a una limitación del proceso de pensamiento y la destreza del lenguaje y a cambios de personalidad.

Lo que sabemos acerca del Alzheimer es que dos tipos de lesiones inusuales se producen masivamente dentro del cerebro de quienes tienen la enfermedad. Se forman cúmulos pegajosos de fragmentos de proteína y material celular conocidos como *placas beta-amiloideas* al exterior y alrededor de las neuronas, y fibras retorcidas de proteína conocidas como *marañas neurofibrilares* que se forman al interior de las células nerviosas. Sin embargo, aunque podemos ver estas placas y marañas en los exámenes postmorten de los cerebros de pacientes con Alzheimer, no sabemos de dónde provienen en primer lugar. Los científicos no saben a ciencia cierta si estas estructuras son la causa de la enfermedad o si son un subproducto de la misma. Es algo así como el problema de saber qué vino primero, si el huevo o la gallina.

Aunque desconocemos la causa del Alzheimer, es probable que ésta no consista de un sólo factor. El mayor riesgo conocido es la edad avanzada. La probabilidad de desarrollar Alzheimer se duplica prácticamente cada cinco años, a partir de los sesenta y cinco, hasta que a la edad de ochenta y cinco, el riesgo alcanza casi el 50 por ciento. Los antecedentes familiares son otro factor de riesgo, sobre todo en familias donde las personas presentan la enfermedad a una edad temprana. Quienes han tenido un padre o un hermano con Alzheimer tienen de dos a tres veces más de probabilidad de desarrollar la enfermedad que quienes no tienen estos antecedentes. Además, los científicos también han encontrado un gen que aumenta el riesgo de Alzheimer, aunque el hecho de tener ese gen no es garantía de que la persona llegue a desarrollar esta afección.

Es probable que los cambios que se producen en los cerebros de quienes tienen Alzheimer comiencen de diez a veinte años antes de que aparezca cualquier síntoma. Inicialmente, una víctima de Alzheimer presenta confusión, tiende a olvidar las cosas y es incapaz de resolver simples problemas matemáticos. A medida que la enfermedad avanza, los síntomas se van haciendo más notorios. Quienes están en las etapas intermedias de la enfermedad, olvidan hacer cosas sencillas de la vida diaria, como bañarse, peinarse y cepillarse los dientes. No reconocen lugares familiares, ni su entorno ni a sus familiares. A medida que van perdiendo contacto con lo que sucede a su alrededor, se tornan temerosos, angustiados y agresivos. Eventualmente, la mayoría de estos pacientes requiere atención las veinticuatro horas del día. El tiempo promedio desde el inicio de los síntomas hasta la disrupción total de las funciones diarias es de aproximadamente ocho a diez años. Algunos sobreviven con Alzheimer hasta por veinte años.

La única forma de hacer un diagnóstico definitivo de Alzheimer es postmorten, mediante una autopsia. Dado que hay muchas otras enfermedades que simulan esta afección, es muy importante, cuando se sospecha que se sufre de Alzheimer, encontrar un médico capaz de diferenciar entre el Alzheimer y otras formas de demencia. Un médico con los conocimientos adecuados sabrá cómo utilizar una variedad de dispositivos de imagenología neurológica para detectar e identificar las placas características del Alzheimer y medir el grado de progreso de la enfermedad.

No contamos en la actualidad con ningún tratamiento para el Alzheimer. Los medicamentos como el Cognex o el Aricept pueden administrarse en la etapa temprana e intermedia de la enfermedad para aliviar los síntomas y reducir la intranquilidad, el insomnio y la depresión del paciente. Al menos, estas drogas pueden hacer que la situación sea más fácil de manejar para los encargados de cuidar al paciente. Dado que las placas pueden crear una respuesta inflamatoria en el tejido cerebral circundante, los inflamatorios no esteroideos como el ibuprofeno han demostrado cierta utilidad en retardar el avance de la enfermedad de Alzheimer. Hay informes que sugieren que el uso de antioxidantes, como la vitamina E y la vitamina C también puede retardar el desarrollo de la enfermedad, mientras que, aparentemente los suplementos de ginko biloba parecen mejorar la función cognoscitiva, aunque en realidad no contamos con evidencia de que dichas vitaminas y suplementos realmente sean efectivos. Puesto que la degeneración cerebral en la enfermedad de Alzheimer es, hasta cierto punto, similar a la afección cerebral que se presenta en los pacientes diabéticos, algunos tratamientos para los pacientes con Alzheimer se centran en mejorar la dieta y se recomienda una dieta rica en alimentos vegetales y baja en grasas.

El problema con el Alzheimer, además de que se trata de una de las enfermedades más difíciles que alguien pueda presentar, es que no sólo afecta al paciente, sino que, como ocurre con los pacientes que sufren un accidente cerebrovascular, afecta también la salud física y mental de todos los miembros de la familia del paciente. Las familias y los cónyuges terminan atendiendo al paciente día tras día, lo que suele resultar extremadamente difícil. La Asociación de Alzheimer, con sus múltiples agrupaciones en todo el país, hace cuanto puede por ofrecer apoyo e información a familias de personas con Alzheimer.

El Cáncer Ovárico

El cáncer ovárico es otro asesino silencioso. Con frecuencia el cáncer ovárico no presenta síntomas sino hasta cuando se ha extendido más allá de los ovarios. Es una de las cosas más tristes del diagnóstico de este tipo de cánceres; el diagnóstico suele hacerse demasiado tarde para poder salvar la vida de la paciente. El tejido ovárico es extremadamente complejo, y se compone de más de treinta tipos de células diferentes, lo que significa que pueden desarrollarse unos treinta tipos de cánceres ováricos distintos, cada uno con su propia agresividad, malignidad e incidencia.

Todas las mujeres están en riesgo de desarrollar cáncer ovárico, aunque se desconocen los eventos biológicos que lo producen. Como ocurre con la mayoría de las formas de cáncer, su riesgo no sólo aumenta con la edad sino que los antecedentes familiares de esta enfermedad parecen desempeñar también un papel. Una mujer tiene un riesgo de hasta 50 por ciento de presentar cáncer ovárico si dos o más familiares de primer grado—la madre, una hermana o una hija—o familiares de segundo grado—una abuela o una tía—han tenido cáncer. La herencia familiar se puede dar en una de tres formas. El *síndrome de cáncer ovárico específico de un sitio* es poco frecuente, en este tipo de patrón hereditario múltiples miembros de la familia han presentado únicamente cáncer ovárico. Es más común el *síndrome de cáncer de mama/ovario,* en el que las familiares han presentado cáncer de mama y/u ovárico. El tercer tipo, conocido como *síndrome II de Lynch,* se aplica a las mujeres con familiares del sexo femenino o masculino que hayan tenido cáncer de colon no producido por pólipos y otros cánceres como cáncer de riñón, páncreas u otros órganos.

Parece haber además una relación entre el número de ciclos menstruales que la mujer haya tenido durante su vida y su riesgo de presentar cáncer ovárico. Si su menstruación se produjo antes de los doce años, o si su menopausia acabó después de los cincuenta, su riesgo de presentar cáncer ovárico es mayor. Una mujer que nunca haya tenido un embarazo tiene un mayor riesgo que la que ha tenido hijos; de hecho, aparentemente las mujeres multíparas parecen estar protegidas al igual que las que utilizan anticonceptivos orales. Por otra parte, los tratamientos de fertilidad para fertilización in Vitro hiperestimulan los ovarios para que produzcan más óvulos, este es otro factor de riesgo para el cáncer ovárico.

Entre otros factores de riesgo, está la dieta. Las dietas ricas en grasas animales se han relacionado estadísticamente con una mayor incidencia de cáncer ovárico. En países como Japón, donde por lo general la dieta es baja en grasa, la tasa de cáncer ovárico es baja. Además, uno de los distintivos de este tipo de cáncer es una circunferencia abdominal grande (véase "¿Qué Fruta Es Usted?," página 259). También se ha sospechado que los polvos de talco aumentan el riesgo de cáncer ovárico. Anteriormente, las mujeres solían aplicar polvos de talco en sus genitales o en sus toallas sanitarias; y, en una época, el talco estaba contaminado con asbesto, una conocida sustancia carcinógena. Ahora, el talco está libre de asbesto pero se sospecha que su carcinogenicidad sigue vigente.

Los síntomas tempranos del cáncer ovárico suelen ser vagos, lo que significa que esta enfermedad es difícil de detectar. Puede haber ciertas molestias abdominales o pélvicas, dolor durante el acto sexual, flatulencia que no se alivia con antiácidos de venta libre, cambios en los hábitos de evacuación intestinal (ya sea estreñimiento o diarrea), posiblemente náusea, vómito o sangrado vaginal inusual. Sin embargo, es frecuente que estos síntomas no sean indicio de cáncer ovárico dado que son inespecíficos. Esa es la razón por la cual tres cuartas partes de los cánceres ováricos ya se han extendido al abdomen para cuando se detectan, y la mayoría de las mujeres que presentan este cáncer mueren en el término de cinco años.

Si se detecta en forma temprana, el cáncer ovárico tiene una tasa de curación de un 90 por ciento. Desafortunadamente, tres de cada cuatro mujeres se diagnostican en las etapas tardías, cuando la tasa de supervivencia baja al 30 por ciento. Entonces, ¿por qué no detectamos más casos de cáncer ovárico en las etapas iniciales? El problema radica en que carecemos de un buen instrumento de detección, o al menos no ha habido consenso en cuanto a cuál es la mejor forma de detectar el cáncer ovárico. Un examen de sangre puede detectar un marcador tumoral conocido como CA 125, pero hay muchos factores además del cáncer ovárico, que pueden alterar estos marcadores tumorales. Las ecografías, que se basan en el hecho de que las masas sólidas reflejan las ondas sonoras, pueden mostrar la presencia de tumores en los ovarios, pero no pueden diferenciar entre una masa cancerosa y las masas conocidas como enfermedad benigna. Debido a la ausencia de un programa nacional de detección, el cáncer ovárico suele detectarse en forma temprana en el curso de un examen ginecológico de rutina. El médico palpa los ovarios durante el examen pélvico y rectal para detectar la presencia de quistes o tumores ováricos. Si se encuentra alguna anormalidad, especialmente en una mujer mayor de cincuenta años, el médico ordenará un estudio radiográfico, una ecografía y una tomografía axial computarizada (TAC), y, de ser necesario, una laparoscopia, un procedimiento quirúrgico en el que se introduce un pequeño instrumento tubular para tomar una biopsia de la masa ovárica sospechosa.

Después de un diagnóstico de cáncer ovárico lo más frecuente es que se practique una histerectomía. Dado a que este cáncer se conoce como uno de *difusión superficial,* en donde la lesión está confinada al ovario, la extirpación del ovario y el tejido circundante suele ser efectiva y suficiente. Si, por el contrario, hay una difusión masiva del cáncer, los cirujanos practicarán un procedimiento conocido como *de-bulking* o reducción del tejido tumoral, para extirpar tanto tejido canceroso como sea posible, procedimiento que se complementará después con quimioterapia y radioterapia para eliminar cualesquiera células cancerosas restantes. En resumen, la pronóstico de vida de una paciente con cáncer ovárico depende del tipo de cáncer, de si se ha diseminado más allá del ovario y del éxito que haya tenido el médico en extirparlo en su totalidad.

Pneumonía

Los muy jóvenes y los muy viejos son similares en muchas formas en términos de salud y con frecuencia se escucharán comparaciones entre unos y otros. Ese es, de hecho, el caso con la pneumonía. Los dos grupos más susceptibles a la pneumonía son los muy jóvenes y los adultos mayores de sesenta y cinco años. ¿Qué pueden tener en común estos dos grupos? Respuesta: Un sistema inmune que no es capaz de cumplir debidamente su función. En otras palabras, la pneumonía es el flagelo de un sistema inmune debilitado. En los muy jóvenes, el sistema inmune aún no está plenamente desarrollado y en las personas mayores de sesenta y cinco, el sistema inmune comienza a fallar. ¿Por qué? Porque la población de personas mayores tiene un mayor número de enfermedades crónicas, mayores antecedentes de enfermedad cardiovascular, de enfisema, de diabetes y, muy probablemente han recibido tratamiento de quimioterapia para algún tipo de cáncer, que cualquier otro segmento de la población.

La pneumonía es una inflamación de los pulmones generalmente producida por una infección bacteriana, viral o por hongos, o por cualquier otra cosa que pueda desarrollarse en los pulmones. Hay cerca de cincuenta clases distintas de pneumonía, pero las más comunes son las bacterianas, que generalmente causan escalofrío, fiebre alta, transpiración, dolor toráxico al respirar y tos con un moco verde o amarillo. Las pneumonías virales son más frecuentes en el invierno y muy comunes en las personas con antecedentes de enfermedad cardiopulmonar como el enfisema. Una pneumonía viral comienza con una tos no productiva (una tos que no produce flema) seguida de fiebre, dolor muscular, cansancio y dificultad respiratoria.

La pneumonía no es una enfermedad contagiosa que pueda contraer por contacto con otra persona, pero las bacterias, virus y hongos que pueden producir pneumonía pueden adquirirse de distintas fuentes. Estará expuesto a algunas fuentes en el curso de su vida diaria; es lo que se conoce como pneumonías adquiridas en la comunidad. Las personas mayores que están conectadas a un respirador en la unidad de cuidados intensivos de un hospital suelen presentar lo que se conoce como pneumonía nosocomial (o adquirida en el hospital), debido a todas las bacterias que se encuentran presentes en los hospitales. Algunas personas, a medida que envejecen, pueden perder el reflejo vagal y presentar pneumonía por aspiración; esto ocurre cuando parte del contenido del estómago se regurgita y sube a la parte posterior de la garganta, desde donde puede entrar en los pulmones.

La pneumonía puede ser mortal. Si tiene sesenta y cinco años o más y cree que tiene pneumonía, entre más pronto consulte al médico, mejor. Si tiene tos y dificultad para respirar además de una fiebre de 38,8 °C (102°F), sin explicación aparente, busque atención médica de inmediato. Si se tiene pneumonía *y* se encuentra en esas décadas avanzadas de la vida *y* además tiene otros problemas de salud, podría morir en el término de veinticuatro horas.

El médico podrá diagnosticar una pneumonía con una radiografía de tórax, buscando la presencia de bacterias en el torrente sanguíneo o en su esputo o por la presencia de acumulación de líquido en los pulmones, lo que se determina con un *broncoscopio*, que consiste en un pequeño visir flexible y delgado que permite que el médico examine sus vías aéreas. Si se trata de una pneumonía bacteriana, tendrá que recibir un tratamiento fuerte de antibióticos, mientras que las pneumonías virales se tratan con medicamentos antivirales. Hay medicinas especiales disponibles si la pneumonía se debe a hongos como micoplasma. Para la pneumonia se recomienda abundante reposo y tomar líquido en abundancia. Las pneumonías más severas en personas mayores suelen tratarse en el hospital. La pneumonía no es algo con lo que se pueda jugar, requiere un tratamiento serio.

La mejor forma de evitar la pneumonía es mantener un sistema inmune fuerte. Esto se puede lograr vacunándose anualmente contra la influenza, algo que todos deberían hacer, especialmente los mayores de sesenta y cinco años. También hay una vacuna contra la pneumonía que las personas mayores deberían recibir, sobre todo aquellas que presentan otras enfermedades. Las otras medidas distintivas de prevención tienen que ver básicamente con un estilo de vida saludable—no fumar, seguir una dieta balanceada y obtener el descanso necesario. Además, no olvide que es necesario también lavar sus manos con frecuencia. Esa es una buena norma para todos, pero especialmente para los muy jóvenes y para las personas en la tercera edad.

Recomendaciones de Seguridad para el Hogar

Cada año, más de un millón de personas mayores de sesenta y cinco son hospitalizadas por lesiones relacionadas con las cosas que utilizan diariamente en su hogar. Tómese unos momentos para detectar y corregir cualquier riesgo de seguridad que haya en su hogar.

- ¿Tienen sus tapetes y alfombras bases antideslizantes?
- ¿Los cables eléctricos están debidamente colocados fuera de las áreas de tráfico?
- ¿Utiliza un tapete antideslizante en la ducha o la tina?
- ¿Los electrodomésticos que se encuentran en el mostrador de su cocina permanecen desconectados cuando no están en uso?
- ¿Ha cambiado las pilas en sus detectores de humo y en las alarmas de monóxido de carbono?
- ¿Utiliza las bombillas eléctricas del tipo y vataje correctos? (Si no está seguro, utilice bombillas de 60 vatios o menos para evitar incendios accidentales.
- ¿Puede alcanzar sin dificultad el interruptor de una lámpara o de una luz desde su cama para mayor seguridad nocturna?
- ¿Tiene una linterna de pilas siempre a mano?
- ¿Tiene sus aparatos de radio, televisión, teléfono y demás electrodomésticos lejos del lavaplatos, la tina y la ducha?

Lista de Salud para Esta Década

Vacuna contra el pneumococo
Vacuna contra la Influenza (anual)
Limpieza Dental (anual)
Control de Piel (cada tres meses)
Control de la Presión Arterial y función de la glándula tiroides (anual)
Prueba de Colesterol (cada cinco años)
Control del nivel de azúcar en la sangre (cada tres a cinco años)
Examen para detectar cáncer de colon
■ Examen para detectar sangre oculta en las heces (anual)
■ Sigmoidoscopia flexible (cada cinco años)
■ Enema de bario de doble contraste (cada cinco años)
■ Colonoscopia (cada diez años)
Examen de detección de cáncer de próstata (anual)
Autoexamen de Mamas (mensual)
Examen Ginecológico (anual)
Control de Salud Mental (para depresión, si fuese necesario)

Para Tener Una Vida Larga

Además de la letanía que ya conoce de memoria—no fumar, alimentarse bien y hacer ejercicio de forma regular—hay otras alternativas de estilo de vida que hay que tener en mente si queremos prolongar lo más posible nuestros años de vida. En primer lugar, hay que tener una actitud positiva. Los investigadores han podido determinar que quienes son optimistas reducen en un 50 por ciento su riesgo de muerte temprana en comparación con sus contrapartes pesimistas. Permita que sea su mente la que maneje su cuerpo y no lo contrario. Piense en forma positiva.

Algunos investigadores han determinado que el ser cuidadoso puede también tener relación con llegar a vivir muchos años y con esto se refieren a algo más que simplemente mirar hacia ambos lados antes de cruzar la calle, aunque, sin duda, el hábito aumentará también sus probabilidades de llegar a vivir más años. Parece que quienes tienen un puntaje bajo en la escala de actuar de forma cuidadosa tienden a morir antes que los que presentan un puntaje alto, tal vez porque estos últimos reaccionan de forma más constructiva a las situaciones emocionales y sociales y tienen más probabilidad de crear un entorno saludable en su trabajo y en su vida diaria. Por lo tanto, haga lo que crea que es "correcto," y hágalo bien.

Aparentemente, tener una mascota también puede agregar años a su vida. En un estudio, las tasa de supervivencia de víctimas de infarto que tenían una mascota fueron 38 por ciento mayores que las que no tenían un animal como compañero. No se necesita ser mago para explicar la razón por la cual esto puede ser así. En primer lugar, el contacto con un animal familiar parece desencadenar una respuesta de relajación que reduce el nivel de estrés. Además, las mascotas tienen la habilidad de sacarnos de nuestra inactividad y hacernos mover. ¿Cuántas personas jamás harían ningún ejercicio si no fuera por sus perros?

Otra cosa más. Cuidar a otras personas—no sólo las mascotas—tiene también un efecto positivo en la longevidad. ¿Ha observado cuántas personas mayores mueren tan pronto como han perdido a su cónyuge? Sentirse necesario tiene algo que ver aparentemente con el deseo de vivir un poco más. Por lo tanto cuidar de alguien que necesita su ayuda será conveniente tanto para esa persona como para usted.

Antes de dar por terminado este libro quisiera corregir una idea errónea. Hace ya tiempo, en 1965, la estrella de rock Pete Townshend, escribió en un verso de una canción: "Espero morir antes de llegar a viejo." Lo cierto es que Pete, como tantos de nosotros, creía, de forma errónea, que los días más felices de nuestras vidas son los de nuestra juventud. Un estudio reciente realizado por la Universidad de Michigan sugiere que, al contrario, tendemos a ser más felices a medida que pasan los años. Aparentemente, a medida que envejecemos, sabemos enfrentar mejor los aspectos positivos y negativos de nuestras vidas y el resultado es que éstas se tornan más felices, aunque las circunstancias, como la salud, sean menos buenas. Creo que lo que Pete debería haber escrito es algo bastante obvio: "Espero envejecer antes de morir."

Deseo que todos lleguen saludables y felices a los días de su atardecer… y que sigan viviendo muchos años más.

La Lista Maestra de Pruebas y Vacunas

Las Pruebas	Por Qué se Necesita	Cuándo y Con Qué Frecuencia	Qué se Debe Esperar	Qué Significan los Resultados
Amniocentesis	Para las mujeres embarazadas, a fin de controlar la presencia o ausencia de defectos genéticos en el feto, y dichas mujeres son mayores de 35 años, y los resultados de los análisis de sangre para control son anormales en tres oportunidades consecutivas o durante el control del primer trimestre, o si se tienen antecedentes de defectos de nacimiento en la familia. También para confirmar si hay infecciones o determinar el estado de desarrollo de los pulmones.	Para detectar anormalidades fetales, en cualquier momento entre las semanas 14 y 20 del embarazo. Para determinar el grado de desarrollo de los pulmones del feto, a finales del tercer trimestre.	Se inyecta una aguja hueca de varias pulgadas de largo a través del músculo abdominal y a través de la pared del útero para tomar una muestra del líquido que rodea al feto. Es posible que sienta una sensación de ardor. Se examina el corazón del bebé y el corazón de la madre al principio y al final del procedimiento que demora aproximadamente media hora.	Los exámenes de las células fetales que se encuentran en este líquido pueden revelar la presencia de Síndrome de Down o de otro problema cromosómico. Indica además si los pulmones del bebé están lo suficientemente desarrollados para permitir su supervivencia.
Prueba de APGAR	Para comprobar rápidamente el estado general del neonato en los primeros minutos después del nacimiento.	Un minuto después del nacimiento y de nuevo a los cinco minutos después del nacimiento.	El médico determinará el puntaje de qué tan bueno es el estado del bebé según 5 mediciones: el tono de la piel, la respiración, la frecuencia	Un puntaje de 7 o más en una escala de 10 indica que el bebé está en buen estado. Un puntaje más bajo indica simplemente que el bebé necesita atención inme-

Las Pruebas	Por Qué se Necesita	Cuándo y Con Qué Frecuencia	Qué se Debe Esperar	Qué Significan los Resultados
			cardiaca, el tono muscular y los reflejos.	diata, como por ejemplo succión de las vías aéreas o la administración de un poco de oxígeno para ayudarlo a respirar. La prueba de AP-GAR no es una medición de la salud del bebé a largo plazo.
Control de la Presión Arterial	Para determinar si tiene presión arterial alta, o hipertensión, que se conoce como "la asesina silenciosa" porque esta afección rara vez presenta síntomas.	Debe controlar ocasionalmente a partir de los 2 años. Luego cada 2 años a partir de los 21.	El médico que toma su presión arterial le colocará un manguito alrededor de la parte superior de su brazo, inflará el manguito y escuchará el flujo sanguíneo mediante un estetoscopio colocado en el pliegue del brazo a medida que la columna de mercurio desciende en el instrumento llamado esfigmomanómetro. Es un procedimiento rápido e indoloro.	Normal menos de 120/80 Prehipertensión de 120 a 139/80–89

Hipertensión Estadio 1 140–159/90–99 Hipertensión Estadio 2 160 o más/100 o más

Si la presión arterial está alta, el médico puede recomendar una nueva dieta, un programa de ejercicios, cambios en su estilo de vida y posiblemente un medicamento. |

Las Pruebas	Por Qué se Necesita	Cuándo y Con Qué Frecuencia	Qué se Debe Esperar	Qué Significan los Resultados
Prueba de Detección de Azúcar en Sangre (Prueba de Glucosa)	Para confirmar la presencia o ausencia de diabetes o para controlar el tratamiento de la diabetes. Un examen sanguíneo para detección de glucosa mide la cantidad de un tipo de azúcar, la sangre conocido como glucosa.	Durante el embarazo y cada tres a cinco años a partir de los 40, tanto en los hombres como en las mujeres. Antes de este tiempo, si tiene sobrepeso o antecedentes familiares de diabetes.	Se le pedirá que beba un líquido azucarado, se le hará esperar una hora y luego se le tomará una muestra de sangre. (Es posible que no sienta nada cuando entre la aguja, o puede sentir por un segundo ardor o la sensación de un pequeño pellizco). Si su nivel de azúcar en la sangre es alto, tendrá que regresar para una prueba de tolerancia a la glucosa en la que beberá una solución de glucosa en ayunas, y se le tomarán muestras de sangre cada hora durante 3 horas consecutivas. Por lo general, los resultados estarán listos al día siguiente.	Su médico probablemente no llame a comunicarle el resultado a menos que éste sea alto. Se hace diagnóstico de diabetes cuando cualquiera de los siguientes resultados se haya repetido al menos en dos días diferentes: Un nivel de glucosa en sangre, en ayuda (preprandial) de 126 mg/dL (7.0 mmol/L) o más. Una prueba de tolerancia a la glucosa oral a las 2 horas que indique 200 mg/dL (11.1 mmol/L) o más. O cuando haya síntomas de diabetes y un examen de sangre para determinar el nivel de glucosa en sangre, tomado al azar, muestre un resultado de 200 mg/dL (11.1 mmol/L) o más.

Las Pruebas	Por Qué se Necesita	Cuándo y Con Qué Frecuencia	Qué se Debe Esperar	Qué Significan los Resultados
Control del IMC (Índice de Masa Corporal)	Para ayudar a mantener un peso corporal saludable, y controlar su IMC.	Anualmente, a partir de los dos años.	No tiene efectos secundarios, a no ser que los cálculos matemáticos lo enfermen. La alternativa es buscar una calculadora * (el peso en libras/(la estatura en pulgadas) x (la estatura en pulgadas)) x 703	Para los adultos, los valores de IMC entre el 18.5 y 24.9 se consideran "normales" o "saludables". Los valores de IMC entre 25 y 29.9 se consideran "sobrepeso" y los valores de 30 y más se consideran "obesidad". Sin embargo, dado que en el cuerpo del niño, el índice de grasa corporal cambia a medida que va creciendo, y los niños y las niñas difieren en la cantidad de grasa corporal a medida que maduran, el IMC para niños es específico tanto para la edad como para el género. Ver las gráficas de la página 78.
Examen de Densidad Ósea	Para determinar si hay o no riesgo de osteoporosis, un adelgazamiento de los huesos que los hace propensos a	Se deben hacer este examen al momento de la menopausia si se está en riesgo de osteoporosis. De lo contrario, a los	Se acostará sobre una mesa, sin quitarse la ropa, mientras que se van tomando imágenes de rayos X o tomografía	Si el puntaje de densidad mineral ósea es de 1 a 2.5 desviaciones estándar por debajo de la media del adulto joven, su

Las Pruebas	Por Qué se Necesita	Cuándo y Con Qué Frecuencia	Qué se Debe Esperar	Qué Significan los Resultados
	las fracturas. Es más común en las mujeres que en los hombres.	65 años y cada cinco años de ahí en adelante. O según lo recomiende su proveedor de salud.	computarizada de su columna, pelvis, antebrazo y muslo. Aunque el procedimiento en sí mismo no produce ningún dolor, la manipulación que el técnico haga de la parte del cuerpo que se esté examinando puede producir algunas molestias.	masa ósea será baja. Tendrá que tomar calcio adicional y vitamina D diariamente, según lo prescriba su médico. Un puntaje de 2.5 de desviación estándar o más por debajo de la media del adulto joven indica la presencia de osteoporosis. Es probable que su médico le prescriba medicamentos.
Autoexamen de Mamas (AEM)	Para detectar cáncer de mama, si estuviera presente, en forma temprana, cuando su curación es más probable. El AEM es parte esencial de las medidas para reducir su riesgo de cáncer de mama.	Mensualmente, a partir de los 20 años.	Examínese varios días después de finalizado su período, cuando hay menos probabilidad de que sus mamas estén inflamadas y sensibles. Siga los procedimientos descritos en la página 196.	Si siente una protuberancia, pida una cita con su médico pero no entre en pánico. La mayoría de las mujeres tienen algunas áreas protuberantes en los senos en forma constante. En el 80 por ciento de los casos estas masas se extraen y son benignas, formadas por tejido no canceroso.

Las Pruebas	Por Qué se Necesita	Cuándo y Con Qué Frecuencia	Qué se Debe Esperar	Qué Significan los Resultados
Radiografía de Tórax	Para diagnosticar cáncer de pulmón, tuberculosis o por una tos persistente, dolor torácico, tos productiva con sangre, o dificultad para respirar. También para evaluar el corazón y la pared torácica.	En cualquier momento en que se requiera, o de lo contrario a los 60 años o antes, si se es fumador.	Se mantendrá de pie frente a la máquina de rayos X y deberá contener la respiración cuando se tome la radiografía. El técnico generalmente tomará dos placas de sus pulmones. No produce ninguna molestia.	Una radiografía de tórax normal no necesariamente descarta todos los problemas, puesto que algunos cánceres son demasiado pequeños o difíciles de detectar en una imagen. Si se diagnostica cáncer de pulmón, según su estado de desarrollo, el médico recomendará cirugía o quimioterapia.
Examen de Colesterol (Perfil Lipídico)	Para levar el control del riesgo de enfermedad cardiaca. Los niveles altos de colesterol aumentan el riesgo de infarto y accidente cerebrovascular.	Si fuma, tiene diabetes o antecedentes de enfermedad cardiaca en la familia, controle anualmente su nivel de colesterol a partir de los 20 años. De lo contrario, debe controlarlo cada cinco años hasta los 45 y anualmente.	El examen de colesterol consiste en un examen de sangre conocido como panel o perfil lipídico. Tendrá que permanecer de 9 a 12 horas sin ingerir alimentos antes de dicho examen. El examen medirá su colesterol total, el nivel de colesterol LDL, o colesterol "malo", el colesterol HDL, o colesterol "bueno", y los	Si su nivel total de colesterol sanguíneo es: Menos de 200 mg/dL-se considera deseable Entre 200–239 mg/dL-se considera línea límite de alto riesgo De 240 mg/dL o más—se considera de alto riesgo Si su colesterol total es alto, o

Las Pruebas	Por Qué se Necesita	Cuándo y Con Qué Frecuencia	Qué se Debe Esperar	Qué Significan los Resultados
			triglicéridos en la sangre medidos en miligramos por decilitro de sangre (mg/dL).	si su HDL es menor de 40 o su LDL mayor de 130, es posible que el médico recomiende una nueva dieta, un programa de ejercicios y un medicamento para controlar el colesterol.
Colonoscopia	Para detectar cáncer de colon antes de que se presenten los síntomas examinando los pólipos, tumores, ulceraciones, inflamaciones, bolsas, estrechamientos u objetos extraños dentro del colon. Es una de tres pruebas para detectar cáncer de colon, las otras dos son la prueba de sangre oculta en la materia fecal y una sigmoidoscopia, similar a la colonoscopia, que únicamente abarca la parte inferior del colon.	El primer examen debe hacerse a los 50 años y cada 5 años de ahí en adelante en caso de riesgo, o cada 10 años, si no se encuentran problemas.	Su médico le recomendará una dieta especial y un laxante muy fuerte antes del procedimiento. Mientras está medicado para ponerlo en un estado de somnolencia, se acostará sobre una mesa mientras el médico inserta un tubo largo, flexible y liviano, con una cámara de video, por el recto hasta el colon. El colonoscopio permite también que el médico extirpe los pólipos con un instrumento quirúrgico. Si se extirpó un	Si se encuentran pólipos, serán extirpados y enviados para biopsia. Si se encuentra cáncer, es posible que requiera tratamiento quirúrgico o exámenes adicionales en el término de tres a cinco años.

Las Pruebas	Por Qué se Necesita	Cuándo y Con Qué Frecuencia	Qué se Debe Esperar	Qué Significan los Resultados
			pólipo durante el procedimiento, es posible que observe una pequeña cantidad de sangre en sus heces durante uno o dos días. También es posible que experimente dolor abdominal producido por gas, después del procedimiento. Esto es también normal.	
Control Odontológico	Para un examen de los dientes y las encías para un adecuado desarrollo y para resolver problemas, si los hubiere.	A intervalos de 6 meses a un año, apenas comiencen a salir los molares adultos.	Se examinan los dientes y las encías para detectar señales de problemas. Se limpian elimina la placa de los dientes con un raspador y luego se limpian los dientes y se pasa la seda dental. Se toman radiografías de sus dientes para detectar caries u otros problemas.	Cualquier problema será tratado por el odontólogo o éste lo remitirá a un cirujano oral, si fuere necesario.
Examen para Detectar Sangre Oculta en las Heces	Para detectar la presencia de sangre en las heces, lo que	Anualmente a partir de los 50 años.	Tendrá que abstenerse de consumir algunos alimentos como	Se coloca una pequeña cantidad de la muestra de materia fecal

Las Pruebas	Por Qué se Necesita	Cuándo y Con Qué Frecuencia	Qué se Debe Esperar	Qué Significan los Resultados
	puede ser producido por hemorroides, por una fisura anal, por pólipos en el colon, por cáncer de colon, o por muchas otras afecciones que producen sangrado del tracto gastrointestinal.		carnes rojas, champiñones y brócoli, así como de algunos medicamentos como aspirina y antiácidos, de 2 a 3 días antes del examen. Su médico le recomendará una dieta especial. Por lo general, el examen se practica varias veces con unos pocos días de intervalo, en tres muestras de materia fecal diferentes, para una mayor probabilidad de detectar sangre oculta en sus heces.	sobre una tarjeta tratada con una solución especial de una sustancia química. Si la tarjeta toma una coloración azul, significa que hay sangre en las heces. Esto no siempre indica la presencia de cáncer. Lo más probable es que su médico recomiende exámenes adicionales, como una colonoscopia o una sigmoidoscopia.
Vacuna Contra la Influenza	Para reducir considerablemente el riesgo de contraer influenza, una enfermedad respiratoria, contagiosa, causada por virus de influenza que puede ocasionar una enfermedad de leve a severa que puede inclusive ser mortal.	Para todos los niños entre los 6 y los 59 meses, para personas con problemas cardiacos o pulmonares o con enfermedades crónicas como diabetes, y personas de 50 años o mayores, anualmente, en otoño.	La vacuna contra la influenza es una vacuna inactivada que contiene virus muertos y se administra por inyección. La vacuna contra la influenza en atomizados nasal está aprobada para ser utilizada en personas sanas entre los 5 y los	Aproximadamente a las dos semanas de la vacunación, se desarrollan anticuerpos que protegen contra la infección con virus de influenza. Las vacunas contra la influenza no protegen contra enfermedades similares a la influenza

Las Pruebas	Por Qué se Necesita	Cuándo y Con Qué Frecuencia	Qué se Debe Esperar	Qué Significan los Resultados
			49 años, no debe administrarse a mujeres embarazadas.	causadas por otros virus.
Examen para detectar Estreptococo del Grupo B (GBS) Durante el Embarazo	Para confirmar o descartar la presencia de bacterias de GBS en la vagina.	Entre los meses 35 y 39 del embarazo.	Este examen consiste en un frotis de la vagina para obtener células superficiales. Éstas se ponen en una solución especial para confirmar si se desarrollan bacterias.	Estas bacterias naturalmente presentes en la vagina en muchas mujeres, son la causa más común de infecciones de la sangre y meningitis en los neonatos. Durante el parto, la madre puede transmitir la bacteria de GBS a su bebé recién nacido. Por lo general, las infecciones se tratan con antibióticos administrados por vía intravenosa.
Examen Ginecológico	Para detectar y tratar en forma temprana las afecciones ginecológicas e impedir que avancen. Muchas afecciones ginecológicas no producen síntomas evidentes.	Empezando a partir del cumpleaños número 18 y cuando la joven sea sexualmente activa, según lo que ocurra primero. De ahí en adelante, debe hacerse anualmente o con más frecuencia, si	El médico examinará sus mamas para confirmar o descartar la presencia de abultamientos y le preguntará si tiene alguna duda o interrogante acerca de su ciclo menstrual. Después, usted	Se analiza la muestra de células para detectar o descartar la presencia de cáncer o de una lesión precancerosa del cuello uterino. Los resultados se entregan, por lo general, en una semana. Si se en-

Las Pruebas	Por Qué se Necesita	Cuándo y Con Qué Frecuencia	Qué se Debe Esperar	Qué Significan los Resultados
		las citologías son anormales.	apoyará los pies en los estribos, con las piernas abiertas. El doctor mantendrá separadas las paredes de la vagina con la ayuda de un espéculo para examinar el interior. El médico insertará luego un aplicador y lo frotará por el cuello uterino para obtener algunas células con las que se hará la citología. A continuación, el médico retirará el espéculo y examinará los ovarios insertando uno o dos dedos en la vagina colocando la otra mano en la parte baja del abdomen para evaluar el tamaño, la forma y posición del útero, los ovarios y las trompas de Falopio y verificará la presencia o ausencia de inflamación o desarrollo de masas.	cuentran células anormales, su médico recomendará otros exámenes para confirmar el resultado y tal vez, eventualmente, una biopsia.

Las Pruebas	Por Qué se Necesita	Cuándo y Con Qué Frecuencia	Qué se Debe Esperar	Qué Significan los Resultados
Exámenes Auditivos y Visuales	Para detectar lo antes posible cualquier problema de audición o visión.	Entre los 6 y los 9 meses, los 18 y los 24 meses, los 3 y los 3 1/2 años, y por la época en la que el niño entra a primaria. Cada tres años para los adolescentes y, de ahí en adelante, según sea necesario, o cada dos años, para los exámenes auditivos, a partir de los 50 años, y para los exámenes de ojos, a partir de los 45 años.	Exámenes Auditivos: En los neonatos, se reproduce un sonido indoloro, como un "click" por un pequeñísimo audífono colocado en el oído externo del bebé. Una computadora registra la reacción al sonido que se debe producir en la cóclea del oído. El examen es indoloro y se puede hacer mientras el bebé duerme. A los niños más grandes y a los adultos se les pide que levanten la mano u opriman un botón a medida que se reproducen los sonidos o las palabras a través de los audífonos, los tapones para los oídos o un conductor óseo. Exámenes Visuales: Se examinan los ojos del neonato para detectar cualquier defecto físico, incluyendo,	Si se detectan problemas de audición o visión, un médico podrá tratarlo, tal vez con gafas o con un audífono y proveer a servicios especiales, si fuere necesario.

Las Pruebas	Por Qué se Necesita	Cuándo y Con Qué Frecuencia	Qué se Debe Esperar	Qué Significan los Resultados
			enrojecimiento, estrabismo (ojos bizcos) y opacificación. Los exámenes oftalmológicos que se practicarán en los años siguientes incluyen identificar letras desde una determinada distancia.	
Control Hormonal	Para determinar pérdida de las hormonas estrógeno y progesterona y de la hormona de la glándula tiroides en la menopausia, porque, a medida que se reducen los niveles de estrógeno y progesterona, aumenta el riesgo de enfermedad cardiaca y osteoporosis.	En la menopausia.	Medicación con píldoras, si la terapia hormonal esta indicada en su caso.	Si sus niveles de estrógeno y progesterona están significativamente bajos, su médico le ofrecerá un plan de tratamiento.
Mamografía	Para la detección precoz de cáncer de mama, cuando son mayores las probabilidades de curación. Con frecuencia, una mamografía puede detectar un	Si su riesgo de presentar cáncer de mama es alto, debe hacerse su primera mamografía (conocida como mamografía de línea de base) a los	Un técnico (hombre o mujer) le colocará cada mama en la posición adecuada, entre dos placas y la comprimirá para permitir que una	La mamografía de línea de base se utiliza como parámetro de comparación con las mamografías subsiguientes a fin de determinar si se han produ-

Las Pruebas	Por Qué se Necesita	Cuándo y Con Qué Frecuencia	Qué se Debe Esperar	Qué Significan los Resultados
	tumor antes de que éste se pueda palpar.	30 años y luego anualmente, o con mayor frecuencia si tiene una persona de su familia, de primer grado de consanguinidad, que haya tenido cáncer; de lo contrario, los controles mamográficos deberán ser anuales a partir de los 40.	cámara especial tome imágenes radiográficas nítidas de cada mama. El procedimiento es ligeramente molesto para la mayoría de las mujeres, pero sólo unas pocas experimentan un leve dolor. Ahora sólo se requiere una mínima cantidad de radiación para una mamografía, menos que la de una radiografía de tórax de rutina.	cido cambios en las mamas. Si se detecta una masa en una mama, el médico puede recomendar una ecografía o una resonancia magnética para confirmar si se trata de una masa sólida, en cuyo caso tal vez sea necesario practicar una biopsia.
Detección de Afecciones Mentales	Para determinar la presencia de depresión clínica que requiera tratamiento.	Según se requiera. Por ejemplo, si siente desánimo, tristeza o desilusión y siente poco interés por hacer cualquier cosa y esto se prolonga por dos o más semanas, debe pedir a su médico que le haga una prueba para detectar depresión. No demore la consulta a su médico puesto que, entre más tiempo espere,	Se le pedirá que responda "sí" o "no" a una serie de preguntas con base en la forma como se haya sentido durante la semana anterior. Sus respuestas permitirán que el médico si hay o no síntomas de depresión o algún otro problema de salud mental, como un trastorno bipolar, un trastorno de ansiedad general-	Si su médico determina que se trata de depresión, el tratamiento consistirá en asesoría, medicamentos, o ambas cosas. El tratamiento requiere varias semanas. Contrario a lo que comúnmente se piensa, los problemas de salud mental se resuelven con tratamiento.

Las Pruebas	Por Qué se Necesita	Cuándo y Con Qué Frecuencia	Qué se Debe Esperar	Qué Significan los Resultados
		más difícil será tratarla depresión.	izada, o de estrés postraumático	
Prueba para Descartar el Estrés Fetal.	Para mujeres embarazadas a fin de determinar si el bebé responde normalmente a un estímulo.	Si el parto está retrasado, la prueba se realiza una semana después de la fecha prevista para el nacimiento del bebé. Se practica también en embarazos de alto riesgo, o cuando hay dudas acerca del movimiento fetal, en cualquier momento después de las semanas 26 a 28.	Se le podría pedir que comiera algo justo antes de la prueba, en un esfuerzo por estimular al bebé y lograr que se mueva. Durante la siguiente hora, permanecerá acostada, conectada a un monitor que registra la frecuencia cardiaca y los movimientos de su bebé y a otro que registra las contracciones de su útero. Un técnico escuchará y observará los latidos del corazón y los movimientos de su bebé en una pantalla. Es posible que se le pida que oprima un botón cuando sienta el movimiento del bebé. Si el bebé no se mueve, es posible que esté dormido, y puede utilizarse un timbre o chicharra para despertarlo.	Se considerará que el resultado es normal y que su bebé está "reactivo" si el corazón del bebé late más rápido cuando se mueve durante al menos 15 segundos en dos momentos diferentes en un período de 20 minutos. Un resultado "no reactivo" podría indicar que el bebé no está recibiendo suficiente oxígeno, o que hay un problema con la placenta y su médico puede decidir hacer un perfil biofísico.

Las Pruebas	Por Qué se Necesita	Cuándo y Con Qué Frecuencia	Qué se Debe Esperar	Qué Significan los Resultados
Citología	Para detectar problemas de salud que pueden resolverse con tratamiento, como enfermedades de transmisión sexual, o cáncer del cuello uterino.	A partir de los 18 años (o antes si la mujer es sexualmente activa) y luego cada 2 a 3 años.	Su doctor utilizará algo similar al un aplicador con algodón en el extremo para frotar suavemente el interior de su cuello uterino. Por lo general, esto no produce ningún dolor, aunque algunas mujeres indican que sienten una pequeña punzada.	Si se detecta una enfermedad de transmisión sexual (ETS) o un cáncer de cuello uterino, se inicia el tratamiento.
Examen Físico (Adultos)	Para detectar enfermedades, evaluar riesgos de problema médicos en el futuro, fomentar un estilo de vida sano y contar con asesoría médica en caso de enfermedad.	Cada 3 a 5 años hasta los 50 y anualmente de ahí en adelante.	Retirará toda su ropa exterior dejando la interior. Para comenzar, se registran el peso, la temperatura, el pulso y la presión arterial. Luego se examinan los órganos principales. Si se sospecha una enfermedad específica, se practican exámenes específicos.	El "examen físico" es la piedra angular de la medicina preventiva; y los datos recopilados se convierten en parte de la historia clínica de la persona. Si se descubre cualquier problema, se hace un diagnóstico y se diseña un plan de tratamiento.
Examen Físico (Niños)	Para ver si el niño está creciendo y desarrollándose normalmente. Además, les da a los padres la oportunidad	Anualmente, hasta la adolescencia y luego, aproximadamente cada dos años.	El doctor escuchará el corazón y los pulmones del niño con el estetoscopio, le examinará los oídos, la nariz	Los resultados se registran en una tabla que se utilizará para hacer el seguimiento del crecimiento y desarrollo del niño.

Las Pruebas	Por Qué se Necesita	Cuándo y Con Qué Frecuencia	Qué se Debe Esperar	Qué Significan los Resultados
	de hablar con el médico sobre cualquier problema que surja para saber cómo resolverlo y mantener al niño en buen estado de salud.		y la garganta, le examinará los ojos, confirmará los reflejos con un pequeño martillo de caucho, le palpará el abdomen, le examinará los genitales y le revisará la columna para asegurarse de que no esté torcida. Además, lo pesará, lo medirá, le tomará la presión arterial y la temperatura. También podrá examinarle los ojos y los oídos.	Cualquier resultado anormal o cualesquiera indicios de problemas serán evaluados mediante estudios y análisis adicionales antes de iniciar cualquier tratamiento.
Examen Físico (Prenatal)	Para detectar y tratar cualesquiera problemas de salud que puedan afectar la salud del bebé. Para conocer a la persona que estará específicamente encargada de atenderla durante el trabajo de parto y el parto en sí.	La primera consulta cuando ya esté embarazada.	Se le preguntarán sus antecedentes familiares de salud. Se le tomará una muestra de sangre y se recogerá una muestra de orina para exámenes de laboratorio. Se evaluará el estado de su corazón y sus pulmones y la unción de su glándula tiroides. Se le examinarán el abdomen y la pelvis y se mide la altura del útero.	Indica el estado general de salud de la futura mamá. Permite determinar el tipo de sangre y el factor Rh. Se hace un análisis de orina para detectar infección o diabetes. Permite determinar la fecha del parto y constituye un punto de referencia para las próximas citas de control durante las que se evalúa el desarrollo del bebé.

Las Pruebas	Por Qué se Necesita	Cuándo y Con Qué Frecuencia	Qué se Debe Esperar	Qué Significan los Resultados
Vacuna contra el Pneumococo	Para la prevención de la enfermedad por pneumococo, dado que el tratamiento de esta infección se ha hecho cada vez más difícil debido a que el microorganismo que la causa ha desarrollado resistencia a medicamentos como la penicilina.	A los 65 años y cada 5 a 10 años de ahí en adelante	El cincuenta por ciento de quienes reciben la vacuna presenta efectos secundarios muy leves, enrojecimiento o dolor en el sitio de la inyección. Muy pocos presentan fiebre o dolores musculares. Las reacciones alérgicas severas son muy poco frecuentes.	Por lo general, la vacuna protege contra 23 tipos de pneumococos en el termino de 2 a 3 semanas de recibir la vacuna. En los muy jóvenes, los muy mayores o los muy enfermos, la respuesta puede no ser buena o la vacuna puede no tener ningún efecto.
Controles Prenatales	Para el seguimiento del estado de salud de la madre y el bebé.	Una vez al mes hasta la semana 28; cada dos semanas de la semana 28 a la 34; semanalmente a partir de esa semana	Por lo general, los controles prenatales toman menos tiempo que la primera consulta para el examen físico completo. Se le pedirá una muestra de orina para detectar azúcar, proteína y signos de infección. Se le tomará la presión arterial y se medirá la altura del útero, además, se registrará su peso. Hacia el final del embarazo, el médico palpará su abdomen para determinar la posición del bebé.	La mujer debe aumentar de diez a doce libras durante la primera mitad del embarazo y de 15 a 17 libras durante la segunda mitad. La presencia de azúcar en la orina indica diabetes gestacional, mientras que la presencia de proteína en la orina, o un incremento súbito de la presión arterial pueden indicar complicaciones durante el embarazo.

Las Pruebas	Por Qué se Necesita	Cuándo y Con Qué Frecuencia	Qué se Debe Esperar	Qué Significan los Resultados
Detección de Cáncer de Próstata	Para detección de cáncer de próstata en los hombres.	Anualmente a partir de los 50 años.	Como parte del examen físico de rutina, el médico insertará un dedo en el ano para palpar a través de la pared rectal y así detectar cualquier agrandamiento de la próstata. Es un procedimiento incómodo pero no suele ser doloroso. El médico ordenará, además, un examen de antígeno prostático específico (PSA, por su sigla en inglés), un examen de sangre que puede ser útil para detectar el cáncer de próstata. Como preparación para un PSA, debe evitar el sexo en las 24 horas anteriores al examen; es posible que se le indique que debe dejar de tomar medicamentos antes del examen.	El rango normal del examen de PSA es menos de 4.0 nanogramos por mililitro (ng/mL). Pero no sólo el cáncer de próstata hace que estos niveles sean altos. Se pueden elevar también por lo que se conoce como Hiperplasia Benigna de la Próstata, por lo que no se trata de una prueba definitiva. Si se confirma el cáncer de próstata, el tratamiento puede incluir cirugía, radioterapia, o terapia hormonal, según el tamaño del tumor, y dependiendo de si se ha diseminado a otras partes del cuerpo y de su estado general de salud.
Examen de Piel (Detección de Lunares Malignos)	Para evitar el cáncer de piel y otros problemas dérmicos graves.	A partir de los 30 años, o antes, si se encuentra en el grupo de alto riesgo de cáncer	Autoexamen: De pie, frente a un espejo de cuerpo entero, examine cada	Si detecta un lunar nuevo que no se asemeje a sus otros lunares, o un lunar que

Las Pruebas	Por Qué se Necesita	Cuándo y Con Qué Frecuencia	Qué se Debe Esperar	Qué Significan los Resultados
		de piel, debe autoexaminar mensualmente su piel y consultar al dermatólogo una vez al año.	pulgada de su piel, incluyendo las plantas de los pies. Con la ayuda de un espejo de mano, examine su espalda. Pida a alguien que le ayude a examinar su cuero cabelludo en la coronilla, con la ayuda de un secador manual de pelo, si fuere necesario, para visualizar bien la piel. El dermatólogo examinará su piel de la cabeza a los dedos de los pies y puede medir y hacer un dibujo o tomar una fotografía de cualesquiera lunares inusuales.	haya cambiado de aspecto, consulte a su médico. El dermatólogo tomará muestras de los lunares de apariencia sospechosa. Si se detecta temprano, el cáncer de piel puede tratarse con éxito.
Exámenes para Detección de Enfermedades de Transmisión Sexual (ETS)	Para detección y tratamiento de enfermedades de transmisión sexual que pueden causar cáncer, enfermedades hepáticas, enfermedades inflamatorias de la pelvis, infer-	A partir del momento en el que la persona sea sexualmente activa. En cualquier momento en el que inicie una nueva relación sexual y con frecuencia, en relaciones no monógamas.	El proceso comienza con un examen de los genitales. Para las mujeres, éste consiste en una citología. Con un aplicador, el médico toma muestras de células del cuello	Si los resultados son positivos para una enfermedad de transmisión sexual, se prescribirán medicamentos. Para las enfermedades de transmisión sexual que no pueden

Las Pruebas	Por Qué se Necesita	Cuándo y Con Qué Frecuencia	Qué se Debe Esperar	Qué Significan los Resultados
	tilidad, problemas durante el embarazo, y otras complicaciones y enfermedades que ponen en riesgo la vida.		uterino que serán analizadas para detección de clamidia y gonorrea y de las paredes de la vagina para detección de levaduras, vaginosis bacteriana y tricomoniasis.	curarse, como el herpes, el tratamiento está orientado a aliviar los síntomas.
			Para los hombres, el medico examinará los ganglios linfáticos inguinales y palpará los testículos para detectar protuberancias o áreas dolorosa. En la prueba para gonorrea, que es incómoda pero breve, el doctor insertará un aplicador delgado una corta distancia por la uretra girándolo suavemente para recolectar cualesquiera organismos. Para clamidia, se recoge una muestra de orina.	
			Tanto en los hombres como en las mujeres, la	

Las Pruebas	Por Qué se Necesita	Cuándo y Con Qué Frecuencia	Qué se Debe Esperar	Qué Significan los Resultados
			detección de VIH, sífilis y hepatitis se hace con un examen de sangre.	
Refuerzo de la Vacuna Antitetánica	Para ayudar al organismo a producir anticuerpos para combatir las infecciones producidas por lesiones de la piel y heridas contaminadas con la bacteria que produce el tétano. No sólo para heridas perforantes; Cualquier lesión de la piel puede infectarse, por ejemplo, mientras se trabaja en el jardín.	Se recomienda aplicarla cada 5 a 10 años durante toda la vida. A cualquiera que sufra una herida penetrante profunda después de más de 5 años de haber recibido el último refuerzo antitetánico es posible que se le recomiende aplicarse un nuevo refuerzo.	Un refuerzo antitetánico es una inyección que se aplica después de la primera serie de vacunaciones. Por lo general se combina con el refuerzo de la vacuna contra la difteria. La combinación se conoce por el nombre de refuerzo Td. Pocas personas presentan reacciones adversas a esta vacuna; los efectos secundarios, si se presentan, son, por lo general, leves.	Es mejor recurrir al refuerzo para prevenir el tétano que tratarlo la enfermedad.
Examen de la Tiroides (TSH)	Para detección de problemas de tiroides en adultos, para detectar una hipoactividad de la tiroides en los neonatos, para monitoreo de reemplazo de hormona tiroidea y para diagnóstico y monitoreo	Cada 5 años, a partir de los 35.	No se requiere preparación especial. Se toma una muestra de sangre de una vena, por lo general de la cara interna de la articulación del codo o del dorso de la mano.	Por lo general, un resultado elevado de la hormona estimuladora de la tiroides (TSH, por su sigla en inglés) significa una hipoactividad de la glándula tiroides, mientras que un resultado bajo de la TSH puede

Las Pruebas	Por Qué se Necesita	Cuándo y Con Qué Frecuencia	Qué se Debe Esperar	Qué Significan los Resultados
	de problemas de infertilidad femenina.			indicar hiperactividad de la tiroides. (hipertiroidismo). En cualquiera de los dos casos, su médico le prescribirá el medicamento adecuado.
Alpha-feto-proteína 3 o 4 (Prueba de Detección Triple)	Para mujeres embarazadas. Su objeto es determinar los niveles de proteína y hormonas producidas por el feto.	Entre las semanas 15 y 20 del embarazo.	Se le tomará una muestra de sangre y se determinará su peso corporal. Se le preguntará cuando comenzó su último período o para cuando es el parto. Los resultados del examen de sangre, que dependen de su peso y de la etapa del embarazo en la que se encuentre, estarán listos en dos o tres días.	Permite que los médicos identifiquen los embarazos de más alto riesgo para defectos de nacimiento cerebrales y de la medula espinal, así como anomalías genéticas. Si se detecta un problema, podrá ser necesario practicar otros exámenes.
Ecografía	Para mujeres embarazadas, con el objeto de determinar el estado de salud del bebé, su posición y la fecha del parto. Sirve también para identificar embarazos múltiples,	Se practica, por lo general, entre las semanas 18 y 20. Puede repetirse según sea necesario.	En la etapa inicial del embarazo, se requiere que la vejiga esté llena, por lo que se le pedirá que beba mucho agua y no orine. Usted se acostará sobre una camilla, sobre la parte baja de su abdomen le	Los resultados indicarán si el bebé se esta desarrollando normalmente o no. Algunos resultados se tendrán de inmediato, aunque una evaluación completa puede

Las Pruebas	Por Qué se Necesita	Cuándo y Con Qué Frecuencia	Qué se Debe Esperar	QuéSignifican los Resultados
	algunos defectos de nacimiento y, en ocasiones, el sexo del bebé.		aplicarán una capa de gel transparente para que un sensor, similar a un micrófono, pueda deslizarse fácilmente sobre su piel. A medida que el técnico mueve el sensor hacia delante y hacia atrás sobre su abdomen, va apareciendo en el monitor una imagen de video del feto. Es posible que se observen los latidos de su corazón, sus brazos y piernas y sus órganos internos.	requerir hasta una semana. Si los genitales del bebé están a la vista—y si desea saber si es niño o niña—podrá saberlo ahora
Vacunas (En la Infancia)	Para proteger a su hijo contra algunas de loas enfermedades mas mortales de la historia	La primera dosis de la mayoría de estas vacunas debe aplicarse cuando los niños son aún bebés. Ver el Cuadro de la página 37 para el cronograma completo de todas las vacunas.	Las vacunas son muy seguras pero, como cualquier otro medicamento, a veces pueden producir reacciones. Después de una vacuna, el bebé puede estar molesto porque tiene fiebre, dolores musculares u otras molestias leves. Las reacciones severas son muy poco frecuentes.	Las vacunas le proporcionan al sistema inmune justo la información suficiente sobre un invasor potencial para que el organismo produzca los anticuerpos necesarios en caso de que sea atacado por el virus real —y la vacuna logra esto sin que se manifieste la enfermedad.

Fuentes y Recursos

Tenemos muchas fuentes de información médica a nuestra disposición. Algunas de las mejores y más actualizadas pueden encontrarse en Internet, aunque no todo lo que encontramos en línea es confiable. Recomiendo los siguientes sitios en caso de que desee obtener más información acerca de los temas tratados en este libro. Claro está que también puede visitar mi página web:

Ask Dr. Manny
http://www.askdrmanny.com/

Alzheimer's Foundation of
America
http://alzfdn.org/

American Academy of
Dermatology
http://www.aad.org/

American Cancer Society
http://www.cancer.org/

American Diabetes Association
http://www.diabetes.org/

American Lung Association
www.lungus.org

American Obesity Association
http://www.obesity.org/

American Psychiatric Association
http://www.psych.org/

American Stroke Association
http://www.strokeassociation.org/

Baby Center
http://www.babycenter.com/

Better Hearing Institute
http://betterhearing.org/

Centers for Disease Control
http://www.cdc.gov/

Cleveland Clinic
http://www.clevelandclinic.org/

Cool Nurse
http://www.coolnurse.com/

eNotes Health
http://health.enotes.com/

EyeMDLink
http://www.eyemdlink.com/

FamilyDoctor
http://familydoctor.org/

Fox News Health
http://www.foxnews.com/health/

Hackensack University
Medical Center
http://www.humed.com/
humc_ency/

Health Forums
http://www.healthforums.com/

HealthLink Medical College
of Wisconsin
http://healthlink.mcw.edu/

Health Square
http://www.healthsquare.com/

Health Status: Internet
Assessments
http://www.healthstatus.com/

KidsHealth
http://kidshealth.org/

Mayo Clinic
http://www.mayoclinic.com/

MedicineNet
http://www.medicinenet.com/

Medline Plus
http://medlineplus.gov/

MSN Health & Fitness
http://health.msn.com/

National Institutes of Health
http://health.nih.gov/

National Mental Health
Association
http://www.nmha.org/

National Osteoporosis Foundation
http://nof.org/

National Sleep Foundation
http://www.sleepfoundation.org/

Net Doctor
http://www.netdoctor.co.uk/

RealAge
http://www.realage.com/

Health Check
http://www.healthcheck.com

The Site Health & Wellbeing
http://www.thesite.org/
healthandwellbeing/generalhealth

U.S. Food and Drug
Administration
http://www.fda.gov/

Vitamin Solutions
http://www.vitaminsolutions.ca

Índice

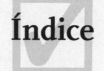

orozuz, 219
Ortho-Evra, 119
osteoarthritis, 171–173
osteoporosis, 219, 269–273

palmetto saw, 153
pañalitis, 57
páncreas: cáncer de, 282–284; células islotes, 240, 282
paperas, vacuna, 39
PAPP-A (proteína plasmática a asociada con el embarazo), 6
parálisis de Bell, 107
parásitos, 137
parche de hormonas, 119
parto, 15–18; depresión posparto, 25–26; por cesárea, 17; prematuro, 8, 13–14; pretérmino, 10; vaginal, 17, 18
parto prematuro, 8, 13–14, 122
parvovirus B19, 45
Pasodoble Azteca, 138
PDD (trastorno de desarrollo persistente, TDP), 52
pelo, transplantes de, 244
pene: circuncisión, 26–28; disfunción eréctil, 188, 191–192
penicilina, 102
pensamientos suicidas, 203
Pepcid, 136
Pepto-Bismol, 136
pérdida auditiva, 273–277
pérdida auditiva de conducción, 275
pérdida auditiva mixta, 276
pérdida auditiva sensorial, 275
pérdida de la libido sexual, 188–189
pérdida de visión, 277; *Vea también* problemas de visión
perfil lipídico, 318–319
perforar las orejas, 27
pericarditis, 256
peroxido benzoico, 70
perros, mordeduras de, 37
personas mayores: mejores lugares para vivir, 252; *Vea también* Ocatava Década; Séptima Década
peso: índice de masa corporal (IMC), 78–80, 184, 259, 316; *Vea también* obesidad
picazón vaginal, 56–57
piel: acné, 68–71; cáncer de, 154–157, 331–332; detección de lunares malignos, 331–332; eczema, 125–126; melanoma, 154–155; psoriasis, 126–127; rosácea, 128–129; vitiligo, 127–128
pielonefritis, 160–161
píldora anticonceptiva, 118–119, 120, 121

píldora del día después, 121
placas beta-amiloideas, 301
placenta, 11
placenta abrupta, 10
placenta previa, 8
Plan B, 121
plomo, toxicidad por, 34, 49
pneumococo, vacuna contra, 39, 330
pneumonía, 306–308
polio, vacuna, 39
pólipos, 284, 319–320, 321
posparto, 11
preeclampsia, 10
prematurez, 8, 13–14
presión arterial, 9; control de, 314; hipertensión, 9–11, 73, 208–209, 314
Prevacid, 136
Prilosec, 136
Primera Década (de 0 a 9 años), 19–60; alergias a los alimentos, 30–32; autismo, 47–52; lactancia materna, 23, 29, 30, 43; problemas urogenitales, 55–59; programa de protección antivirus, 32–33; pubertad precoz, 58–59; seguridad en la casa, 33–37; trastorno de déficit de atención (TDA), 52, 56; vacunas, 37–39
problemas de visión, 277–281; cataratas, 280–281; degeneración macular, 293–296; glaucoma, 278–279; síndrome de ojo seco, 279–280
problemas ginecológicos: cáncer del cuello uterino, 101–102, 103, 122, 168; dismenorrea, 165, 191; endometriosis, 166–167; falla ovárica prematura, 167; fibroma uterino, 167; síndrome premenstrual, 165–166; vaginitis, 55, 164–165
problemas prenatales. *Vea* embarazo
problemas sexuales, 188–192; coito doloroso, 189–190; disfunción eréctil, 188, 191–192; dispareunia, 189; falta de libido, 188–189; vaginismo, 190–191
problemas urogenitales, 55–59
procedimiento de Whipple, 283
progesterona, 325
progestina, 118, 119
próstata, 226–230; cáncer de próstata, 228–230, 331; hiperplasia prostática benigna (HPB), 153, 227; prostatectomía, 228, 229; prostatitis, 227; saw palmetto, 153
prostatectomía, 228
prostatectomía radical, 229

prostatitis, 227
protección antisolar, 156
proteína plasmática a asociada con el embarazo (PAPP-A), 6
prótesis dental, 298
Prozac, 219
prueba de amniocentesis, 7
prueba de APGAR, 21, 22, 313–314
prueba de CVS, 7
prueba de detección triple, 335
prueba de glucosa, 315
prueba de proteína alfa fetal (AFP), 7
prueba de PSA, 227–228, 230
prueba para estrés fetal, 327
pruebas auditivas, 274
PSA, 227–228, 230
PTSD (trastorno de estrés postraumático), 205–206
pubertad precoz, 58–59
pulmones: cáncer de pulmón, 124, 265–267; pneumonía, 306–308

quemaduras, evitar, 35
Quinta Década (de 40 a 49 años), 181–211; cáncer de mama, 193–198; Dieta de la Libertad del Dr. Manny, 183–185; edulcorantes artficiales, 185–186; ejercicio, 186–188; examen fisico completo, 210; hipertensión, 208–209; problemas sexuales, 188–192; salud mental, 199–206
quinta enfermedad, 14

radiografía, 173, 318
radioterapia, 197, 229
raloxifeno, 271
rayos solares, 154, 156, 157
rayos ultravioleta, 128, 154, 156
RDIU (retardo del desarrollo intra-uterino), 4
recién nacido. *Vea* infancia
reflujo de escala, 57–58
reflujo gastroesofágico (GERD), 135–137
refriado, en niños, 39–42
refrigerios, 151, 152
relaciones sexuales: después del parto, 8; durante embarazo, 7–8
"remodelación arterial," 258
resfriado, síntomas de, 65
respiración, *Vea* pulmones
retardo del desarrollo intra-uterino (RDIU), 4
retardo mental, 4, 5
Retin-A, 70
retina, 294
Revancha de Montezuma, 138
Rhinocort, 66